配 餐 应 用

——适用于家庭、食堂、餐馆、餐厅、宴会——

刘方成　编著

中国轻工业出版社

图书在版编目（CIP）数据

配餐应用／刘方成编著．—北京：中国轻工业出版社，2011.5

ISBN 978-7-5019-6545-8

Ⅰ.配…　Ⅱ.刘…　Ⅲ.膳食-营养学-基本知识　Ⅳ.R151.3

中国版本图书馆 CIP 数据核字（2008）第 115083 号

责任编辑：白　洁　史祖福

策划编辑：白　洁　　责任终审：张乃柬　　封面设计：锋尚设计

版式设计：王培燕　　责任校对：李　靖　　责任监印：张　可

出版发行：中国轻工业出版社（北京东长安街 6 号，邮编：100740）

印　　刷：三河市世纪兴源印刷有限公司

经　　销：各地新华书店

版　　次：2011 年 5 月第 1 版第 1 次印刷

开　　本：787×1092　1/16　印张：18

字　　数：415 千字

书　　号：ISBN 978-7-5019-6545-8　定价：36.00 元

邮购电话：010-65241695　传真：65128352

发行电话：010-85119835　85119793　传真：85113293

网　　址：http://www.chlip.com.cn

Email：club@chlip.com.cn

如发现图书残缺请直接与我社邮购联系调换

061204K1X101ZBW

人生感悟

适当锻炼，持之以恒。

均衡饮食，能保长安。

广集铭言，多思作为。

勤奋为本，智慧是魂。

做人诚信，做事周到。

心宽体泰，欢乐祥和。

刘方成  刘方成

前　言

《配餐应用》是一本关于烹饪配餐与营养计算及其应用的专著。基础知识分两部分：一部分阐述人体需要的营养素标准，怎样在配餐中应用，另一部分叙述食物丰度表，膳食结构等；第二章到第五章介绍简算配餐、营养配餐、等能配餐与选餐、宴会配餐、套餐、快餐配餐、适量配餐等。书中有简明的理论讲解，更有丰富的应用资料，便于读者理解和实际应用。

《配餐应用》的知识和方法运用很灵活，适用于各种餐型、各类人群的配餐设计，如家常的科学配餐、集体套餐、餐饮业配餐、快餐配餐、宴会配餐等。许多餐型配有大量的实例供家庭、食堂、餐馆、餐厅、宴会参考，选用。本书为营养师、保健师、厨师、膳食经营管理人员、家庭饮食制作者、美食爱好者提供了广阔的活动、交流空间，可贵的是，他们这些丰富的活动都会建立在科学的平台上，“各种营养素更加均衡，食物结构更加合理”的说法不再是期望性模糊的东西，而是有目标、有评判标准，可计算揭示的明明白白的科学数据，因而更便于有针对性地调配和控制，自然也就会更有利于你我他的健康和长寿。

本书在长期的编写过程中得到了餐饮、烹饪、营养、医务界的领导、专家、学者的大力支持和悉心指导、帮助，在此深表诚挚的谢意。书中错误和不足之处，恳请读者、行家批评指正。

刘方成于北京

目　录

第一章 基础知识

第一节 人体需要的营养素标准

一、膳食营养素参考摄入量

各类人群的膳食营养素参考摄入量（DRIs）是在传统的各类人群膳食营养素推荐供给量（RDAs）的基础上发展起来的，这组每天平均膳食营养素参考摄入量的参考值（DRIs）包括4项内容：平均需要量（EAR）、推荐摄入量（RNI）、适宜摄入量（AI）和可耐受最高摄入量（UL）。

1. 平均需要量（EAR）

平均需要量（EAR）是某一特定性别、年龄及生理状况群体对某营养素需要量的平均值。平均需要量（EAR）是根据个体需要量的研究资料制订的，是根据某些指标判断可以满足该特定性别、年龄及生理状况群体中50%个体需要量的摄入水平。这一摄入水平不能满足群体中另外50%个体对该营养素的需要。EAR是制定RNI的基础。

2. 推荐摄入量（RNI）

各类人群的膳食营养素推荐摄入量（RNI）相当于传统使用的各类人群膳食营养素推荐供给量（RDAs），是可以满足某一特定性别、年龄及生理状况群体中绝大多数（97%~98%）个体需要量的摄入水平。长期摄入RNI水平，可以满足身体对该营养素的需要，保持健康和维持组织中有适当的储备。RNI的主要用途是作为个体每天摄入该营养素的目标值。

推荐摄入量（RNI）是以平均需要量（EAR）为基础制订的。如果已知EAR的标准差（SD），则RNI定为EAR加两个标准差，即RNI = EAR + 2SD。如果关于需要量差异值的资料不够充分，不能计算标准差（SD）时，一般设EAR的变异系数为10%，这样RNI = 1.2 × EAR。

3. 适宜摄入量（AI）

在个体需要量的研究资料不足而不能计算平均需要量（EAR），因而不能求得推荐摄入量（RNI）时，可设定适宜摄入量（AI）来代替推荐摄入量（RNI）。例如在配餐中，用钙和铁的适宜摄入量来代替钙和铁的推荐摄入量。AI是通过观察或实验获得的健康人群某种营养素的摄入量。例如纯母乳喂养的足月产健康婴儿，从出生到4~6个月，他们的营养素全部来自母乳。母乳中供给的营养素量就是他们的适宜摄入量（AI）值。AI的主要用途是作为个体营养素摄入量的目标，例如婴儿吃母乳，同时用作限制过多摄入的标准，而不是各类人群营养素摄入量的目标。根据营养“适宜”的某些指标制定的AI值，有可能超过RNI，但如果长期摄入超过AI，则有可能产生毒副作用。

4. 可耐受最高摄入量（UL）

各类人群的膳食营养素可耐受最高摄入量（UL）是平均每天摄入营养素的最高限量。这个量几乎对一般人群中的所有个体不致引起损害健康的后果。当摄入量超过可耐受最高摄入量（UL）而进一步增加时，损害健康的危险性随之增大。UL并不是一个建议的摄入指标。“可耐受”指这一剂量在生物学上大体是可以耐受的，但并不表示是有益的，健康个体摄入量超过UL是没有益处的。

鉴于营养素强化食品和膳食补充剂的日渐发展，需要制定UL来指导安全消费。如果某营养素的毒副作用与摄入总量有关，则该营养素的UL值包括膳食、饮水、强化食物和营养补充剂（添加剂）提供的总量。UL的主要用途是检查个体摄入过量的危险性，避免发生中毒。当摄入量超过UL时，发生毒副作用的危险性会增加。

以上四种膳食营养素摄入量的关系见图1－1－1。

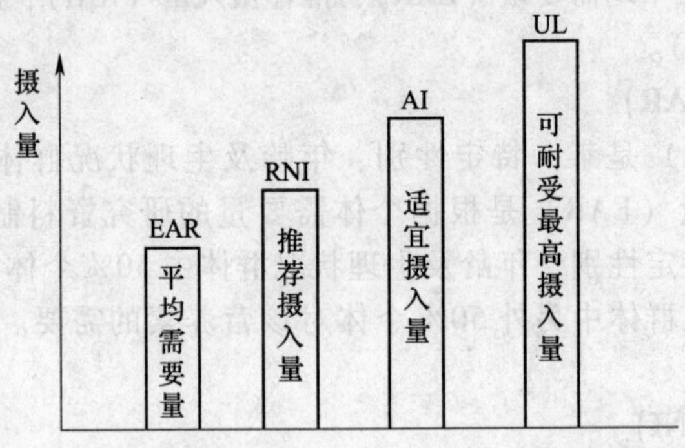

图1－1－1　各类人群EAR、RNI、AI和UL的关系

二、中国居民膳食营养素参考摄入量（DRIs）

中国营养学会2000年10月17日公布了《中国居民膳食营养素参考摄入量（DRIs）》，还附上各项推荐值的定义和应用原则。

三、膳食营养素供给量与推荐摄入量的关系

人体所需的营养素是由日常膳食来供给，但食物中的营养素并不能完全为人体所利用，它受到各种因素的影响，如食物加工方法，在烹饪中营养素的损失以及每个人体内吸收情况有差异，不同食物的营养素含量也不一样。举例来说，蛋白质的生理需要量为20.3g，是指人体能完全吸收利用的优质蛋白，而各类食物中蛋白质的质量各不相同，蛋白质的供给量奶或蛋只要37g，而谷物则要63g。

每人每天膳食营养素供给量（RDAs）简称供给量，是在营养素平均需要量（EAR）的基础上，充分考虑到影响营养素利用的各种因素，加上安全系数而制定的。膳食营养素供给量以推荐摄入量（RNI）为标准，因此，供给量显然高于平均需要量（EAR），而与推荐摄入量相当。膳食供给量应达到保持健康所需摄入各种营养素的推荐摄入量，并作为判断人群是否得到良好膳食的根据。

推荐摄入量（RNI）和膳食供给量（RDAs）的关系见图 1－1－2。

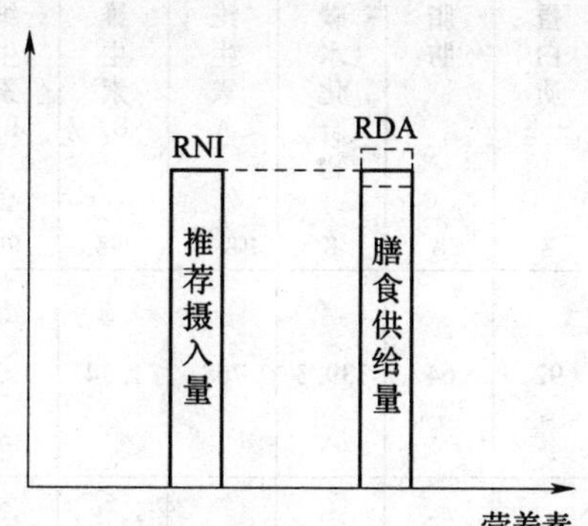

图 1－1－2 膳食营养素供给量与推荐摄入量关系图

四、每人每天膳食营养素推荐量（RNI）

6 岁以上人群按性别、年龄、活动强度所需能量不同，各种膳食营养素的推荐量也有一定差别，具体情况见表 1－1－1。

表 1－1－1　　每人每天膳食营养素推荐量

适合人群	食量	能量	蛋白质	脂肪	碳水化合物	维生素A	维生素B_1	维生素B_2	维生素C	钙	铁	锌
	g	kcal	g	g	g	μgRE	mg	mg	mg	mg	mg	mg
5 岁男/6 岁女	1040	1600	64	44.7	236	533	0.93	0.93	67	533	10	10
6～8 岁女/70 岁以上女轻体力	1105	1700	68	47.4	250.8	568	0.99	0.99	71	568	10.6	10.62
6～8 岁男/60～70 岁女轻体力	1170	1800	72	50	265.5	600	1.05	1.05	75	600	11.3	11.25
50～60 岁女轻体力/70～80 岁女中体力/60 岁以上男轻体力	1235	1900	76	52.7	280.3	633	1.1	1.1	79	633	11.9	11.87
9～11 岁女/50～70 岁女中体力	1300	2000	80	55.4	295	667	1.17	1.17	83	667	12.5	12.5
9～11 岁男/女轻体力/70 岁以上男中体力	1365	2100	84	58.3	309.8	700	1.23	1.23	88	700	13.1	13.13
50～60 岁女重体力/60～70 岁男中体力	1430	2200	88	61.4	324.5	736	1.28	1.28	92	736	13.7	13.75

续表

适合人群	食量 g	能量 kcal	蛋白质 g	脂肪 g	碳水化合物 g	维生素A μgRE	维生素B_1 mg	维生素B_2 mg	维生素C mg	钙 mg	铁 mg	锌 mg
12~15岁女/女中体力/50~60岁男轻体力/孕妇3	1495	2300	92	64	339.3	768	1.34	1.34	96	768	14.4	14.37
16~18岁女/男轻体力	1560	2400	96	66.7	354	800	1.4	1.4	100	800	15	15
外出就餐/宴会/孕妇2	1625	2500	100	69.4	368.8	833	1.46	1.46	104	833	15.6	15.62
50~60岁男中体力	1690	2600	104	72	383.5	867	1.52	1.52	108	867	16.2	16.25
12~15岁男/女重体力/男中体力/孕妇1/乳母3	1755	2700	108	75.4	398.3	900	1.58	1.58	113	900	16.9	16.88
50~60岁男较重体力	1820	2800	112	78	413	933	1.63	1.63	117	933	17.5	17.5
16~18岁男/乳母2	1885	2900	116	80.7	427.8	967	1.69	1.69	121	967	18.1	18.12
18~50岁男较重体力	1950	3000	120	83.4	442.5	1000	1.75	1.75	125	1000	18.8	18.75
50~60岁男重体力	2015	3100	124	86	457.3	1033	1.81	1.81	129	1033	19.4	19.37
男重体力	2080	3200	128	88.7	472	1067	1.87	1.87	133	1067	20	20

注：(1) 表中食量的系数按0.65计算。

(2) 表中供能比按蛋白质16%、脂肪25%、碳水化合物59%计算。

(3) 孕妇、乳母按每天所需能量各分3、2、1三个等级，等级1按原来的情况不变。孕妇、乳母每天所需的维生素、矿物质普遍高出正常人群推荐量。

五、推荐食量

食量指就餐者吃进食物的重量。饮食要有规律，饮食生活紊乱就会破坏胃和肠按一定节奏活动，使胃肠液分泌和蠕动节奏失调。极度饥饿易造成过量进食，胀满的食物会引起胃肠过量负担。通常供给食量是指配餐与营养计算的食物总重量，即主食、副食相加的量。控制供给食量的基准是推荐食量，怎样计算推荐食量呢？中国成年人每天的食物供给

重量平均值 = 粮薯 400g + 蔬果 600g + 肉蛋 163g + 豆奶 200g + 纯能调味 64g = 1427g。

不同性别、年龄、体力活动的人，推荐食量公式为：

$$Sh_{RNI} = \frac{Sh_{平均} \times Q}{Q_{平均}} \text{（g）} \tag{1-1-1}$$

式中：Sh_{RNI}——推荐食量（g）

$Sh_{平均}$——中国成年男性轻体力活动者每天的食物供给平均重量（g）

Q——就餐者所需能量（kcal）

$Q_{平均}$——中国成年男性轻体力活动每天所需对应于食物供给平均重量的能量

为求得 $Sh_{平均}$ 和 $Q_{平均}$，参阅了大量的营养配餐书籍，运用统筹计算方法，计算出 $\frac{Sh_{平均}}{Q_{平均}} = \frac{1427}{2378} = 0.6$（g/kcal），即每人每天平均食量 1427g 对应的能量平均值为 2378kcal。

推荐食量的公式确定为：

$$Sh_{RNI} = 0.6Q \text{（g）} \tag{1-1-2}$$

例如：中国成年男子轻体力活动每天的推荐食量为 0.6×2400 = 1440g，中国成年女子轻体力活动每天的推荐食量为 0.6×2100 = 1260g。

在日常膳食中，有些含水量大的食物，如奶、水果、蔬菜引起食量的波动，甚至使食量高于推荐食量，可以理解为属于正常范围。

中国营养学会在 1998 年和 2007 年制定的两个中国居民平衡膳食宝塔相比，每人每天各类食物摄入量有较大变化（见附录 8），将其差异表示在表 1-1-2 中。

表 1-1-2　1998 年和 2007 年颁布的中国居民平衡膳食宝塔的差异　单位：g

食物类别	1998 年	2007 年
油脂类	25	25～30
豆奶类	150	330～350
肉蛋类	125～200	125～225
蔬果类	500～700	500～900
粮薯类	300～500	250～400

按 2007 年版的中国居民平衡膳食宝塔中的每人每天各类食物摄入量，推荐食量公式为：

$$Sh_{RNI} = 0.7Q \text{（g）} \tag{1-1-3}$$

计算中，公式（1-1-2）和公式（1-1-3）均可以用，本书中计算时全部用公式

$$推荐食量\ Sh = 0.65Q \tag{1-1-4}$$

六、怎样理解膳食营养素推荐量

（一）应用实例

下面举一个例子，表 1-1-3 中是全天食谱和营养计算，表 1-1-4 是每人每天估算、核算各类食物重量的表。

表 1－1－3　　一天三餐食谱与营养计算

餐比	食谱	原料 g	食量 g	能量 kcal	蛋白质 g	脂肪 g	碳水化合物 g	维生素A μgRE	维生素B_1 mg	维生素B_2 mg	维生素C mg	钙 mg	铁 mg	锌 mg	丰度	供能比% 蛋白质	供能比% 脂肪	供能比% 碳水化合物
早 27%	豆沙包 牛奶 甜椒酱猪肝	富强粉 100　红豆馅 30 鲜牛奶 250 猪肝 15　甜椒 30　辣椒油 5	430	637	22.4	16.8	99.2	825.	0.30	0.74	27	293	7.4	3.22	389	14	24	62
午 41%	二米饭 鲜菇烩虾仁 鸡蛋炒韭菜 青豆海带汤	大米 130　小米 50 虾仁 65　鲜香菇 30 鸡蛋 60　韭菜 80 水发青豆 20　水发海带 20　植物油 18	473	989	38	29	144.1	387	0.44	0.41	20	380	12.6	6.25	426	15	27	58
晚 32%	紫米发糕 蒸芋头 熘豆腐 豌豆肉丁 鲜蘑番茄汤 水果	紫米面 45　标准粉 25 芋头 150 豆腐 80 鲜豌豆 80　猪瘦肉 35 鲜蘑 30　番茄 25　植物油 15 西瓜 150	635	738	31.7	22.3	102.5	221.7	0.92	0.44	35	235	8.4	6.36	383	17	27	56
		供给量	1538	2364	92.1	68.1	345.8	1434	1.66	1.59	82	908	28.4	15.83	1198	16	26	58
		推荐量	1560	2400	96	66.7	354	800	1.4	1.4	100	800	15	15	1000	16	25	59

怎样看全天食谱与营养计算呢?

首先看表1-1-3中的餐比，即每餐在每天的供能比，早餐27%、午餐40%、晚餐33%，能量分配合理。早餐有干有稀有小菜、午餐一主食二菜一汤、晚餐二主食二菜一汤、晚饭后有水果，全天的饮食安排丰富多彩，食量分配均匀，3项供能营养素、4项维生素、3项矿物质都达到推荐量的指标，满足了食物营养素供给人体的需求。三大供能比：蛋白质15%、脂肪25%、碳水化合物60%，都在合理范围内。

表1-1-4每人每天估算、核算各类食物重量是表1-1-3全天食谱与营养计算的延续。将中国居民平衡膳食标准与全天配餐的食物结构作比较，该食谱五类食物品种供应齐全，但供给量的重量比与推荐值可能有一定偏差，是常见的，可以把重量的推荐值作为参考。这里对食物重量分类计算作一些解释。粮薯类包括粮谷和薯芋。粮谷包括：细粮、杂粮，豆类中包括除黄豆、青豆、黑豆以外的干杂豆。薯芋包括蔬菜块根、块茎中含淀粉较多的食物，如甘薯、凉薯、马铃薯、山药、芋头等，这类新鲜食物既含有蔬菜所特有的胡萝卜素、维生素C，又含有多量的碳水化合物。豆奶类的重量比变化较大，因为大豆及大豆制品，大约25g含能量90kcal，而奶大约160g含能量90kcal。现在我们来看表1-1-4中食物供给量，薯芋中包括了土豆40g和芋头150g，所以粮薯类的供给量重量比偏高，而蔬果类的供给量重量比偏低。豆奶类中牛奶250g，使豆奶重量比中的供给量部分偏高。按能量核算各类食物重量非常有效，能及时发现食物结构的不合理，但必须具体问题具体解决。

表1-1-4　每人每天估算、核算各类食物重量

食物种类	食物重量 g		重量比% 供给量	重量比% 推荐量
粮薯	粮谷 薯芋	380 150	34.5	27.5
蔬果	蔬菜 果品	315 150	30.2	42
肉蛋	畜禽 鱼虾 蛋	50 65 60	11.4	11
豆奶	豆 奶	80 250	21.4	17
纯能调味	油脂 糖 调味品	38	2.5	2.5
合计		1538	100	

从表1-1-4中清晰地看到，这天的配餐，食物种类齐全，粮薯的比例偏高，蔬果的比例偏低，但芋头具有粮食和蔬果的特性，所以粮薯、蔬果的比例合适。畜禽、鱼虾、蛋均有，比例适中，豆奶的重量偏大，颇为丰富，纯能调味品比例尚可，盐、酱油、醋、葱、姜不计，所以比例数稍低。

(二) 灵活运用每人每天膳食营养素推荐量

人之初，体貌和秉性与生俱来。同属人类的黄种人、白种人、黑种人、棕种人，不论其性别、年龄、活动强度、体重的差异，均可灵活运用每人每天膳食营养素推荐量（见表1－1－1）。在表1－1－1中没有反映出身高、体重和年龄的细微差异，配膳和营养计算时，可参考男子标准体重（kg）对照表（见表1－1－5）、女子标准体重（kg）对照表（见表1－1－6）按身高体重的配餐方法作适当调整。美国人身高、体重、营养多，其男性轻体力活动者，每人每天所需能量2700kcal；日本人身高、体重略低于我国，其男性轻体力活动者，每人每天所需能量2300kcal；可运用表1－1－1中的相同能量级进行配餐与营养计算。

表1－1－5　　男子标准体重对照表　　单位：kg

身高/cm 年龄	152	156	160	164	168	172	176	180	184	188
19	50	52	52	54	56	58	61	64	67	70
21	51	53	54	55	57	60	62	65	69	72
23	52	53	55	56	58	60	63	66	70	73
25	52	54	55	57	59	61	63	67	71	74
27	52	54	55	57	59	61	64	67	71	74
29	53	55	56	57	59	61	64	67	71	74
31	53	55	56	58	60	62	65	68	72	75
33	54	56	57	58	60	63	65	68	72	75
35	54	56	57	59	61	63	66	69	73	76
37	55	56	58	59	61	63	66	69	73	76
39	55	57	58	60	61	64	66	70	74	77
41	55	57	58	60	62	64	67	70	74	77
43	56	57	58	60	62	64	67	70	74	77
45	56	57	59	60	62	64	67	70	74	77
47	56	58	59	61	63	65	67	71	75	78
49	56	58	59	61	63	65	68	71	75	78
51	57	58	59	61	63	65	68	71	75	78
53	57	58	59	61	63	65	68	71	75	78
55	56	58	59	61	63	65	68	71	75	78
57	56	57	59	60	62	65	67	70	74	77
59	56	57	58	60	62	64	67	70	74	77
61	56	57	58	60	62	64	67	70	74	77
63	56	57	58	60	62	64	67	70	74	77
65	56	57	58	60	62	64	67	70	74	77
67	56	57	58	60	62	64	67	70	74	77
69	56	57	58	60	62	64	67	70	74	77

表 1-1-6　　女子标准体重对照表　　单位：kg

年龄＼身高/cm	152	156	160	162	164	166	168	170	172	176
19	46	47	49	50	51	52	54	56	57	60
21	46	47	49	50	51	52	54	56	57	60
23	46	47	49	50	51	52	54	56	57	60
25	46	48	49	50	51	53	55	56	57	61
27	47	48	50	51	52	53	55	56	58	61
29	47	49	51	52	53	54	56	58	59	62
31	48	49	51	52	53	54	56	58	59	62
33	48	50	51	52	53	55	57	58	59	63
35	49	50	52	52	53	55	57	59	60	63
37	49	51	53	53	54	56	59	60	61	64
39	50	52	53	53	55	57	59	60	61	65
41	51	52	54	54	55	57	59	61	62	65
43	51	53	55	55	56	58	60	62	63	66
45	52	53	55	55	57	58	60	62	63	66
47	52	53	57	57	57	58	60	62	63	67
49	52	53	56	56	57	59	60	62	63	67
51	52	54	56	56	57	59	61	62	63	67
53	53	54	56	56	58	59	61	62	64	67
55	53	54	56	57	58	60	61	63	64	67
57	53	55	56	57	58	60	61	63	64	68
59	53	55	56	57	58	60	61	63	64	68
61	53	54	56	56	57	59	61	63	64	67
63	52	54	55	56	57	59	61	62	63	67
65	52	54	55	56	57	59	61	62	63	66
67	52	54	55	56	57	59	61	62	63	66
69	52	54	55	56	57	59	61	62	63	66

第二节　膳食能量及其分配应用

一、能量

每个人每天都要生活、学习和工作，进行体力活动和大脑的思维活动。人的一生中，时刻不停地进行着呼吸、心跳以及维持体温等基本的生命活动，所有这些都需要消耗能量。向人体供能的营养物质有三大类：蛋白质、脂肪和碳水化合物。这些供能营养素被消化、吸收，在体内合成代谢，变成积蓄的能量。当进行分解代谢时，这些化学能量通过氧化释放出来，其中一小部分供人体生命活动的需要，而其余的大部分则以热能的形式释放，保持体温和散发到周围。

二、能量调节

人体内的能量大部分以脂肪的形式储存于脂肪组织中，一小部分以肝糖原的形式储存于肝脏中，还有一小部分则以肌糖原的形式储存于肌肉中。当机体需要能量时，肝糖原和肌糖原分解，释放出能量；脂肪氧化分解供能；蛋白质分解也会释放出部分能量。这些能量就是人体进行各种生命活动所需能量的来源。

能量总是在摄入量与消耗量之间保持着动态平衡，称为能量平衡，它是膳食平衡的基础。

如果能量“负”平衡，就要动用体内“储备能量”，体内储存的供能营养物质被“动员”起来提供能量，体重因此而减轻；如果能量“正”平衡，摄入能量大于消耗能量，即能量过剩，可在体内转化为供能营养物质而积聚，体重因此而增加。

三、供能营养素之间的关系

膳食中蛋白质、脂肪、碳水化合物三大供能营养素除了提供人体必需的能量外，还各具特殊的生理功能。它们彼此之间相互利用、相互转化、相互制约，处于动态平衡之中。三大供能营养素的供能比必须保持一定的比例范围，才能保证膳食平衡，达到保健、养生和防病的目的。

平衡膳食中，三大供能营养素保持平衡的机理主要是依据其在人体中的代谢特点决定的。各种供能营养素都是通过三羧酸循环完全氧化放出能量。碳水化合物的主要作用是供能；脂肪主要是供能和供给必需脂肪酸，是能量的良好贮存形式；而蛋白质的主要功能是提供氮源，维持体内组织的修复、更新和建设（生长），供能仅是任务之一。

由于碳水化合物和脂肪能提供足够能量，能使蛋白质更有效地发挥重要的生理功能，有利于改善氮平衡。这并不意味着供给充足的碳水化合物和脂肪就能降低蛋白质的供给水平。仅有充足的能量，而蛋白质供给不足，这也不可能改善体内氮平衡。在膳食中要求优质蛋白质占蛋白质总量的1/2 ~2/3。

三大供能营养素在人体中的代谢特点是：碳水化合物可被机体迅速利用，耗氧量低，代谢最终产物是二氧化碳和水，不加重机体代谢的负担。蛋白质和脂肪的代谢特点是：代谢过程复杂，耗氧量高，其代谢终产物是氨、氮及酮体等酸性物质。从图 1 –2 –1 可以看出，如果过量摄入蛋白质和脂肪类食物，最终在体内都会转变为脂肪，致使能量摄入过多；如果活动量少，其过剩的部分在体内转变为脂肪沉积，形成肥胖。如不加以控制，会带来一系列生理功能的改变，甚至发生疾病。相反，如果为了减肥不吃油脂，多吃主食（主要含碳水化合物）也不成。从图 1 –2 –1 也可以看出，虽然限制蛋白质和脂肪的摄入，但是过多地摄入碳水化合物食物，在体内也会转变成脂肪，脂肪储存过多，导致肥胖。

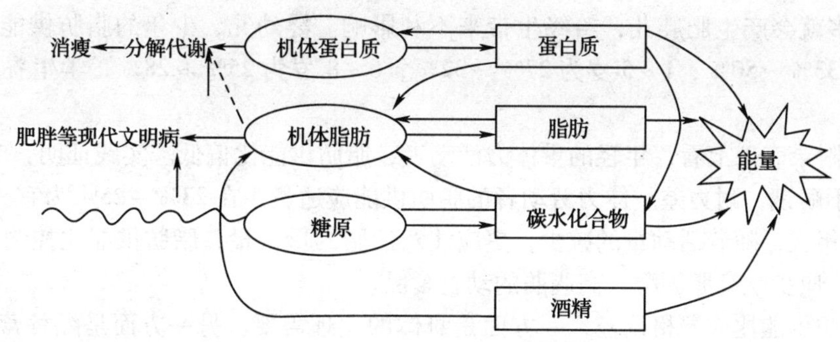

图 1－2－1 人体内三大供能营养素动态平衡图

四、供能营养素的合理比例

确定三大供能营养素的最佳供能比对营养配餐至关重要，以食物成分表、中国居民膳食指南、特定人群膳食指南、中国居民平衡膳食宝塔、中国居民膳食营养素参考摄入量为基础，以生活实践中多方面的大量配餐营养计算为依据，来确定三大宏量营养素的供能比。

（一）确定蛋白质的供能比

① 根据配餐营养计算和大量统计数据，蛋白质供能比在 14% ～18%，膳食的主要维生素和矿物质供应容易达到推荐摄入量的要求。

② 外出用餐、赴宴，不可能按营养计算的膳食供给，往往把每人一餐的能量定为 1000kcal，蛋白质的供能比稍高一些为好。

③ 在牧区和水上长期生活的居民，肉食、水产比例偏大，蛋白质的供能比一般偏高。

④ 在中国常住，以西餐为主的欧美人群奶、肉、蛋用量偏多，蛋白质的供能比一般也偏高。

考虑到以上实际情况，不管对哪一类健康人群，要有广泛的可选性、可操作性，蛋白质供能比的推荐量在 14% ～18% 较为合适，优先选用 16% 左右。

肉类、蛋类、奶类、大豆制品所含蛋白质均属优质蛋白质，因为其所含八种必需氨基酸的含量和比例都接近人体需要，吸收利用率高。人体内所需蛋白质 1/2 ~2/3 应来自优质蛋白质。婴幼儿、儿童、青少年、孕妇、乳母、老人所需优质蛋白质占蛋白质总量的约 2/3，成年人所需优质蛋白质占蛋白质总量的 1/2 ~2/3。

（二）确定脂肪的供能比

多年的和平环境、经济长足发展，中外各国居民的生活饮食都有较大的改善，随之而来的饮食富贵病与日俱增，超重、肥胖、高血脂、高血压、心脏病、脑血管病、糖尿病比比皆是。在饮食上首当其冲要控制油脂摄入量，其次要调节食量，从源头上限制起病因素。

① 从附录表 1 上看，不同年龄、不同性别、不同体力活动人群的脂肪供能比也不尽相同，0 ~5 岁脂肪供能比为 30% ～50%，鲜奶中脂肪能量与总能量的比为 50% 左右。6 ~18 岁脂肪供能比为 25% ～30%，18 ~80 岁脂肪供能比为 20% ～30%。

② 婴幼儿、少年视其活动量大小，调节供油脂量，从小孩的生理特征看，生长发育快、活动量大、脂肪供能比应偏大。但随着社会发展、独生子女多，如果实际活动量小，

摄入油脂多就会产生肥胖儿，给终生带来不利影响。婴幼儿、少年的脂肪供能比推荐量0～1岁为33%～50%；1～5岁为27%～32%；6～8岁为25%～28%，学生餐为24%～26%为宜。

③ 从附录表1上看，年轻的重体力活动者，脂肪供能比偏低。实践证明：吃粮食多、油水少，不耐饿，耐力差。体力劳动者的脂肪供能应适量，在23%～25%为宜。

④ 老年人，随着活动量的减少，更应注意油脂的摄入量，脂肪供能比控制在22%～24%为宜，应少吃高胆固醇、高脂肪的动物食品。

⑤ 脂肪供能比应严格调控，一方面是身体的生理需要，另一方面是配餐营养调控的需要。脂肪中含能量很高，1g脂肪含能9kcal，其他的矿物质含量较少，维生素更少。而占有能量的含蛋白质、碳水化合物的食物，常与其共生的还有丰富的维生素、矿物质和有机活性物质，尤其是新鲜的蔬果，还含有多量的胡萝卜素、维生素C。含碳水化合物丰富的粮薯，除碳水化合物提供能量外，还含有丰富的矿物质和B族维生素以及膳食纤维。增加含蛋白质、碳水化合物的食物，相应地就增加了一定数量的维生素和矿物质。

在一般情况下，大多数健康人群，脂肪供能比的推荐量在23%～27%为宜，优先选用25%左右。

植物脂肪中含有丰富的人体必需的不饱和脂肪酸，某些脂溶性维生素的消化吸收率高，营养价值优于动物脂肪。膳食中，植物脂肪与动物脂肪的比例一般宜控制在2∶1。

⑥ 营养计算中的用油量是指摄入油量，即吃进嘴里的油脂，而不是指烹饪用油量。举例说，制作焦炸里脊，在里脊片上裹上一层糊，放进温油中炸熟，捞出控油，等锅中的油温上升后，再将里脊放入，炸至金黄色捞出装盘，周围用生菜叶围上，撒上椒盐即成。一盘焦炸里脊，假定吃进嘴里的油量是22g，贴在盘上的油量是3g，炸里脊用植物油500g，实耗油65g（包括摄入油、贴在锅上的油和加热损耗油）。焦炸里脊的摄入油与实用油之比为22/65＝34%。在食谱设计和制作中，既要明白摄入油量，也要清楚烹饪用油量，两者不能混淆。在不少的书籍中，摄入油量与实用油量混淆不清，提请读者注意。

（三）确定碳水化合物供能比

在配膳和营养计算中，知道能量、蛋白质供能比和脂肪供能比，就能确定碳水化合物的供能比。例如，某人一般供给能量2400kcal，蛋白质供能比16%，脂肪供能比25%，碳水化合物供能比100%－16%－25%＝59%。碳水化合物供能比的推荐量在55%～63%为宜，优先选用59%左右。

三大供能营养素供能比的推荐值有一定的范围，结合不同年龄、不同性别、不同体质、不同活动量、不同场合就餐，其三大供能比才确定为定值。

每天膳食中合理的供能比例范围：蛋白质14%～18%，最佳值16%左右；脂肪23%～27%，最佳值25%左右；碳水化合物55%～63%，最佳值59%左右，长期打破三大供能比的正常范围，将引发一系列代谢紊乱和生理疾病。

（四）每人每天科学食物结构计算表

表1－2－1是以每人全天所需能量2400kcal为例，其五类食物的品种、重量、重量比例基本符合中国居民平衡膳食宝塔的要求。表中所列各种食物贴近我们日常的膳食，其所含营养素供给量满足推荐量的标准，三大供能比接近最佳值。本表可以帮助我们进一步理解合理的供能比例。

表 1-2-1　　每人每天科学食物结构计算表

食谱	原料	食量 g	能量 kcal	蛋白质 g	脂肪 g	碳水化合物 g	维生素A μgRE	维生素B_1 mg	维生素B_2 mg	维生素C mg	钙 mg	铁 mg	锌 mg	丰度	供能比 % 蛋白质	脂肪	碳水化合物
谷类	大米 红小豆 玉米面 富强粉	140 40 100 150	1474	42	6.2	311.9	12	0.73	0.29	0	110	13.4	6.14	363	11	4	85
蔬菜 水果	柿子椒 胡萝卜 油菜 鲜蘑 水发海带 柑橘	100 55 250 70 60 140	193	9.7	2	33.7	932	0.33	0.69	210	500	7.5	2.29	550	20	9	71
肉蛋	猪肉(后臀) 猪瘦肉 鲤鱼 130(净肉 70) 鸡蛋	40 20 70 40	297	27.5	19.9	1.7	127	0.27	0.23	0	60	2.5	2.84	158	37	60	3
豆奶	豆腐 牛奶	50 250	175	11.5	9.9	10.4	60	0.09	0.36	2	342	1.7	1.61	138	26	51	23
纯能调味	花生油 调味品	29 31	261	0	29	0	0	0	0	0	3	0.8	0.14	50	0	100	0
	供给量	1635	2400	90.7	67	357.7	1131	1.42	1.57	212	1015	25.9	13.02	1259	15.2	25.1	59.7
	推荐量	1560	2400	96	66.7	354	800	1.4	1.4	100	800	15	15	1000	16	25	59

五、供能营养素与其他营养素的关系

有些维生素作为辅酶或酶的激活剂，共同参加供能营养素的生物氧化过程。膳食结构对供能营养素、维生素和矿物质的供给量影响很大。

① 膳食中碳水化合物含量多，可提高钙的吸收，对维生素 B_1 的需要量也多。蛋白质和脂肪可降低对维生素 B_1 的需要量。

② 高脂肪膳食大大提高了维生素 B_2 的需要量，但对钙的吸收减少。

③ 膳食中不饱和脂肪酸增多，维生素 E 的需要量加大。脂肪为脂溶性维生素（A、D、E、K）的携带者，并促进其吸收。

④ 高蛋白膳食可节约维生素 B_2 的需要量。膳食中蛋白质缺乏时，对钙的吸收差。

⑤ 维生素 C 加速磷在体内氧化，有利于铁的吸收。

⑥ 锌是胰岛素中的成分，直接关系到碳水化合物的正常代谢。锌对维生素 A 的代谢有重要意义。

供能营养素、维生素、矿物质都具有各自的独特生理功能，而在特定条件下，又会发生既协同又制约的关系，甚至彼此发生拮抗作用。对于它们的营养素数量要作全面均衡供给，切忌顾此失彼。

六、餐次能量及相关营养素分配

根据实际需要和生理状况，用膳者所需能量及相关营养素可从表 1－2－1 中查找：

用膳者某餐摄取某供能营养素重量的公式为：

$$P=\frac{Qmn}{S} \qquad (1-2-1)$$

式中：P——用膳者某餐摄取某供能营养素重量（g）

Q——用膳者所需总能量（kcal）

m——某餐所需能量在总能量中的比例（%）

n——某餐中该供能营养素在三大供能营养素中的供能比（%）

S——某供能营养素 1g 所具有的能量（kcal/g），蛋白质 4kcal/g、脂肪 9kcal/g，碳水化合物 4kcal/g

总能量等于各餐能量之和，即：

$$Q=Q_1+Q_2+Q_3+\cdots \qquad (1-2-2)$$

各餐能量比之和等于 1，即：

$$m=m_1+m_2+m_3+\cdots=1 \qquad (1-2-3)$$

三大营养素供能比之和等于 1，即：

$$n=\text{蛋白质供能比\%}+\text{脂肪供能比\%}+\text{碳水化合物供能比\%}=1 \qquad (1-2-4)$$

在满足全天能量需要的前提下，三餐的供能比为：早餐 25%~30%，最佳值 28% 左右；午餐 35%~40%，最佳值 38% 左右；晚餐 30%~35%，最佳值 34% 左右。要根据平衡膳食的实际需要，灵活掌握运用。

举例说明如下：

成年男性，轻体力活动者，计算一天三餐三种供能营养素的需要量。用膳者一天所需能量 2400kcal。同理可算出蛋白质在午餐、晚餐中的需要量，脂肪在三餐中的需要量，碳水化合物在三餐中的需要量，按公式1－2－1算出，见表1－2－2。

表1－2－2　　一天三餐按能量估算供能营养素重量

早餐（$m_1=28\%$）	午餐（$m_2=38\%$）	晚餐（$m_3=34\%$）		
26.9g	36.5g	32.6g	蛋白质	$n_1=16\%$，$S_1=4$
18.7g	25.3g	25.3g	脂肪	$n_2=25\%$，$S_2=9$
99g	134.5g	120.4g	碳水化合物	$n_3=59\%$，$S_3=4$

其中，

$$蛋白质=\frac{Qm_1n_1}{S_1}=\frac{2400\times0.28\times0.16}{4}=26.9\text{g}$$

其余不详列算式。

七、按能量估算各类食物重量

根据每人每天所需能量食量，确定各类食物的重量比，进而可以预先估算出各类食物重量，见表1－2－3。

举例，一人一天三餐需能量2400kcal，进行一天三餐食谱与营养计算（见表1－2－4）并且根据营养计算出的食物重量，进一步核算各类食物重量与估算各类食物重量的偏离状况（见表1－2－5），可以看出与理想的五大类食物结构的符合程度。

表1－2－3　　每人每天按能量估算各类食物重量

能量 kcal	食量 g	粮薯（27.5%） g	蔬果（42%） g	肉蛋（11%） g	豆奶（17%） g	纯能调味（2.5%） g
1600	1040	286	437	114	177	26
1700	1105	304	464	122	188	28
1800	1170	322	491	129	199	29
1900	1235	340	519	136	210	31
2000	1300	358	546	143	221	33
2100	1365	375	573	150	232	34
2200	1430	393	601	157	243	36
2300	1495	411	628	164	254	37
2400	1560	429	655	172	265	39
2500	1625	447	683	179	276	41
2600	1690	465	710	186	287	42
2700	1755	483	737	193	298	44
2800	1820	501	764	200	309	46
2900	1885	518	792	207	320	47
3000	1950	536	819	215	332	49
3100	2015	554	846	222	343	50
3200	2080	572	874	229	354	52

表 1-2-4　一天三餐食谱与营养计算（2400kcal）

餐比 %	食谱	原料 g	食量 g	能量 kcal	蛋白质 g	脂肪 g	碳水化合物 g	维生素A μgRE	维生素B_1 mg	维生素B_2 mg	维生素C mg	钙 mg	铁 mg	锌 mg	供能比% 蛋白质	供能比% 脂肪	供能比% 碳水化合物
早 28	麻酱花卷 牛奶 柑橘	富强粉 110、芝麻酱 14 鲜牛奶 250 柑橘 100	474	658	22.2	16.8	104.4	210	0.36	0.49	30	489	11	2.76	13	23	64
午 39	红小豆米饭 鱼块炖豆腐 西兰花烧鲜蘑 鸡蛋炒青椒 河虾鲜蘑汤	红小豆 26、大米 145 鲤鱼块 93（净肉 50）、豆腐 30 西兰花 100、鲜蘑 60 鸡蛋 35、青椒 50 河虾 29（净肉 25）、鲜蘑 15 摄入油（色拉油）17	553	944	42.6	26	135.1	1340	0.43	0.65	88	295	10.6	6.96	18	25	57
晚 33	发糕 海带烧肉 炒三丝 菠菜炒豆腐 红薯粥	标准粉 40、玉米面 40 水发海带 50、猪肉 60（猪瘦肉 30、后臀肉 30） 鸡胸肉 15、土豆 35、胡萝卜 25 菠菜 100、豆腐 70 红薯 40、大米 20 摄入油（色拉油）6 苹果 100、梨 100	701	797	30.8	23.4	116	282	0.67	0.35	33	297	9.3	4.82	15	26	59
		供给量	1782	2399	95.6	66.2	373.7	1832	1.46	1.49	152	1081	30.9	14.54	16	25	59
		推荐量	1560	2400	96	66.7	354	800	1.4	1.4	100	800	15	15	16	25	59

表 1-2-5　　每人每天按能量核算各类食物重量

食物分类	粮薯		蔬果		肉蛋			豆奶	纯能调味			合计
	粮谷	薯芋	蔬菜	果品	畜禽	鱼虾	蛋	豆奶	油脂	糖	调味品	
重量 g	421		735		185			350	37			1728
重量比%	24.4		42.5		10.7			20.3	2.1			100

八、按能量选择食物、等能互换

不同食物按相等能量选择、进行互换，可在配餐中达到食物种类齐全、数量适当、营养素之间的比例合理的目的。从另一意义上讲，人们常吃多样的食物不仅是为了获得均衡的营养，还可以根据食物来源、经济条件、饮食习惯来满足人们对美食的追求。

食物按能量选择、等能互换有以下几种方法。

(一) 异类食物等能互换

食物按形态和所含主要营养素分为五类：粮薯类、蔬果类、肉蛋类、豆奶类、纯能调味类。90kcal 能量的不同食物先计算出每份所含重量及蛋白质、脂肪、碳水化合物的营养值，然后每份与 90kcal 的不同种类的食物按能量对等互换，用于制定食谱，进行平衡膳食营养素计算，促进各类食物按能量比例合理分配，可保证配餐达到营养全面、均衡、适量的目的。异类食物等能互换量及其主要营养价值见表 1-2-6。

表 1-2-6　　异类食物等能互换量及其主要营养价值

食物种类		每份重量 g	能量 kcal	蛋白质 g	脂肪 g	碳水化合物 g
粮薯类	粮谷 薯芋	25 100	90	2.0	—	20.0
蔬果类	蔬菜 果品	500 200	90	5.0 1.0	—	17.0 21.0
肉蛋类	畜禽 鱼虾 蛋	50	90	9.0	6.0	—
豆奶类	豆 奶	25 160	90 90	9.0 5.0	4.0 5.0	4.0 6.0
纯能调味类	油脂类 糖类 其他	10 23	90 90	— —	10.0 —	— 23.0

举例说：如果膳食中肉蛋类菜肴偏多，而粮薯类主食偏少，在总能量不变的情况下将一部分肉蛋类菜肴的量减少，同时按相同能量增加粮薯主食的量，可达到三大供能营养素比例合理和维生素、矿物质齐全的目的。

（二）同类食物等能互换

同一类食物有许多品种，各品种食物的营养成分有差异，但大体上近似，故在膳食安排时根据具体需要可以相互替换。经常变着花样吃，既能刺激食欲，又能改善生活质量。同类食物等能互换，在保持能量相等的前提下，以粮换粮，以菜换菜，以肉换肉，以豆换豆。例如大米可与面粉或杂粮互换，馒头可以和相当量的面条、烙饼、面包互换；大豆可与相当量的豆制品互换；猪瘦肉可与相当量的鸡、鸭、牛、羊、兔肉互换；鱼可与虾、蟹等水产品互换；牛奶可与羊奶、酸奶、奶粉、奶酪互换。同类食物等能互换量见表1－2－7～表1－2－14。

表1－2－7　粮薯类食物等能互换量　单位：g

食　品	重量	食　品	重量
大米、小米、糯米、薏米	25	干粉条、干莲子	25
高粱米、玉米楂	25	油条、油饼、苏打饼干	25
面粉、米粉、玉米面	25	烧饼、烙饼、馒头	35
混合面	25	面包、窝头	35
燕麦面、莜麦面	25	咸面条、魔芋生面条	35
荞麦面、苦荞面	25	红薯	80
各种挂面、龙须面	25	马铃薯（土豆）	100
通心粉	25	湿粉皮	150
绿豆、红豆、芸豆、干豌豆	25	鲜玉米（中等大玉米棒子一个）	200

注：每份粮薯类提供蛋白质2g、碳水化合物20g、能量90kcal。

表1－2－8　蔬菜类食物等能互换量　单位：g

食　品	重量	食　品	重量
大白菜、圆白菜、菠菜	500	绿豆芽、鲜蘑菇、水浸海带	500
油菜	500	白萝卜、青椒、茭白、冬笋	400
韭菜、茴香、茼蒿	500	倭瓜、南瓜、菜瓜	350
芹菜、苤蓝、莴苣	500	鲜豇豆、扁豆、洋葱、蒜苗	250
油菜薹	500	胡萝卜	200
西葫芦、番茄、冬瓜	500	山药、荸荠、藕、凉薯	150
苦瓜	500	慈姑、百合、芋头	100
黄瓜、茄子、丝瓜	500	毛豆	70
芥蓝菜、瓢儿菜、塌棵菜	500	鲜豌豆	70
蕹菜、苋菜、龙须菜	500		

注：每份蔬菜提供蛋白质5g、碳水化合物17g、能量90kcal。

表1－2－9　水果类食物等能互换量　单位：g

食　品	重量	食　品	重量
柿子、香蕉、鲜荔枝	150	李子	200
梨、桃、苹果	200	葡萄	200
橘子、橙子、柚子	200	草莓	300
猕猴桃	200	西瓜	500

注：每份水果提供蛋白质1g、碳水化合物21g、能量90kcal。

表 1-2-10 肉蛋类食物等能互换量 单位：g

食品	重量	食品	重量
熟火腿、香肠	20	鸭蛋、松花蛋（1 大个带壳）	60
肥瘦猪肉	25	鹌鹑蛋（6 个带壳）	60
熟叉烧肉（无糖）、午餐肉	35	鸡蛋清	150
熟酱牛肉、熟酱鸭、大肉肠	35	带鱼	80
瘦猪肉、牛肉、羊肉	50	草鱼、鲤鱼、甲鱼、比目鱼	80
带骨排骨	50	大黄鱼、鳝鱼、黑鱼、鲫鱼	80
鸭肉、鸡肉、鹅肉	50	对虾、青虾、鲜贝	80
兔肉	100	蟹肉、水浸鱿鱼	100
鸡蛋粉	15	水浸海参	350
鸡蛋（1 大个带壳）	60		

注：每份肉蛋类提供蛋白质 9g、脂肪 6g、能量 90kcal。

表 1-2-11 大豆类食物等能互换量 单位：g

食品	重量	食品	重量
腐竹	20	北豆腐	100
大豆	25	南豆腐	150
大豆粉	25	豆浆（黄豆质量 1 份加水重 8 份磨浆）	400
豆腐线、豆腐干、油豆腐	50		

注：每份大豆类提供蛋白质 9g、脂肪 4g、碳水化合物 4g、能量 90kcal。

表 1-2-12 奶类食物等能互换量 单位：g

食品	重量	食品	重量
奶粉	20	牛奶	160
脱脂奶粉	25	羊奶	160
乳酪	25	无糖酸奶	130

注：每份奶类提供蛋白质 5g、脂肪 5g、碳水化合物 6g、能量 90kcal。

表 1-2-13 油脂、硬果、糖类食物等能互换量 单位：g

食品	重量	食品	重量
花生油、香油	10	猪油	10
玉米油、菜籽油	10	牛油	10
豆油	10	羊油	10
黄油	10	葵花子（带壳）	25
红花油	10	西瓜子（带壳）	40
核桃	25	白糖	23
杏仁	25	红糖	22
花生米	25		

注：每份油脂、硬果类提供脂肪 10g、能量 90kcal。

表 1-2-14　　生熟与干湿食物等能互换量　　单位：g

食　　品	重量	食　　品	重量
富强粉	26	水发木耳	440
标准粉	26	干银耳	47
面条	32	水发银耳	470
馒头	41	干黄花菜	46
烙饼	35	鲜黄花菜	493
方便面	19	干香菇	45
挂面	26	水发香菇	225
大米	26	鲜香菇	474
米饭	78	干百合	29
糯米	26	鲜百合	75
大米粥	156	干海带	119
干木耳	44	鲜海带	750

注：每份能量 90kcal。

常用度量单位的换算可参见表 1-2-15。

表 1-2-15　　常用度量单位换算表

重量	1 两 = 50g 1 斤 = 10 两 = 100 钱 = 500g 1oz（盎司）= 28g 1lb（磅）= 16oz = 450g 1kg（公斤或千克）= 1000g = 2.2lb
容量	1t（茶匙）= 5mL 1 T（汤匙）= 3t = 15mL 1 oz（液体盎司）= 30mL 1c（杯）= 8 oz = 240mL 1 份水果 = 1 杯生叶菜汁 1 份蔬菜 = 3/4 杯果汁 1 份水果 = 1 个苹果、一个柑橘、3/4 杯果汁
容量与重量	面粉 1 T = 10g 　　1c = 240g 盐 1t = 12g 糖 1T = 15g 植物油 1T = 10g
长度	1cm = 10mm 1 寸 = 10 分 = 3.3cm 1 分 = 3.3mm

（三）食物互换应用

在膳食食谱制定与营养计算分析中，采用多种类、多品种、多制品的食物构成膳食，一旦出现营养素的比例不恰当或同一食物原料重复出现时，多采用食物互换的方法进行调整，结合以下例子加以阐述。

1. 异类食物互换应用

传统的膳食中，肉食油荤偏多，往往造成动物蛋白偏高、脂肪高、酸性食物多，怎样来改善呢？举例说，一份红烧牛肉原料用牛肋肉500g；如果换成二色烧牛肉（土豆烧牛肉），原料用牛肋肉400g、土豆160g；如果换成三色烧牛肉，原料用牛肋肉460g、水发海带160g、西兰花100g；或者换成四色牛肉，原料用牛肋肉400g、小香干50g、胡萝卜60g、柿子椒60g。四份菜相比，能量大体相同，其营养素变化见表1－2－16。

表1－2－16　　异类食物互换应用举例

营养素 重量 g	能量 kcal	蛋白质 g	脂肪 g	碳水化合物 g	维生素A μgRE	维生素B_1 mg	维生素B_2 mg	维生素C mg	钙 mg	铁 mg	锌 mg	胆固醇 mg
红烧牛肉 牛肋肉500	615	93	27	0	35	0.3	0.65	0	95	13.5	20.25	420
二色烧牛肉 牛肋肉400　土豆160	614	77.6	21.9	26.6	36	0.37	0.58	43	89	12.1	16.79	336
三色烧牛肉 牛肋肉460 水发海带100 西兰花100	613	90.8	25.5	5.1	1286	0.39	0.83	51	395	16.7	20.07	386
四色烧牛肉 牛肋肉400　小香干50 胡萝卜60　柿子椒60	614	84.6	26.4	9.5	475	0.3	0.59	51	613	23.5	17.73	336

从表中看出红烧牛肉与四色烧牛肉相比，在能量和重量变化不大的前提下，蛋白质减少8.4g，脂肪减少0.6g，维生素A增加440μgRE，维生素B_2减少0.06mg，维生素C增加51mg，钙增加518mg，铁增加10mg，锌减少2.52mg，胆固醇减少84mg。通过部分异类食物互换，大为改善营养素配比，同时有利于荤素搭配、酸碱平衡。

2. 同类食物互换应用

同类食物互换可使食物的品种、花色、形态、口感丰富多彩、营养丰富。举例说，一份香干炒芹菜，原料用小香干100g、芹菜250g，换成一份四色香干，原料用小香干丝100g、青椒丝150g、胡萝卜丝50g、水发海带丝50g。把芹菜换成等量的蔬菜（青椒、胡萝卜、海带）不仅菜色斑斓（白、绿、红、黑）、口感脆嫩，更主要的是提高了营养价值。如果再进一步采用同类食物互换，香干炒芹菜改成一份五色香干，原料用小香干70g、青椒70g、胡萝卜70g、鲜豌豆50g、鲜蘑70g，两份菜相比在能量和重量基本相同的条件下，后一份菜增加了维生素A、维生素B_1、维生素B_2、维生素C和锌的含量，使营养更趋合理，请参见表1－2－17。

表 1-2-17　　同类食物互换应用举例

重量 g ＼ 营养素	能量 kcal	蛋白质 g	脂肪 g	碳水化合物 g	维生素A μgRE	维生素 B_1 mg	维生素 B_2 mg	维生素C mg	钙 mg	铁 mg	锌 mg
香干炒芹菜 小香干 100　芹菜 250	224	20.9	9.6	13.5	142	0.08	0.22	20	1219	26.3	3.15
四色香干 小香干 100　青椒 150 胡萝卜 50　水发海带 50	233	20.4	9.6	16.3	45.6	0.1	0.18	114	1176	26.6	3.28
五色香干 小香干 70　青椒 70 胡萝卜 70　鲜豌豆 50 鲜蘑 70	229	19.5	6.9	22.2	541	0.34	0.38	68	759	19.3	3.37

3. 同类不同品种或不同制品食物互换应用

① 同类不同品种的食物如绿叶蔬菜，在配膳中制作成素菜，可以变换花样和口味轮换着吃。如 6 个菜安排在 6 天吃，前天辣炝油菜，昨天烧小白菜，今天炒韭菜，明天蒜蓉茼蒿，后天清炒菊花菜（乌菜），大后天炒菠菜，见表 1-2-18。

这几种同属叶菜，维生素和矿物质的含量都相当丰富，在表 1-2-18 的特点栏内，是强中选优，指出某种叶菜营养素的突出特点，叶菜的颜色越深，维生素和矿物质的含量越丰富。

表 1-2-18　　同品种食物互换应用

重量 g ＼ 营养素	能量 kcal	蛋白质 g	脂肪 g	碳水化合物 g	维生素A μgRE	维生素 B_1 mg	维生素 B_2 mg	维生素C mg	钙 mg	铁 mg	锌 mg	特点
（辣炝油菜） 油菜 500	115	9	2.5	14.1	515	0.2	0.55	180	540	6	1.65	维生素 B_2、维生素 C、钙高
（烧小白菜） 小白菜 500	75	7.5	1.5	7.9	1400	0.1	0.45	140	450	9.5	2.55	维生素 A、钙、锌高
（脆炒韭菜） 韭 菜 500	130	12	2	16	1175	0.1	0.45	120	210	8	2.15	维生素 A 高
（蒜蓉茼蒿） 茼蒿 500	105	9.5	1.5	13.4	1260	0.2	0.45	90	365	12.5	1.75	维生素 A、钙、铁高
（清炒菊花菜） 菊花菜 500	125	13	2	13.8	840	0.3	0.55	225	930	15	3.5	维生素 B_1、维生素 B_2、维生素 C、钙、铁、锌高
（炒菠菜） 菠菜 500	120	13	1.5	13.6	2435	0.2	0.55	160	330	14.5	4.25	维生素 A、维生素 B_2、维生素 C、铁、锌高

② 同类同品种的不同制品的食物，如大豆制品就可以变着花样吃，例如每天吃50g大豆制品，可以全量互换，全换成相当量的豆浆、小香干、腐竹或煮黄豆，今天喝豆浆，明天吃小香干，后天做成油菜腐竹，大后天品尝黄豆炖猪蹄；也可以分量互换，如1/3换豆浆，1/3换腐竹，1/3换家常豆腐，早餐喝甜豆浆，午餐吃凉拌芹菜腐竹，晚餐喝碗酸辣豆腐汤或家常豆腐。膳食丰富多彩，要讲究食物互换的方法。

第三节 食物分类和食物丰度表

一、食物分类方法

食物中含有人体所需的各种营养素，为了便于人们合理选择和搭配食物，倡导平衡膳食，合理营养，减少疾病，促进健康，我们参照《中国食物成分表》2002年版本，将常吃的食物进行分类。先分成五大类：粮薯类、蔬果类、肉蛋类、豆奶类和纯能调味类，见图1－3－1。

粮薯{
粮谷——粮谷、杂豆、小吃糕点、方便食品
薯芋——薯芋淀粉

蔬果{
蔬菜——叶茎薹花、野生蔬菜、鲜豆、瓜茄、根类蔬菜、葱姜蒜、菇菌藻
果品——仁果核果、浆果柑橘、热带果鲜瓜

肉蛋{
肉——畜、禽、脏器
水产——鱼、虾蟹、贝软体
蛋——蛋

豆奶{
豆——大豆、壳果、种子
奶——奶类、婴幼食品

纯能调味{
纯能——油脂、糖蜜饯、茶饮料、酒
调味——酱醋盐、腐乳、干菜、咸菜、药食

图1－3－1 食物分类图

二、食物分类一览表和食物丰度表

（一）食物分类一览表

图1－3－1中每一大类食物进一步细分，按其形态、种类、品种、营养特征归纳成11个分类，每一分类中又区分出类别，制作成常吃食物分类一览表，见表1－3－1。

表1－3－1 食物分类表一览表

大类	分类	类别					
粮薯	粮谷	粮谷	2	杂豆	3	小吃糕点便食	4
	薯芋	薯芋淀粉	5				
蔬果	蔬菜	叶茎薹花	6	野生蔬菜	9	鲜豆	10
		瓜茄	11	水生根菜	7	葱姜蒜	8
		菇菌藻	12				
	果品	仁果核果	13	浆果柑橘	14	热带果鲜瓜	15
肉蛋	肉	畜	16	禽	17	脏器	18
	水产	鱼	19	虾蟹	20	贝软体	21
	蛋	蛋	22				

续表

大类	分类	类别					
豆奶	豆	大豆	23	壳果种子	24		
	奶	奶类、婴幼儿食品	25				
纯能调味	纯能	油脂	26	糖蜜饯	27		
		茶饮料	28	酒	29		
	调味	酱醋盐腐乳	30	干菜咸菜	31	药食	32

注：表中"粮谷　2"是"表1－3－2粮谷类丰度表"的缩写，其他同此。

常吃食物分类表包容了各类常吃食物，既不交叉重复，也不空缺，为营养计算的食物分类统计提供了条件。对跨类食物作了明确划分，例如豆类包括：鲜豆、杂豆、大豆，既考虑其营养特征，又顾及实用效果，把鲜豆划入蔬菜类，杂豆划入粮谷类，大豆及其制品划入豆奶类。

（二）食物丰度表

常吃食物在分清种类、类别的前提下，被制作出31张分类丰度表，见表1－3－2～表1－3－32。食物丰度表主要根据1991年版《食物成分表》（全国代表值）和《中国食物成分表（2002）》编制，并补充大量的计算数据。在同一类别食物中，依据所含三大供能营养素、主要维生素和矿物质的丰满程度顺序排列，其目的是便于查找、选用各种食物。

食物丰度表

1. 粮薯表

表1－3－2　　粮谷类丰度表

类别	食物名称	食部 %	能量 kcal	蛋白质 g	脂肪 g	碳水化合物 g	维生素A μgRE	维生素B_1 mg	维生素B_2 mg	维生素C mg	钙 mg	铁 mg	锌 mg	丰度	供能比 % N/Q	U/Q	C/Q
粮谷	青稞	100	339	8.1	1.5	73.2	—	0.34	0.11	—	113	40.7	2.38	365	10	4	86
	高粱米	100	351	10.4	3.1	70.4	—	0.29	1.00	—	22	6.3	1.64	183	12	8	80
	大麦	100	307	10.2	1.4	63.4	—	0.43	0.14	—	66	6.4	4.36	151	13	4	83
	荞麦	100	324	9.3	2.3	66.5	3	0.28	0.16	—	47	6.2	3.62	135	11	6	83
	大黄米	100	349	13.6	2.7	67.6	—	0.30	0.90	—	30	5.7	3.05	127	16	7	77
	全麦粉（小麦）	100	317	11.9	1.3	64.4	—	0.40	0.10	—	34	5.1	2.33	122	15	4	81
	小米	100	358	9.0	3.1	73.5	17	0.33	0.10	—	41	5.1	1.87	119	10	8	82
	紫米	100	343	8.3	1.7	73.7	—	0.31	0.12	—	13	3.9	2.61	105	10	4	86
	黑米	100	333	9.4	2.5	68.3	—	0.33	0.13	—	12	1.6	3.80	103	11	7	82
	标准粉（小麦粉）	100	344	11.2	1.5	71.5	—	0.28	0.08	—	31	3.5	1.46	97	13	4	83

续表

类别	食物名称	食部 %	能量 kcal	蛋白质 g	脂肪 g	碳水化合物 g	维生素A μgRE	维生素B_1 mg	维生素B_2 mg	维生素C mg	钙 mg	铁 mg	锌 mg	丰度	供能比% N/Q	U/Q	C/Q
粮谷制品	薏米	100	357	12.8	3.3	71.1	—	0.02	0.15	—	42	3.6	1.68	91	14	8	78
	玉米（黄，干）	100	335	8.7	3.8	66.6	17	0.21	0.13	—	14	2.4	1.70	89	10	10	80
	富强粉	100	350	10.3	1.1	74.6	—	0.17	0.06	—	27	2.7	0.97	78	12	3	85
	大米（稻米）	100	346	7.4	0.8	77.2	—	0.11	0.05	—	13	2.3	1.70	70	9	2	89
	糯米	100	348	7.3	1.0	77.5	—	0.11	0.04	—	26	1.4	1.54	65	8	3	89
	黄米	100	342	9.7	1.5	72.5	—	0.09	0.13	—	—	—	2.07	62	11	4	85
	鲜玉米（鲜玉米棒）	46	106	4.0	1.2	19.9	—	0.16	0.11	16	—	1.1	0.90	60	15	10	75
	糌粑	100	257	4.1	13.1	30.7	—	0.05	0.15	—	71	13.9	9.55	212	6	46	48
	麸皮	100	220	15.8	4.0	30.1	20	0.30	0.30	—	206	9.9	5.98	208	29	16	55
	莜麦面	100	366	12.2	7.2	67.8	3	0.39	0.04	—	27	13.6	2.21	183	13	18	69
	燕麦片	100	367	15	6.7	61.6	—	0.3	0.13	—	186	7	2.59	161	16	17	67
	干面条	100	355	11.0	0.1	77.5	—	0.28	0.05	—	8	9.6	1.50	132	12	0	88
	油面筋	100	—	26.9	25.1	39.1	—	0.03	0.05	—	29	2.5	2.29	118	22	46	32
	苦荞麦粉	100	304	9.7	2.7	60.2	—	0.32	0.21	—	39	4.4	2.02	117	13	8	79
	小米面	100	356	7.2	2.1	77.0	—	0.13	0.08	—	40	6.1	1.18	101	8	5	87
	油饼	100	399	7.9	22.9	40.4	—	0.11	0.05	—	46	2.3	0.97	93	8	52	40
	玉米面（黄）	100	341	8.1	3.3	69.6	7	0.26	0.90	—	22	3.2	1.42	93	9	9	82
	水面筋	100	141	23.5	0.1	11.4	—	0.10	0.07	—	76	4.2	1.76	89	67	1	32
	面条（切面）	100	284	8.3	0.7	61.1	—	0.22	0.07	—	11	3.6	1.43	83	12	2	86
	玉米糁（黄）	100	347	7.9	3.0	72.0	—	0.21	0.04	—	49	2.4	1.16	81	9	8	83
	挂面	100	346	10.3	0.6	74.9	—	0.19	0.04	—	17	3	0.94	78	12	2	86
	通心面	100	350	11.9	0.1	75.4	—	0.12	0.03	—	14	2.6	1.55	74	14	0	86
	油条	100	386	6.9	17.6	50.1	—	0.01	0.07	—	6	1.0	0.75	66	7	41	52
	米粉	100	346	8.0	0.1	78.2	—	0.03	—	—	—	1.4	2.27	57	9	0	91
	烙饼（标准粉）	100	255	7.5	2.3	51.0	—	0.02	0.04	—	20	2.4	0.94	55	12	8	80
	馒头（标准粉）	100	233	7.8	1.0	48.3	—	0.05	0.07	—	18	1.9	1.01	54	13	4	83
	烧饼（加糖）	100	293	8.0	2.1	62.7	—	—	0.01	—	51	1.6	0.36	49	11	6	83
	馒头（富强粉）	100	208	6.2	1.2	43.2	—	0.02	0.02	—	58	1.7	0.40	45	12	5	83
	米饭（蒸）	100	116	2.6	0.3	26.0	—	0.02	0.03	—	7	1.3	0.92	30	9	2	89
	花卷	100	211	6.4	1.0	44.1	—	—	0.02	—	19	0.4	—	27	12	4	84
	小米粥	100	46	1.4	0.7	8.4	—	0.02	0.07	—	10	1.0	0.41	22	12	14	74
	粳米粥	100	46	1.1	0.3	9.8	—	—	0.03	—	7	0.1	0.20	9	9	6	85

注：（1）丰度表（表1-3-2～表1-3-32）中，“—”未测定，“Tr”微量，“…”未检出，“0”不含此成分。

（2）能量的传统单位为千卡（kcal），国际单位和我国的法定计量单位为千焦（kJ），两者的换算关系为：1kcal=4.18kJ，1kJ=0.239kcal。

表 1-3-3　　杂豆类丰度表

类别	食物名称	食部 %	能量 kcal	蛋白质 g	脂肪 g	碳水化合物 g	维生素A μgRE	维生素 B_1 mg	维生素 B_2 mg	维生素C mg	钙 mg	铁 mg	锌 mg	丰度	供能比 % N/Q	U/Q	C/Q
杂豆	扁豆	100	326	25.3	0.4	56.4	5	0.26	0.45	—	137	19.2	1.90	252	31	1	68
	木豆	100	340	19.8	4.5	55.1	—	0.66	—	0	231	12.5	—	202	23	12	65
	荆豆	100	396	43.6	14.3	23.3	42	—	0.25	0	207	7.3	—	171	44	32	24
	绿豆面	100	330	20.8	0.7	60.0	15	0.45	0.12	—	134	8.1	2.68	171	25	2	73
	花豌豆	100	322	21.6	1.0	56.7	40	0.68	0.22	—	106	4.4	2.47	168	27	3	70
	烤蚕豆	100	372	27.0	2.0	61.6	18	0.22	0.12	—	229	5.3	3.04	159	29	5	66
	炸蚕豆（开花豆）	100	446	26.7	20.0	39.9	—	0.16	0.12	—	207	3.6	2.83	158	24	40	36
	杂芸豆	100	306	22.4	0.6	52.8	—	—	—	—	349	8.7	2.22	156	29	2	69
	豌豆	100	313	20.3	1.1	55.4	42	0.49	0.14	—	97	4.9	2.35	149	26	3	71
	紫花豆	97	315	17.2	1.4	58.4	47	0.14	—	—	221	5.9	3.40	142	22	4	74
	蚕豆	100	335	21.6	1	59.8	—	0.09	0.13	2	31	8.2	3.42	140	26	3	71
	眉豆（饭豇豆）	100	320	18.6	1.1	59.0	—	0.15	0.18	—	60	5.5	4.70	137	23	3	74
	绿豆	100	316	21.6	0.8	55.6	22	0.25	0.11	—	81	6.5	2.18	136	27	2	71
	红芸豆	100	314	21.4	1.3	54.2	30	0.18	0.09	—	176	5.4	2.07	134	27	4	69
	红小豆	100	309	20.2	0.6	55.7	13	0.16	0.11	—	74	7.4	2.20	132	26	2	72
	紫豇豆	100	315	18.9	0.4	58.9	3	0.22	0.09		67	7.9	1.61	131	24	1	75
	花豇豆	100	322	19.3	1.2	58.5	10	0.16	0.08	—	40	7.1	3.04	129	24	3	73
	虎皮芸豆	100	334	22.5	0.9	59.0	—	0.37	0.28	—	156	1.7	1.20	127	27	2	71
	白扁豆	100	257	19.0	1.3	42.2	—	0.33	0.11		68	4.0	1.93	113	30	5	65
	豆沙	100	243	5.5	1.9	51.0	—	0.03	0.05	—	42	8.0	0.32	89	9	7	84
	红花豆	100	317	19.1	1.3	57.2	72	0.25	—	—	38	0.3	1.27	80	24	4	72
	白芸豆	100	296	23.4	1.4	47.4	—	0.18	0.26	—	—	—	—	71	32	4	64
	红豆馅	100	240	4.8	3.6	47.2	—	0.04	0.05	—	2	1.0	0.89	43	8	13	79
	绿豆饼（饼折）	100	122	15.2	1.2	12.7	—	0.07	0.02	—	18	1.0	0.42	39	50	9	41
	小豆粥	100	61	1.2	0.4	13.1	—	—	—	—	13	0.6	0.33	13	8	6	86

表1-3-4 **小吃糕点便食类丰度表**

类别	食物名称	食部 %	能量 kcal	蛋白质 g	脂肪 g	碳水化合物 g	维生素A μgRE	维生素 B_1 mg	维生素 B_2 mg	维生素C mg	钙 mg	铁 mg	锌 mg	丰度	供能比%		
															N/Q	U/Q	C/Q
小吃	油炸豆腐	100	405	25.1	9.8	54.0	—	0.11	0.20	—	63	1.9	4.01	126	25	22	53
	香油炒面	100	407	12.4	4.8	78.6	17	0.25	0.09	—	16	2.9	1.38	99	12	11	77
	煎饼	100	336	7.6	0.7	74.7	—	0.10	0.04	—	9	7.0	1.62	99	9	2	89
	豌豆黄	100	133	7.5	0.6	24.5	5	0.04	0.04	—	141	5.1	2.71	92	23	4	73
	春卷	100	463	6.1	33.7	33.8	—	0.01	0.01	—	10	1.9	0.83	87	5	66	29
	蜜麻花	100	367	4.8	11.0	62.3	—	0.01	0.01	—	99	4.5	0.60	87	5	27	68
	汤包	100	236	8.1	11.6	25.2	—	0.07	0.07	—	18	3.5	0.38	71	14	44	42
	炸糕	100	280	6.1	12.3	36.1	—	0.03	0.02	—	24	2.4	0.76	63	9	40	51
	炒肝	100	96	2.8	8.0	3.3	150	0.01	0.02		22	2.9	0.56	63	11	75	14
	三鲜豆皮	100	237	6.0	10.2	31.0	74	0.05	0.08	—	4	1.3	0.58	62	10	39	51
	灌肠	100	134	0.2	0.3	32.5	—	0.01	0.13	—	11	5.8	0.16	61	1	2	97
	豆腐脑	100	47	2.6	1.8	5.2	—	0.01	0.01	—	301	1.7	0.45	60	22	34	44
	栗羊羹	100	301	3.7	0.6	70.1	—	0.06	0.12	—	80	0.9	0.88	59	5	2	93
	热干面	100	152	4.2	2.4	28.5	—	—	—	—	67	2.8	—	43	11	14	75
	油茶	100	94	2.4	0.9	19.1	—	0.01	0.06	—	22	1.1	0.42	27	10	9	81
	凉粉	100	37	0.2	0.3	8.3	—	0.02	0.01	—	9	1.3	0.24	17	2	7	91
	粉皮	100	61	0.2	0.3	15.0	—	0.03	0.01	—	5	0.5	0.27	14	1	4	95
	凉粉（带调料）	100	51	0.3	0.5	11.2	—	—	—	—	9	0.8	0.21	12	2	9	89
糕点	绿豆糕	100	349	12.8	1.0	72.2	47	0.23	0.02	—	24	7.3	1.04	118	15	3	82
	核桃薄脆	100	480	9.8	24.6	54.9	10	0.12	0.03	—	54	4.4	0.84	116	8	46	46
	奶油蛋糕	100	378	7.2	13.9	55.9	175	0.13	0.11	—	38	2.3	1.88	116	8	33	59
	硬皮糕点	100	463	8.4	20.1	62.2	40	0.23	0.05	—	42	1.1	0.69	99	7	39	54
	麻花	100	524	8.3	31.5	51.9	—	0.05	0.01	—	26	—	3.06	99	6	54	40
	米花糖	100	384	3.1	3.3	85.5	—	0.05	0.09	—	144	5.4	—	96	3	8	89
	桃酥	100	481	7.1	21.8	64.0	—	0.02	0.05	—	48	3.1	0.69	94	6	41	53
	枣泥月饼	100	424	7.1	15.7	63.5	8	0.11	0.05	—	66	2.8	0.81	94	7	33	60
	豆沙月饼	100	405	8.2	13.6	62.5	7	0.05	0.05	—	64	3.1	0.64	88	8	30	62
	蛋糕	100	347	8.6	5.1	66.7	86	0.09	0.09	—	39	2.5	1.01	87	10	13	77
	江米条	100	439	5.7	11.7	77.7	—	0.18	0.03	—	33	2.5	0.84	87	5	24	71
	五仁月饼	100	416	8.0	16.0	60.1	7	—	0.08	—	54	2.8	0.61	85	8	35	57
	麻烘糕	100	397	3.8	3.8	86.9	—	0.01	—	—	59	6.0	—	82	4	9	87

续表

类别	食物名称	食部 %	能量 kcal	蛋白质 g	脂肪 g	碳水化合物 g	维生素A μgRE	维生素B_1 mg	维生素B_2 mg	维生素C mg	钙 mg	铁 mg	锌 mg	丰度	供能比 %		
															N/Q	*U/Q*	*C/Q*
方便食品	燕麦片	100	367	15.0	6.7	61.6	—	0.30	0.13	—	186	7.0	2.59	161	16	16	68
	钙奶饼干	100	444	8.4	13.2	73.0	—	0.06	0.03	3	115	3.5	3.30	118	8	27	65
	维夫饼干	100	528	5.4	35.2	47.5	—	0.15	0.22	—	—	2.4	0.54	118	4	60	36
	VC 饼干	100	572	10.8	39.7	42.9	—	0.08	0.04	5	—	1.9	0.73	114	8	62	30
	方便面	100	472	9.5	21.1	60.9	—	0.12	0.06	—	25	4.1	1.06	109	8	40	52
	强化锌饼干	100	444	11.0	13.3	70.1	13	0.08	0.04	—	144	2.2	1.52	104	10	27	63
	曲奇饼	100	546	6.5	31.6	58.9	—	0.06	0.06	—	67	1.9	0.31	103	5	52	43
	酥香兰花豆	100	416	12.8	13.6	60.5	—	0.26	0.17	—	11	1.2	1.42	100	12	30	58
	饼干	100	433	9	12.7	70.6	37	0.08	0.04	3	73	1.9	0.91	92	8	27	65
	果料面包	100	278	8.5	2.1	56.2	—	0.07	0.07	—	124	2.0	0.58	71	12	7	81
	苏打饼干	100	408	8.4	7.7	76.2	—	0.03	0.01	—	82	1.6	0.35	68	8	17	75
	咸面包	100	274	9.2	3.9	50.5	—	0.02	0.01	—	89	2.8	0.81	67	13	13	74
	面包	100	312	8.3	5.1	58.1	—	0.03	0.06	—	49	2.0	0.75	64	11	15	74
	黄油面包	100	329	7.9	8.7	54.7	—	0.03	0.02	—	35	1.5	0.50	58	10	24	66
	麦胚面包	100	246	8.5	1.0	50.8	—	0.03	0.01	—	75	1.5	0.49	50	14	4	82

表1-3-5　　薯芋淀粉类丰度表

类别	食物名称	食部 %	能量 kcal	蛋白质 g	脂肪 g	碳水化合物 g	维生素A μgRE	维生素B_1 mg	维生素B_2 mg	维生素C mg	钙 mg	铁 mg	锌 mg	丰度	供能比 %		
															N/Q	*U/Q*	*C/Q*
薯芋	甘薯片（白薯干）	100	340	4.7	0.8	78.5	25	0.15	0.11	9	112	3.7	0.35	100	6	2	92
	木薯	99	116	2.1	0.3	26.2	—	0.21	0.09	35	88	2.5	—	94	7	2	91
	山药（干）	100	324	9.4	1.0	69.4	—	0.25	0.28	—	62	0.4	0.95	86	11	3	86
	红薯	90	99	1.1	0.2	23.1	125	0.04	0.04	26	23	0.5	0.15	63	4	2	94
	白薯	86	104	1.4	0.2	24.2	37	0.07	0.04	24	24	0.8	0.22	55	5	2	93
	葛薯	90	145	2.2	0.2	33.7	—	0.09	0.05	24	—	1.3	—	55	6	1	93
	土豆（马铃薯）	94	76	2.0	0.2	16.5	5	0.08	0.04	27	8	0.8	0.37	52	11	2	87
	芋头	84	79	2.2	0.2	17.1	27	0.06	0.05	6	36	1.0	0.49	39	11	2	87

续表

类别	食物名称	食部	能量	蛋白质	脂肪	碳水化合物	维生素A	维生素B_1	维生素B_2	维生素C	钙	铁	锌	丰度	供能比%		
		%	kcal	g	g	g	μgRE	mg	mg	mg	mg	mg	mg		N/Q	U/Q	C/Q
薯芋	甜萝卜	90	75	1.0	0.1	17.6	—	0.05	0.04	8	56	0.9	0.31	36	5	1	94
	槟榔芋	87	87	3.0	0.1	18.6	—	0.03	0.04	6	45	1.4	—	34	14	1	85
	凉薯（地瓜）	91	55	0.9	0.1	12.6	—	0.03	0.03	13	21	0.6	0.23	30	7	2	91
	大薯（参薯）	74	105	2.1	0.2	23.8	—	0.05	—	—	10	0.8	0.38	22	8	2	90
	山药	83	56	1.9	0.2	11.6	3	0.05	0.02	5	16	0.3	0.27	22	14	3	83
淀粉	藕粉	100	372	0.2	—	92.9	—	—	0.01	—	8	17.9	0.15	149	0	0	100
	土豆粉（马铃薯粉）	100	337	7.2	0.5	76.0	20	0.08	0.06	—	171	10.7	1.22	143	9	1	90
	甘薯粉	100	336	2.7	0.2	80.8	3	0.03	0.05	—	33	10.0	0.29	105	3	1	96
	粉丝	100	335	0.8	0.2	82.6	—	0.03	0.02	—	31	6.4	0.27	76	1	1	98
	粉条	100	337	0.5	0.1	83.6	—	0.01	—	—	35	5.2	0.83	70	1	0	99
	玉米淀粉	100	345	1.2	0.1	85.0	—	0.03	0.04	—	18	4.0	0.09	60	1	0	99
	团粉（芡粉）	100	346	1.5	—	85.0	—	0.01	—	—	34	3.6	0.18	56	2	0	98
	蚕豆淀粉	100	341	0.5	—	84.8	—	0.04	—	—	36	2.3	0.05	48	1	0	99
	魔芋粉	100	37	4.6	0.1	4.4	—	—	0.10	—	45	1.6	2.05	43	50	2	48
	豌豆淀粉	100	341	0.6	—	84.7	—	0.01	—	—	4	1.7	0.22	39	1	0	99

2. 蔬果类

表1-3-6　　叶茎薹花类丰度表

类别	食物名称	食部	能量	蛋白质	脂肪	碳水化合物	维生素A	维生素B_1	维生素B_2	维生素C	钙	铁	锌	丰度	供能比%		
		%	kcal	g	g	g	μgRE	mg	mg	mg	mg	mg	mg		N/Q	U/Q	C/Q
叶茎薹花	西兰花	83	33	4.1	0.6	2.7	1202	0.09	0.13	51	67	1.0	0.78	243	50	16	34
	冬苋菜（冬寒菜）	58	30	3.9	0.4	2.7	1158	0.15	0.05	20	82	2.4	1.37	220	52	12	36
	金针菜（黄花菜）	98	199	19.4	1.4	27.2	307	0.05	0.21	10	301	8.1	3.99	215	39	6	55
	圆白菜（芥蓝、甘蓝）	78	19	2.8	0.4	1.0	575	0.02	0.09	76	128	2.0	1.30	198	59	19	22

续表

类别	食物名称	食部 %	能量 kcal	蛋白质 g	脂肪 g	碳水化合物 g	维生素A μgRE	维生素B_1 mg	维生素B_2 mg	维生素C mg	钙 mg	铁 mg	锌 mg	丰度	供能比 %		
															N/Q	U/Q	C/Q
叶茎薹花	菱角菜（蓟菜）	88	27	2.9	0.4	3.0	432	0.04	0.15	43	294	5.4	0.68	192	43	13	44
	甜菜叶	100	19	1.8	0.1	2.7	610	0.10	0.22	30	117	3.3	0.38	171	38	5	57
	绿苋菜	74	25	2.8	0.3	2.8	352	0.03	0.12	47	187	5.4	0.80	171	45	11	44
	胡萝卜缨	100	40	1.7	0.4	7.3	162	0.04	—	41	350	8.1	0.67	171	17	9	74
	菠菜	89	24	2.6	0.3	2.8	487	0.04	0.11	32	66	2.9	0.85	141	43	11	46
	油菜薹	82	20	3.2	0.4	1.0	90	0.08	0.07	65	156	2.8	0.72	134	64	18	18
	大叶芥菜（盖菜）	71	14	1.8	0.4	2.0	283	0.02	0.11	72	28	1.0	0.41	133	51	26	23
	木耳菜	76	20	1.6	0.3	2.8	337	0.06	0.06	34	166	3.2	0.32	132	32	14	54
	菊花菜（塌棵菜）	89	25	1.7	0.2	2.8	168	0.06	0.11	45	186	3.0	0.70	129	27	7	66
	苦菜（苣菜）	100	35	2.8	0.6	4.6	90	0.09	0.11	19	66	9.4	0.86	126	32	15	53
	香菜	81	31	1.8	0.4	5.0	193	0.04	0.14	48	101	2.9	0.45	124	23	12	65
	茴香菜	86	24	2.5	0.4	2.6	402	0.06	0.09	26	154	1.2	0.73	123	42	15	43
	红苋菜	73	31	2.8	0.4	4.1	248	0.03	0.10	30	178	2.9	0.70	121	36	12	52
	芹菜叶	100	31	2.6	0.6	3.7	488	0.08	0.15	22	40	0.6	1.14	121	34	17	49
	小叶芥菜	88	24	2.5	0.4	2.6	242	0.05	0.10	51	80	1.5	0.05	119	42	15	43
	白菜薹（菜心）	84	25	2.8	0.5	2.3	160	0.05	0.08	44	96	2.8	0.87	114	45	18	37
	萝卜缨（小红）	93	20	1.6	0.3	2.7	118	0.03	0.03	51	238	0.2	0.29	106	32	14	54
	雪里蕻	94	24	2.0	0.4	3.1	52	0.03	0.11	31	230	3.2	0.70	106	33	15	52
	小白菜	81	15	1.5	0.3	1.6	280	0.02	0.09	28	90	1.9	0.51	101	40	18	42
	紫菜薹（红菜薹）	52	41	2.9	2.5	1.8	13	0.05	0.04	57	26	2.5	0.90	98	28	55	17
	空心菜（蕹菜）	76	20	2.2	0.3	2.2	253	0.03	0.08	25	99	2.3	0.39	98	44	14	42
	茼蒿	82	21	1.9	0.3	2.7	252	0.04	0.09	18	73	2.5	0.35	90	36	13	51
	油菜	87	23	1.8	0.5	2.7	103	0.04	0.11	36	108	1.2	0.33	87	31	20	49
	青萝卜缨	100	32	3.1	0.1	4.7	33	0.07	0.08	41	110	1.4	0.30	86	39	3	58
	菜花	82	24	2.1	0.2	3.4	5	0.03	0.08	61	23	1.1	0.38	86	35	8	57
	韭菜	90	26	2.4	0.4	3.2	235	0.02	0.09	24	42	1.6	0.43	84	37	14	49
	花叶生菜	94	13	1.3	0.3	1.3	298	0.03	0.06	13	34	0.9	0.27	71	40	21	39
	芦笋	90	19	1.4	0.1	3.0	17	0.04	0.05	45	10	1.4	0.41	69	29	5	66
	观达菜（牛皮菜）	83	14	1.7	0.3	1.1	63	0.01	0.10	23	70	1.0	1.35	66	49	19	32
	莴笋叶	89	18	1.4	0.2	2.6	147	0.06	0.10	13	34	1.5	0.51	63	31	10	59
	瓢儿白	79	15	1.7	0.2	1.6	200	—	0.03	10	59	1.8	0.54	63	45	12	43

续表

类别	食物名称	食部 %	能量 kcal	蛋白质 g	脂肪 g	碳水化合物 g	维生素A μgRE	维生素B_1 mg	维生素B_2 mg	维生素C mg	钙 mg	铁 mg	锌 mg	丰度	供能比 % N/Q	U/Q	C/Q
叶茎薹花	圆白菜	86	22	1.5	0.2	3.6	12	0.03	0.03	40	49	0.6	0.25	60	27	8	65
	油麦菜	81	15	1.4	0.4	1.5	60	—	0.10	20	70	1.2	0.43	57	37	24	39
	大白菜	87	17	1.5	0.1	1.9	20	0.04	0.05	31	50	0.7	0.38	56	35	5	60
	韭菜薹	85	33	2.2	0.1	5.9	1	0.04	0.07	1	11	4.2	1.34	51	26	3	71
	鲜百合	82	162	3.2	0.1	37.1	—	0.04	0.07	18	11	1.0	0.50	51	8	1	91
	玉兰片	100	43	2.6	0.4	7.3	—	0.04	0.07	1	42	3.6	0.23	45	24	8	68
	冬笋	39	40	4.1	0.1	5.7	13	0.08	0.08	5	8	2.4	0.43	44	41	2	57
	芹菜茎	67	20	1.2	0.2	3.3	57	0.02	0.06	8	80	1.2	0.24	43	24	9	67
	韭黄	88	22	2.3	0.2	2.7	0	0.03	0.05	15	25	1.7	0.03	39	42	8	50
	芹菜	66	14	0.8	0.1	2.5	10	0.01	0.08	12	48	0.48	0.8	36	23	6	71
	春笋	66	20	2.4	0.1	2.3	5	0.05	0.04	5	8	2.4	0.43	35	48	5	47
	竹笋	63	19	2.6	0.2	1.8	—	0.08	0.08	5	9	0.5	0.33	27	55	9	36
	酸白菜	100	14	1.1	0.2	1.9	5	0.02	0.02	2	48	1.6	0.36	27	31	13	56
	茎用芥菜	92	7	1.3	0.2	0.0	47	—	0.02	7	23	0.7	0.25	25	74	26	0
	莴笋（莴苣）	62	14	1.0	0.1	2.2	25	0.02	0.02	4	23	0.9	0.33	23	29	6	65

表1-3-7　　水生根菜类丰度表

类别	食物名称	食部 %	能量 kcal	蛋白质 g	脂肪 g	碳水化合物 g	维生素A μgRE	维生素B_1 mg	维生素B_2 mg	维生素C mg	钙 mg	铁 mg	锌 mg	丰度	供能比 % N/Q	U/Q	C/Q
水生蔬菜	豆瓣菜	73	17	2.9	0.5	0.3	1592	0.01	0.11	52	30	1.0	0.69	278	67	26	7
	水芹菜	60	11	1.4	0.2	1.3	63	0.01	0.19	5	38	6.9	0.38	83	51	16	33
	藕	88	70	1.9	0.2	15.2	3	0.09	0.03	44	39	1.4	0.23	75	11	3	86
	慈姑	89	94	4.6	0.2	18.5	—	0.14	0.07	4	14	2.2	0.99	52	20	2	78
	菱角	57	98	4.5	0.1	19.7	2	0.19	0.06	13	7	0.6	0.62	51	18	1	81
	莼菜（瓶装）	100	20	1.4	0.1	3.3	55	—	0.01	—	42	2.4	0.67	36	28	5	67
	荸荠	78	59	1.2	0.2	13.1	3	0.02	0.02	7	4	0.6	0.34	22	8	3	89
	蒲菜	12	12	1.2	0.1	1.5	2	0.03	0.04	6	53	0.2	—	21	41	8	51
	茭白（茭笋）	74	23	1.2	0.2	4.0	5	0.02	0.03	5	4	0.4	0.33	17	21	8	71

续表

类别	食物名称	食部 %	能量 kcal	蛋白质 g	脂肪 g	碳水化合物 g	维生素A μgRE	维生素B_1 mg	维生素B_2 mg	维生素C mg	钙 mg	铁 mg	锌 mg	丰度	供能比 % N/Q	供能比 % U/Q	供能比 % C/Q
根菜	胡萝卜	96	37	1.0	0.2	7.7	688	0.04	0.03	13	32	1.0	0.23	120	11	5	84
	水萝卜（脆萝卜）	93	20	0.8	—	4.1	42	0.03	0.05	45	—	—	0.49	61	16	0	84
	芥菜头（大头菜）	83	33	1.9	0.2	6.0	—	0.06	0.02	34	65	0.8	0.39	60	23	5	72
	苤蓝（玉蔓菁）	78	30	1.3	0.2	5.7	3	0.04	0.02	41	25	0.3	0.17	55	17	6	77
	红心萝卜	94	38	1.2	—	8.4	13	0.02	0.02	20	86	0.9	0.74	50	12	0	88
	卞萝卜	94	27	1.2	0.1	5.2	3	0.03	0.04	24	45	0.6	0.29	44	18	3	79
	心里美萝卜	88	21	0.8	0.2	4.1	2	0.02	0.04	23	68	0.5	0.17	43	15	9	76
	青萝卜	95	31	1.3	0.2	6.0	10	0.04	0.06	14	40	0.8	0.34	38	17	6	77
	小水萝卜	66	19	1.1	0.2	3.2	3	0.02	0.04	22	32	0.4	0.21	37	23	10	67
	白萝卜	95	21	0.9	0.1	4.0	3	0.02	0.03	21	36	0.5	0.30	37	17	4	79
	甜菜根（糖萝卜）	90	75	1.0	0.1	17.6	—	0.05	0.04	8	56	0.9	0.31	36	5	1	94
	红萝卜	97	20	1.0	0.1	3.8	—	0.05	0.02	3	11	2.8	0.69	35	20	4	76

表1－3－8　葱姜蒜类丰度表

类别	食物名称	食部 %	能量 kcal	蛋白质 g	脂肪 g	碳水化合物 g	维生素A μgRE	维生素B_1 mg	维生素B_2 mg	维生素C mg	钙 mg	铁 mg	锌 mg	丰度	供能比 % N/Q	供能比 % U/Q	供能比 % C/Q
葱姜蒜	野葱	100	33	2.7	0.2	5.2	500	0.31	—	64	279	4.1	—	215	33	5	62
	野蒜	82	30	1.0	0.4	5.5	113	0.03	0.12	28	89	1.2	0.50	78	14	12	74
	蒜苗	82	37	2.1	0.4	6.2	47	0.11	0.08	35	29	1.4	0.46	75	23	10	67
	洋姜	100	56	2.4	—	11.5	—	0.01	0.10	5	23	7.2	0.34	72	17	0	83
	小葱	73	24	1.6	0.4	3.5	140	0.05	0.06	21	72	1.3	0.35	70	27	15	58
	蒜薹	90	61	2.0	0.1	12.9	30	0.04	0.07	1	19	4.2	1.04	62	13	1	86
	蒜黄	97	21	2.5	0.2	2.4	47	0.05	0.07	18	24	1.3	0.33	50	48	9	43
	青蒜	84	30	2.4	0.3	4.5	98	0.06	0.04	16	24	0.8	0.23	49	32	9	59
	大蒜（蒜头）	85	126	4.5	0.2	26.5	5	0.04	0.06	7	39	1.2	0.88	46	14	1	85
	大葱	82	30	1.7	0.3	5.2	10	0.03	0.05	17	29	0.7	0.04	39	23	9	68
	黄姜	95	41	1.3	0.6	7.6	28	0.02	0.03	4	27	1.4	0.34	30	13	13	74
	洋姜	90	39	1.1	0.2	8.1	3	0.03	0.03	8	24	0.6	0.23	25	11	5	84
	嫩姜（子姜）	82	9	0.7	0.6	2.8	—	—	0.01	2	9	0.8	0.17	13	31	60	9

表 1-3-9　　野生蔬菜类丰度表

类别	食物名称	食部 %	能量 kcal	蛋白质 g	脂肪 g	碳水化合物 g	维生素A μgRE	维生素B_1 mg	维生素B_2 mg	维生素C mg	钙 mg	铁 mg	锌 mg	丰度	供能比 %		
															N/Q	*U/Q*	*C/Q*
野生蔬菜	野苋菜	100	59	5.5	0.6	7.9	1192	0.05	0.36	153	610	—	—	416	37	9	54
	苜蓿（金花菜）	100	60	3.9	1.0	8.8	440	0.10	0.73	118	713	9.7	2.01	408	26	15	59
	小旋花	100	54	—	0.5	12.3	880	0.02	0.59	54	422	10.1	—	332	0	8	92
	碱蓬（猪毛菜）	100	31	2.8	0.3	4.3	667	0.26	0.28	86	480	8.3	—	328	36	9	55
	酸溜溜（酸酸草）	100	67	3.1	0.5	12.4	873	0.25	0.31	127	27	5.6	—	324	19	7	74
	茵陈蒿	100	56	5.6	0.4	7.6	837	0.05	0.35	2	257	21.0	—	316	40	6	54
	蒲公英叶	100	49	4.8	1.1	4.9	1225	0.03	0.39	47	216	4.0	0.35	294	40	20	40
	扫帚苗（地肤）	100	61	5.2	0.8	8.2	953	0.15	0.31	39	281	6.5	0.52	282	34	12	54
	沙蒿	100	52	4.3	0.9	6.6	733	0.31	—	8	305	16.4	—	278	33	16	51
	白薯叶（甘薯叶）	100	58	4.8	0.7	8.0	995	0.13	0.28	56	174	3.4	0.32	265	33	11	56
	鸭跖草（竹叶菜）	100	32	2.8	0.3	4.5	698	0.03	0.29	87	206	5.4	—	264	35	9	56
	败酱（胭脂麻）	100	54	1.5	1.0	9.8	1003	—	0.16	52	235	3.6	1.02	255	11	17	72
	刺儿菜（蓟菜）	100	38	4.5	0.4	4.1	998	0.04	0.33	44	252	2.3	0.24	250	47	10	43
	地笋	100	60	4.3	0.7	9.0	1055	0.04	0.25	7	297	4.4	0.93	240	29	11	60
	黄麻叶	88	40	4.7	0.3	4.6	556	0.13	0.55	37	208	4.8	—	220	47	7	46
	牛蒡叶	100	37	4.7	0.8	2.7	650	0.02	0.29	25	242	7.6	—	216	51	20	29
	山苦荬菜	100	32	2.2	0.4	4.8	663	0.10	0.27	28	150	5.2	—	195	28	11	61
	枸杞菜	49	44	5.6	1.1	2.9	592	0.08	0.32	58	36	2.4	0.21	191	51	23	26
	清明菜	100	45	3.1	0.6	6.8	365	0.03	0.24	28	218	7.4	—	176	28	12	60
	汤菜	86	22	1.8	0.5	2.6	68	—	0.68	57	131	5.8	0.12	173	33	20	47
	榆钱	100	36	4.8	0.4	3.3	122	0.04	0.12	11	62	7.9	3.27	126	53	10	37
	香椿	76	47	1.7	0.4	9.1	117	0.07	0.12	40	96	3.9	2.25	126	14	8	78
	野韭菜	100	35	3.7	0.9	3.1	235	0.03	0.11	21	129	5.4	—	119	42	23	35
	马兰头	100	25	2.4	0.4	3.0	340	0.06	0.13	26	67	2.4	0.87	116	38	14	48
	苦苦菜	100	38	2.5	0.9	5.0	357	—	—	62	—	—	—	112	26	27	53
	爬景天（石头菜）	100	19	0.6	0.7	2.6	105	0.08	0.14	18	260	3.5	—	105	13	33	54
	马齿苋	100	27	2.3	0.5	3.2	372	0.03	0.11	23	85	1.5	—	104	35	17	48
	槐花	78	78	3.1	0.7	14.8	67	0.04	0.18	30	83	3.6	—	97	16	8	76
	朝鲜蓟	100	52	2.7	0.2	9.8	13	0.08	0.06	11	255	1.6	0.44	74	21	3	76

表1-3-10　　鲜豆类丰度表

类别	食物名称	食部 %	能量 kcal	蛋白质 g	脂肪 g	碳水化合物 g	维生素A μgRE	维生素 B_1 mg	维生素 B_2 mg	维生素C mg	钙 mg	铁 mg	锌 mg	丰度	供能比% N/Q	供能比% U/Q	供能比% C/Q
鲜豆	豌豆尖	100	223	3.1	—	52.6	452	0.07	0.23	11	17	5.1	0.93	149	6	0	94
	豌豆苗	86	34	4.0	0.8	4.6	3	0.05	0.11	67	40	4.2	0.77	124	47	21	32
	毛豆（鲜青豆）	53	123	13.1	5.0	6.5	22	0.15	0.07	27	135	3.5	1.73	120	42	37	21
	鲜蚕豆	31	104	8.8	0.4	16.4	52	0.37	0.10	16	16	3.5	1.37	105	34	3	63
	发芽豆	83	128	12.4	0.7	18.1	—	0.30	0.17	4	41	5.0	0.72	100	39	5	56
	鲜豌豆（带荚）	42	105	7.4	0.3	18.2	37	0.43	0.09	14	21	1.7	1.29	92	28	3	69
	龙牙豆（玉豆）	93	17	2.6	0.2	1.1	87	0.01	0.54	12	30	0.8	0.47	78	63	11	26
	刀豆	92	36	3.1	0.3	5.3	37	0.05	0.07	15	49	4.6	0.84	76	34	8	58
	鲜芸豆	96	25	0.8	0.1	5.3	40	0.33	0.06	9	88	1.0	1.04	69	13	3	84
	龙豆	98	32	3.7	0.5	3.1	87	0.04	0.06	11	147	1.3	0.46	65	47	14	39
	荷兰豆	88	27	2.5	0.3	3.5	80	0.09	0.04	16	51	0.9	0.50	55	37	10	53
	长豇豆	98	29	2.7	0.2	4.0	20	0.07	0.07	18	42	1.0	0.94	53	37	6	57
	油豆角	99	22	2.4	0.3	2.3	27	0.07	0.08	11	69	1.9	0.38	53	44	12	44
	豆角	96	30	2.5	0.2	4.6	33	0.05	0.07	18	29	1.5	0.54	52	33	6	61
	扁豆	91	37	2.7	0.2	6.1	25	0.04	0.07	13	38	1.9	0.72	51	29	5	66
	豇豆	97	29	2.9	0.3	3.6	42	0.07	0.09	19	27	0.5	0.54	50	40	9	51
	四季豆（菜豆）	96	28	2.0	0.4	4.2	35	0.04	0.07	6	42	1.5	0.23	39	29	13	58
	黄豆芽	100	44	4.5	1.6	3.0	5	0.04	0.07	8	21	0.9	0.54	37	41	33	26
	绿豆芽	100	18	2.1	0.1	2.1	3	0.05	0.06	6	9	0.6	0.35	25	47	5	48

表1-3-11　　瓜茄类丰度表

类别	食物名称	食部 %	能量 kcal	蛋白质 g	脂肪 g	碳水化合物 g	维生素A μgRE	维生素 B_1 mg	维生素 B_2 mg	维生素C mg	钙 mg	铁 mg	锌 mg	丰度	供能比% N/Q	供能比% U/Q	供能比% C/Q
瓜	苦瓜	81	19	1.0	0.1	3.5	17	0.03	0.03	56	14	0.7	0.36	73	21	5	74
	节瓜（毛瓜）	92	12	0.6	0.1	2.2	—	0.02	0.05	39	4	0.1	0.08	47	20	8	72
	南瓜	85	22	0.7	0.1	4.5	148	0.03	0.04	8	16	0.4	0.14	39	13	4	83
	冬瓜	80	11	0.4	0.2	1.9	13	0.01	0.01	18	19	0.2	0.07	26	15	16	69

续表

类别	食物名称	食部 %	能量 kcal	蛋白质 g	脂肪 g	碳水化合物 g	维生素A μgRE	维生素B_1 mg	维生素B_2 mg	维生素C mg	钙 mg	铁 mg	锌 mg	丰度	供能比 %		
															N/Q	U/Q	C/Q
瓜	黄瓜	92	15	0.8	0.2	2.4	15	0.02	0.03	9	24	0.5	0.18	24	21	12	67
	白瓜	83	10	0.9	—	1.7	—	0.02	0.04	16	6	0.1	0.04	23	35	0	65
	菜瓜	88	18	0.6	0.2	3.5	3	0.02	0.01	12	20	0.5	0.10	23	13	10	77
	佛手瓜	100	16	1.2	0.1	2.6	3	0.01	0.10	8	17	0.1	0.08	22	30	6	64
	葫芦（瓠瓜）	87	15	0.7	0.1	2.7	7	0.02	0.01	11	16	0.4	0.14	21	19	6	75
	丝瓜	83	20	1.0	0.2	3.6	15	0.02	0.04	5	14	0.4	0.21	19	20	9	71
	笋瓜（生瓜）	91	12	0.5	—	2.4	17	0.04	0.02	5	14	0.6	0.09	19	17	0	83
	金瓜	82	14	0.5	0.1	2.7	10	0.02	0.02	2	17	0.9	0.17	17	14	6	80
	西葫芦	73	18	0.8	0.2	3.2	5	0.01	0.03	6	15	0.3	0.12	16	18	10	72
	方瓜	82	13	0.8	—	2.5	23	0.01	0.01	2	40	0.2	0.07	15	25	0	75
茄	小红辣椒	80	32	1.3	0.4	5.7	232	0.03	0.06	144	37	1.4	0.30	199	16	11	72
	柿子椒（灯笼椒）	82	22	1.0	0.2	4.0	57	0.03	0.03	72	14	0.8	0.19	94	18	8	74
	尖青椒（辣椒）	84	23	1.4	0.3	3.7	57	0.03	0.04	62	15	0.7	0.22	85	24	12	64
	葫子	85	27	0.7	0.1	5.9	163	0.01	0.06	29	49	—	0.56	67	10	3	87
	番茄（西红柿）	97	19	0.9	0.2	3.5	92	0.03	0.03	19	10	0.4	0.13	42	19	9	72
	秋葵（羊豆角）	88	37	2.0	0.1	7.1	52	0.05	0.09	4	45	0.1	0.23	33	22	2	76
	小番茄（奶柿子）	100	13	0.6	0.1	2.4	88	0.05	0.02	8	15	0.4	0.14	31	18	7	75
	茄子	93	21	1.1	0.2	3.6	8	0.02	0.04	5	24	0.5	0.23	21	21	9	70

表1-3-12　　菇菌藻类丰度表

类别	食物名称	食部 %	能量 kcal	蛋白质 g	脂肪 g	碳水化合物 g	维生素A μgRE	维生素B_1 mg	维生素B_2 mg	维生素C mg	钙 mg	铁 mg	锌 mg	丰度	供能比 %		
															N/Q	U/Q	C/Q
菇	普中红蘑（干）	100	214	18.4	0.7	33.5	—	—	1.16	—	14	235.1	3.14	1703	34	3	63
	珍珠白蘑（干）	100	212	18.3	0.7	33.0	—	—	0.02	—	24	189.8	3.55	1323	35	3	62
	香杏片口蘑（干）	100	207	33.4	1.5	15.0	—	—	1.90	—	15	137.5	7.83	1148	64	7	29

续表

类别	食物名称	食部	能量	蛋白质	脂肪	碳水化合物	维生素A	维生素B_1	维生素B_2	维生素C	钙	铁	锌	丰度	供能比 %		
		%	kcal	g	g	g	μgRE	mg	mg	mg	mg	mg	mg		*N/Q*	*U/Q*	*C/Q*
	香杏丁菇（干）	100	207	22.4	0.2	29.0	—	—	3.11	—	17	113.2	7.78	1063	43	1	56
	香杏丁蘑（干，大）	100	207	22.4	0.2	29.0	—	—	3.11	—	17	113.2	7.78	1063	43	1	56
	松蘑（干）	100	112	20.3	3.2	0.4	—	0.01	1.48	—	14	86.0	6.22	749	73	26	1
	大红菇（干）	100	200	24.4	2.8	19.3	13	0.26	6.90	2	1	7.5	3.50	624	49	12	39
	羊肚菌（干狼肚）	100	295	26.9	7.1	30.8	178	0.10	2.25	3	87	30.7	12.11	537	36	22	42
	蘑菇（干）	100	252	21.0	14.6	31.7	273	0.10	0.10	5	127	51.3	6.29	506	33	52	15
	黄蘑（干）	89	166	16.4	1.5	21.8	12	0.15	1.00	—	11	22.5	5.26	296	40	8	52
	榛蘑（干）	77	157	9.5	3.7	21.5	7	0.01	0.69	0	11	25.1	6.79	286	24	21	55
	口蘑（干，白蘑）	100	242	38.7	3.3	14.4	—	0.07	0.08	—	169	19.4	9.04	271	64	12	24
菇	冬菇（干）	86	212	17.8	1.3	32.3	5	0.17	1.40	5	55	10.5	4.20	252	34	5	61
	香菇（干）	95	211	20.0	1.2	30.1	3	—	0.08	5	83	10.5	8.57	180	38	5	57
	水发榛蘑	77	46	2.8	1.1	6.3	—	—	0.20	—	3	7.4	1.99	84	24	22	54
	水发黄蘑	89	21	4.3	0.4	0.0	—	0.04	0.26	—	3	5.9	1.38	75	82	17	1
	双孢蘑菇	97	23	4.2	0.1	1.2	—	—	0.27	—	2	0.9	6.60	74	75	4	21
	鲜蘑	99	20	2.7	0.1	2.0	2	0.08	0.35	2	6	1.2	0.92	51	54	5	41
	草菇	100	23	2.7	0.2	2.7	—	0.08	0.34	—	17	1.3	0.60	49	47	8	45
	金针菇（智力菇）	100	26	2.4	0	3.3	5.00	0.15	0.19	2	—	1.4	0.39	43	37	14	49
	平菇	93	20	1.9	0.3	2.3	2	0.06	0.16	4	5	1.0	0.61	34	39	14	47
	鲜香菇（冬菇）	100	19	2.2	0.3	1.9	—	—	0.08	1	2	0.3	0.66	17	46	14	40
	干木耳（黑木耳）	100	205	12.1	1.5	35.5	17	0.17	0.44	—	247	97.5	3.18	773	24	7	69
菌	水发地耳	100	6	1.5	—	0.0	37	0.02	0.28	—	14	21.1	5.00	203	100	0	0
	银耳	96	200	10.0	1.4	36.9	8	0.05	0.25	—	36	4.1	3.03	97	20	6	74
	水发木耳	100	21	1.5	0.2	3.4	3	0.01	0.05	1	34	5.5	0.53	53	29	9	62

续表

类别	食物名称	食部 %	能量 kcal	蛋白质 g	脂肪 g	碳水化合物 g	维生素A μgRE	维生素B_1 mg	维生素B_2 mg	维生素C mg	钙 mg	铁 mg	锌 mg	丰度	供能比 %		
															N/Q	U/Q	C/Q
藻	苔菜（干）	100	148	19.0	0.4	17.2	—	0.35	0.40	—	185	283.7	3.56	2017	51	3	46
	发菜	100	189	20.2	0.5	36.8	—	0.15	0.54	6	1048	85.2	1.68	798	43	2	55
	紫菜（干）	100	207	26.7	1.1	22.5	228	0.27	1.02	2	264	54.9	2.47	574	52	5	43
	琼脂	100	311	1.1	0.2	76.2	—	—	—	—	100	7.0	6.25	124	1	1	98
	海带（干）	98	77	1.8	0.1	17.3	40	0.01	0.10	—	348	4.7	0.65	99	9	1	90
	海冻菜（石花菜）	100	314	5.4	0.2	72.9	—	0.06	0.20	—	167	2.0	1.94	92	7	0	93
	水发海带	100	14	1.1	0.1	2.1	52	0.02	0.10	—	241	3.3	0.66	73	31	6	63
	海带（江白菜）	100	12	1.2	0.1	1.6	—	0.02	0.15	—	46	0.9	0.16	27	40	8	52

表 1-3-13　　仁果核果类丰度表

类别	食物名称	食部 %	能量 kcal	蛋白质 g	脂肪 g	碳水化合物 g	维生素A μgRE	维生素B_1 mg	维生素B_2 mg	维生素C mg	钙 mg	铁 mg	锌 mg	丰度	供能比 %		
															N/Q	U/Q	C/Q
仁果	酸刺	16	107	2.8	0.3	23.3	25	0.02	0.04	74	105	11.7	1.10	190	10	3	87
	红果（山里红）	76	95	0.5	0.6	22.0	17	0.02	0.02	53	52	0.9	0.28	80	2	6	92
	面蛋	60	85	1.6	0.5	18.4	22	0.03	—	—	206	4.3	1.07	74	8	5	87
	红果（干）	100	152	4.3	2.2	28.7	10	0.02	0.18	2	144	0.4	0.61	58	11	13	76
	海棠果	86	73	0.3	0.2	17.4	118	0.05	0.03	20	15	0.4	0.04	51	2	2	96
	梨	82	44	0.4	0.2	10.2	6	0.03	0.06	6	9	0.5	0.46	24	4	4	92
	苹果	76	52	0.2	0.2	12.3	3	0.06	0.02	4	4	0.6	0.19	20	2	3	95
	沙果	95	66	0.4	0.1	15.8	—	0.03	0	3	5	1.0	0.20	19	3	1	96
	吊蛋	95	56	0.8	0.4	12.4	—	0.01	—	—	11	0.2	0.39	11	6	6	88
核果	酸枣	52	278	3.5	1.5	62.7	—	0.01	0.02	900	435	6.6	0.68	1029	5	5	90
	鲜枣	87	122	1.1	0.3	28.6	40	0.06	0.09	243	22	1.2	1.52	289	4	2	94
	无核蜜枣	100	321	1.0	0.1	78.9	5	—	0.14	104	24	2.4	0.33	160	1	0	99
	杏干	25	330	2.7	0.4	78.8	102	—	0.01	—	147	0.3	3.80	85	3	1	96

续表

类别	食物名称	食部 %	能量 kcal	蛋白质 g	脂肪 g	碳水化合物 g	维生素A μgRE	维生素B_1 mg	维生素B_2 mg	维生素C mg	钙 mg	铁 mg	锌 mg	丰度	供能比 %		
															N/Q	U/Q	C/Q
核果	黑枣（乌枣）	59	228	3.7	0.5	54.7	—	0.07	0.09	6	42	3.7	1.71	79	6	2	92
	小红枣（干）	80	264	3.2	0.5	61.6	2	0.04	0.16	14	64	2.3	0.65	78	5	2	93
	大红枣（干）	88	298	2.1	0.4	71.6	—	0.08	0.15	7	54	2.1	0.45	70	3	1	96
	杏	91	36	0.9	0.1	7.8	75	0.02	0.03	4	14	0.6	0.20	27	10	3	87
	樱桃	80	46	1.1	0.2	9.9	35	0.02	0.02	10	11	0.4	0.23	27	10	4	86
	桃	86	48	0.9	0.1	10.9	3	0.01	0.03	7	6	0.8	0.34	23	8	2	90
	李子	91	36	0.7	0.2	7.8	25	0.03	0.02	5	8	0.6	0.14	21	8	5	87
	青梅	93	33	0.9	0.9	5.2	—	—	—	—	11	1.8	—	17	11	25	64

表1-3-14 浆果柑橘类丰度表

类别	食物名称	食部 %	能量 kcal	蛋白质 g	脂肪 g	碳水化合物 g	维生素A μgRE	维生素B_1 mg	维生素B_2 mg	维生素C mg	钙 mg	铁 mg	锌 mg	丰度	供能比 %		
															N/Q	U/Q	C/Q
浆果	沙棘	87	119	0.9	1.8	24.7	640	0.05	0.21	204	104	8.8	1.16	393	3	14	83
	葡萄干	100	341	2.5	0.4	81.8	—	0.09	—	5	52	9.1	0.18	106	3	1	96
	猕猴桃	83	56	0.8	0.6	11.9	22	0.05	0.02	62	27	1.2	0.57	90	6	10	84
	草莓	97	30	1.0	0.2	6.0	5	0.02	0.03	47	18	1.8	0.14	69	13	6	81
	柿饼	97	250	1.8	0.2	60.2	48	0.01	—	—	54	2.7	0.23	52	3	1	96
	柿子	87	71	0.4	0.1	17.1	20	0.02	0.02	30	9	0.2	0.08	44	2	1	97
	醋栗（灯笼果）	100	44	0.9	0.6	8.3	—	0.04	0.03	28	25	0.3	0.12	44	8	13	79
	葡萄	86	43	0.5	0.2	9.9	8	0.04	0.02	25	5	0.4	0.18	38	5	4	91
	无花果	100	59	1.5	0.1	13.0	5	0.03	0.02	2	67	0.1	1.42	30	10	2	88
	石榴	57	63	1.4	0.2	13.9	—	0.05	0.03	9	9	0.3	0.19	25	9	3	88
	桑葚	100	49	1.7	0.4	9.7	5	0.02	0.06	—	37	0.4	0.26	20	14	7	79
柑橘	早橘	82	57	1.2	0.2	12.5	857	0.09	0.03	25	21	0.9	0.21	156	9	3	88
	小叶橘	81	38	1.1	0.2	7.9	410	0.25	0.03	—	72	0.2	0.09	86	12	5	83
	四川红橘	78	40	0.7	0.1	9.1	30	0.24	0.04	33	42	0.5	0.17	70	7	2	91
	橘饼	100	364	0.6	0.4	89.4	43	0.03	0.19	—	125	0.8	0.21	70	1	1	98

续表

类别	食物名称	食部 %	能量 kcal	蛋白质 g	脂肪 g	碳水化合物 g	维生素A μgRE	维生素B_1 mg	维生素B_2 mg	维生素C mg	钙 mg	铁 mg	锌 mg	丰度	供能比% N/Q	供能比% U/Q	供能比% C/Q
柑橘	蜜橘	76	42	0.8	0.4	8.9	277	0.05	0.04	19	19	0.2	0.10	68	8	9	83
	金橘	89	55	1.0	0.2	12.3	62	0.04	0.03	35	56	1.0	0.21	68	7	3	90
	柑橘	77	51	0.7	0.2	9.7	148	0.08	0.04	28	35	0.2	0.08	65	5	4	91
	橘柑子	78	43	0.8	0.1	9.7	82	0.04	0.03	35	24	0.2	0.13	59	8	2	90
	柠檬	66	35	1.1	1.2	4.9	—	0.05	0.02	22	101	0.8	0.65	54	13	31	56
	橙	74	47	0.8	0.2	10.5	27	0.05	0.04	33	20	0.4	0.14	53	7	4	89
	芦柑	77	43	0.6	0.2	9.7	87	0.02	0.03	19	45	1.3	0.10	52	6	4	90
	福橘	67	45	1.0	0.2	9.9	100	0.05	0.02	11	27	0.8	0.22	43	9	4	87
	柚	69	41	0.8	0.2	9.1	2	—	0.03	23	4	0.3	0.40	34	8	4	88
	三湖红橘	68	41	0.8	0.3	8.7	—	0.03	0.02	3	33	0.2	0.10	16	8	7	85

表 1-3-15　　热带果鲜瓜类丰度表

类别	食物名称	食部 %	能量 kcal	蛋白质 g	脂肪 g	碳水化合物 g	维生素A μgRE	维生素B_1 mg	维生素B_2 mg	维生素C mg	钙 mg	铁 mg	锌 mg	丰度	供能比% N/Q	供能比% U/Q	供能比% C/Q
热带果	刺梨	100	55	0.7	0.1	12.8	483	0.05	0.03	2585	68	2.9	—	2683	5	2	93
	桂圆肉	100	313	4.6	1.0	71.5	—	0.04	1.03	27	39	3.9	0.65	165	6	3	91
	番石榴	97	41	1.1	0.4	8.3	—	0.02	0.05	68	13	0.2	0.21	81	11	9	80
	桂圆（干）	37	273	5.0	0.2	62.8	—	—	0.39	12	38	0.7	0.55	76	7	1	92
	木瓜	86	27	0.4	0.1	6.2	145	0.01	0.02	43	17	0.2	0.25	71	6	3	91
	余甘子	80	38	0.3	0.1	9.0	8	—	0.01	62	6	0.2	0.10	69	3	2	95
	鲜桂圆	50	71	1.2	0.1	16.2	3	0.01	0.14	43	6	0.2	0.40	65	7	1	92
	荔枝	73	70	0.9	0.2	16.1	2	0.10	0.04	41	2	0.4	0.17	61	5	3	92
	黄皮果	59	31	1.6	0.2	5.6	—	0.13	0.06	35	—	0.4	0.32	57	21	6	73
	椰子	33	231	4.0	12.1	26.6	—	0.01	0.01	6	2	1.8	0.92	56	7	47	46
	芒果	60	32	0.6	0.2	7.0	150	0.01	0.04	23	—	0.2	0.09	50	8	6	86
	人参果	88	80	0.6	0.7	17.7	8	—	0.25	12	13	0.2	0.09	41	3	8	89
	菠萝	68	41	0.5	0.1	9.5	3	0.04	0.02	18	12	0.6	0.14	32	5	2	93
	菠萝蜜	43	103	0.2	0.3	24.9	3	0.06	0.05	9	9	0.5	0.12	30	1	3	96

续表

类别	食物名称	食部 %	能量 kcal	蛋白质 g	脂肪 g	碳水化合物 g	维生素A μgRE	维生素B_1 mg	维生素B_2 mg	维生素C mg	钙 mg	铁 mg	锌 mg	丰度	供能比% N/Q	U/Q	C/Q
热带果	杨梅	82	28	0.8	0.2	5.7	7	0.01	0.05	9	14	1.0	0.14	26	11	6	83
	香蕉	59	91	1.4	0.2	20.8	10	0.02	0.04	8	7	0.4	0.18	26	6	2	92
	枇杷	62	39	0.8	0.2	8.5	—	0.01	0.03	8	17	1.1	0.21	25	8	5	87
	橄榄	80	49	0.8	0.2	11.1	22	0.01	0.01	3	49	0.2	0.25	21	7	4	89
	杨桃	88	29	0.6	0.2	6.2	3	0.02	0.03	7	4	0.4	0.39	20	8	6	86
	芭蕉	68	109	1.2	0.1	25.8	—	0.02	0.02	—	6	0.3	0.16	15	4	1	95
鲜瓜	白金瓜	70	24	0.4	—	5.7	17	0.05	0.08	17	12	0.4	0.26	36	7	0	93
	哈密瓜	71	34	0.5	0.1	7.7	153	—	0.01	12	4	—	0.13	36	6	3	91
	白兰瓜	55	21	0.6	0.1	4.5	7	0.02	0.03	14	24	0.9	—	29	11	4	85
	香瓜（甜瓜）	78	26	0.4	0.1	5.8	5	0.02	0.03	15	14	0.7	0.09	28	6	3	91
	西瓜	56	25	0.6	0.1	5.5	75	0.02	0.03	6	8	0.3	0.10	25	10	4	86
	黄河蜜瓜	56	5	0.4	—	0.8	30	0.02	0.01	15	—	—	—	22	32	0	68
	金塔寺瓜	81	9	0.6	0.1	1.3	—	—	0.03	18	—	—	—	21	28	11	61
	麻醉瓜	66	17	0.7	0.1	3.2	—	—	0.03	17	—	—	—	21	17	5	78
	籽瓜	46	4	0.2	0.3	0.1	—	—	0.03	10	—	—	—	13	20	68	12
	灵蜜瓜	71	3	0.5	0.1	0.4	—	—	0.04	—	12	0.5	—	8	67	30	3

3. 肉蛋类

表1-3-16　　畜类丰度表

类别	食物名称	食部 %	能量 kcal	蛋白质 g	脂肪 g	碳水化合物 g	维生素A μgRE	维生素B_1 mg	维生素B_2 mg	维生素C mg	钙 mg	铁 mg	锌 mg	丰度	供能比% N/Q	U/Q	C/Q	胆固醇 mg
畜	马肉	100	122	20.1	4.6	0.1	28	0.06	0.25	—	5	5.1	12.26	170	66	34	0	84
	猪肉（肥）	100	807	2.4	88.6	0.0	29	0.08	0.05	—	3	1.0	0.69	160	1	99	0	109
	猪大排	68	264	18.3	20.4	1.7	12	0.80	0.15	—	8	0.8	1.72	137	28	70	2	165
	猪肉	100	395	13.2	37.0	2.4	18	0.22	0.16	—	6	1.6	2.06	124	13	84	3	80
	猪肉（瘦）	100	143	20.3	6.2	1.5	44	0.54	0.10	—	6	3.0	2.99	123	57	39	4	81
	猪硬五花	79	339	13.6	30.6	2.2	10	0.36	0.15	—	6	1.3	2.20	122	16	81	3	77
	猪小排	72	278	16.7	23.1	0.7	5	0.30	0.16	—	14	1.4	3.36	119	24	75	1	146

续表

类别	食物名称	食部	能量	蛋白质	脂肪	碳水化合物	维生素A	维生素B_1	维生素B_2	维生素C	钙	铁	锌	丰度	供能比 %			胆固醇
		%	kcal	g	g	g	μgRE	mg	mg	mg	mg	mg	mg		N/Q	U/Q	C/Q	mg
畜	狗肉	80	116	16.8	4.6	1.8	12	0.34	0.20	—	52	2.9	3.18	112	58	36	6	62
畜	驴肉（瘦）	100	116	21.5	3.2	0.4	72	0.03	0.16	—	2	4.3	4.26	107	74	25	1	74
畜	猪里脊	100	155	20.2	7.9	0.7	5	0.47	0.12	—	6	1.5	2.30	102	52	46	2	55
畜	猪后臀尖	97	336	14.6	30.8	0.0	16	0.26	0.11	—	5	1.0	0.84	103	17	83	0	87
畜	牛肉	99	125	19.9	4.2	2.0	7	0.04	0.14	—	23	3.3	4.73	98	64	30	6	84
畜	羊肉	90	203	19.0	14.1	0.0	22	0.05	0.14	—	6	2.3	3.22	95	37	63	0	92
畜	猪软五花	85	349	7.7	35.3	0.0	39	0.14	0.06	—	5	0.8	0.73	91	9	91	0	98
畜	牛肉（腑肋）	100	123	18.6	5.4	0.0	7	0.06	0.13	—	19	2.7	4.05	89	60	40	0	71
畜	羊肉（瘦）	90	118	20.5	3.9	0.2	11	0.15	0.16	—	6	2.3	3.22	88	69	30	1	60
畜	牛肉（瘦）	100	106	20.2	2.3	1.2	6	0.07	0.13	—	9	2.8	3.71	84	76	20	4	58
畜	猪蹄	60	260	22.6	18.8	0.0	3	0.05	0.10	—	33	1.1	1.14	82	35	65	0	192
畜	羊肉（后腿）	77	110	19.5	3.4	0.3	8	0.05	0.19	—	6	2.7	2.18	77	71	28	1	83
畜	兔肉	100	102	19.7	2.2	0.9	26	0.11	0.10	—	12	2.0	1.30	66	77	19	4	59
畜制品	卤煮猪肝	100	203	26.4	8.3	5.6	4200	0.36	0.42	—	68	2.0	0.35	646	52	37	11	469
畜制品	咖喱牛肉干	100	326	45.9	2.7	29.5	86	0.01	0.27	—	65	18.3	7.60	272	56	8	36	116
畜制品	香肠	100	508	24.1	40.7	11.2	—	0.48	0.11	—	14	5.8	7.61	223	19	72	9	82
畜制品	咸肉	100	390	16.5	36.0	0.0	20	0.77	0.21	—	10	2.6	2.04	176	17	83	0	72
畜制品	叉烧肉	100	279	23.8	16.9	7.9	16	0.66	0.23	—	8	2.6	2.42	152	34	55	11	68
畜制品	酱牛肉	100	246	31.4	11.9	3.2	11	0.05	0.22	—	20	4	7.12	149	51	44	5	76
畜制品	猪肉松	100	396	23.4	11.5	49.7	44	0.04	0.13	—	8	6.4	4.28	146	24	26	50	111
畜制品	腊肉（培根）	100	181	22.3	9.0	2.6	—	0.90	0.11	—	2	2.4	2.26	141	49	45	6	46
畜制品	烤羊肉串	100	206	26.0	10.3	2.4	52	0.04	0.15	—	4	8.5	2.28	136	50	45	5	110
畜制品	火腿肠	100	212	14.0	10.4	15.6	5	0.26	0.43	—	9	4.5	3.22	137	26	44	30	57
畜制品	炸羊肉串	100	217	18.3	11.5	10.0	40	0.04	0.41	—	38	4.2	3.84	135	34	48	18	109
畜制品	火腿	100	330	16	27.4	4.9	46	0.28	0.09	—	3	2.2	2.16	121	19	75	6	120
畜制品	牛肉松	100	445	8.2	15.7	67.7	90	0.04	0.11	—	76	4.6	0.55	117	7	32	61	169
畜制品	方火腿	100	117	16.2	5	1.9	—	0.5	0.2	—	1	3	2.63	113	55	38	7	45
畜制品	熟猪肘棒	72	314	21.3	24.5	2.1	—	0.04	0.09	—	55	1.6	2.66	104	27	70	3	108
畜制品	熟猪蹄	43	260	23.6	17.0	3.2	—	0.13	0.04	—	32	2.4	0.78	88	36	59	5	86
畜制品	小泥肠	100	295	11.3	26.3	3.2	—	0.16	0.07	—	20	1.1	1.24	87	15	80	5	59
畜制品	午餐肉	100	229	9.4	15.9	12.0	—	0.24	0.05	—	57	0.8	1.39	79	16	62	22	56
畜制品	熟牛蹄筋	100	147	35.2	0.6	0.1	—	—	—	—	13	1.7	0.99	57	96	4	0	51

表 1-3-17　　禽类丰度表

类别	食物名称	食部	能量	蛋白质	脂肪	碳水化合物	维生素A	维生素B_1	维生素B_2	维生素C	钙	铁	锌	丰度	供能比 %			胆固醇
		%	kcal	g	g	g	μgRE	mg	mg	mg	mg	mg	mg		*N/Q*	*U/Q*	*C/Q*	mg
禽	肉鸡（肥）	74	389	16.7	35.4	0.9	226	0.07	0.07	—	37	1.7	1.10	132	17	82	1	106
	火鸡腿	100	91	20.0	1.2	0.0	—	0.07	0.06	—	12	5.2	9.26	130	88	12	0	58
	鹅	63	251	17.9	19.9	0.0	42	0.07	0.23	—	4	3.8	1.36	110	29	71	0	74
	鸽	42	201	16.5	14.2	1.7	53	0.06	0.20	—	30	3.8	0.82	99	33	64	3	99
	鸭	68	240	15.5	19.7	0.2	52	0.08	0.22	—	6	2.2	1.33	98	26	74	0	94
	鹌鹑	58	110	20.2	3.1	0.2	40	0.04	0.32	—	48	2.3	1.19	86	73	25	2	157
	鸡爪	60	254	23.9	16.4	2.7	37	0.01	0.13	—	36	1.4	0.90	85	38	58	4	103
	鸭掌	59	150	26.9	1.9	6.2	11	—	0.17	—	6	2.2	1.33	70	72	11	17	36
	鸡腿	69	181	16.0	13.0	0.0	44	0.02	0.14	—	6	1.5	1.20	72	35	65	0	162
	乌骨鸡	48	111	22.3	2.3	0.3	—	0.02	0.20	—	17	2.3	1.60	71	80	19	1	106
	鸡翅	69	194	17.4	11.8	4.6	68	0.01	0.11	—	8	1.3	1.12	71	36	55	9	113
	土鸡	58	124	20.8	4.5	0.0	64	0.09	0.08	—	9	2.1	1.06	71	67	33	0	106
	鸡	66	167	19.3	9.4	1.3	48	0.05	0.09	—	9	1.4	1.09	68	46	51	3	106
	鸭翅	67	146	16.5	6.1	6.3	14	0.02	0.16	—	20	2.1	0.74	64	45	38	17	49
	鸭胸肉	100	90	15.0	1.5	4.0	—	0.01	0.07	—	6	4.1	1.17	61	67	15	18	121
	鸡胸肉	100	133	19.4	5.0	2.5	16	0.07	0.13	—	3	0.6	0.51	52	58	34	8	82
	火鸡胸肉	100	103	22.4	0.2	2.8	—	0.04	0.03	—	39	1.1	0.52	45	87	2	11	49
禽制品	卤煮鸡	70	212	29.4	7.9	5.8	76	0.02	0.35	—	71	5.4	4.42	154	55	34	11	116
	北京烤鸭	80	436	16.6	38.4	6.0	36	0.04	0.30	—	35	2.4	1.25	134	15	79	6	96
	鸡肉松	100	440	7.2	16.4	65.8	90	0.03	0.11	—	76	7.1	0.58	133	7	34	59	81
	烧鹅	73	289	19.7	21.5	4.2	9	0.09	0.11	—	91	3.8	2.00	119	27	67	6	116
	炸鸡	70	279	20.3	17.3	10.5	23	0.03	0.17	—	109	2.2	1.66	107	29	56	15	198
	盐水鸭	81	313	16.6	26.1	2.8	35	0.07	0.21	—	10	0.7	2.04	101	21	75	4	81
	北京填鸭	75	425	9.3	41.3	3.9	30	—	—	—	15	1.6	1.31	98	9	87	4	96
	烤鸡	73	240	22.4	16.7	0.1	37	0.05	0.19	—	25	1.7	1.38	94	37	63	0	99

表 1-3-18 **脏器类丰度表**

类别	食物名称	食部 %	能量 kcal	蛋白质 g	脂肪 g	碳水化合物 g	维生素A μgRE	维生素B_1 mg	维生素B_2 mg	维生素C mg	钙 mg	铁 mg	锌 mg	丰度	供能比 % N/Q	供能比 % U/Q	供能比 % C/Q	胆固醇 mg
脏器	羊肝	100	134	17.9	3.6	7.4	20972	0.21	1.75	—	8	7.5	3.45	2862	54	24	22	349
	牛肝	100	139	19.8	3.9	6.2	20220	0.16	1.30	9	4	6.6	5.01	2747	57	25	18	297
	鸡肝	100	121	16.6	4.8	2.8	10414	0.33	1.10	—	7	12.0	2.40	1526	55	36	9	356
	猪肝	99	129	19.3	3.5	5.0	4972	0.21	2.08	20	6	22.6	5.78	1022	60	24	16	288
	鸭肝	100	128	14.5	7.5	0.5	1040	0.26	1.05	18	18	23.1	3.08	445	45	53	2	341
	羊肾	95	96	16.6	2.8	1.0	126	0.35	2.01	—	8	5.8	2.74	264	69	26	5	289
	鸡心	100	172	15.9	11.8	0.6	910	0.46	0.26	—	54	4.7	1.94	251	37	62	1	194
	猪肾	93	96	15.4	3.2	1.4	41	0.31	1.14	13	12	6.1	2.56	202	64	30	6	354
	鸡血	100	49	7.8	0.2	4.1	56	0.05	0.04	—	10	25.0	0.45	194	63	4	33	170
	牛肾	89	94	15.6	2.4	2.6	88	0.24	0.85	—	8	9.4	2.17	188	66	23	11	295
	牛肺	100	95	16.5	2.5	1.5	12	0.04	0.21	13	8	11.7	2.67	151	69	24	7	306
	鸭心	100	143	12.8	8.9	2.9	24	0.14	0.87	—	20	5.0	1.38	148	36	56	8	120
	羊血	100	57	6.8	0.2	6.9	—	0.04	0.09	—	22	18.3	0.67	148	48	3	49	92
	牛心	100	106	15.4	3.5	3.1	17	0.26	0.39	5	4	5.9	2.41	132	58	30	12	115
	猪心	97	119	16.6	5.3	1.1	13	0.19	0.48	4	12	4.3	1.90	122	56	40	4	151
	羊心	100	113	13.8	5.5	2.0	16	0.28	0.40	—	10	4.0	2.09	116	49	44	7	104
	牛舌	100	196	17.0	13.3	2.0	8	0.10	0.16	—	6	3.1	3.39	102	35	61	4	92
	羊肺	100	96	16.2	2.4	2.5	—	0.05	0.14	—	12	7.8	1.81	100	67	23	10	319
	鸡胗	100	118	19.2	2.8	4.0	36	0.04	0.09	—	7	4.4	2.76	88	65	21	14	174
	鸭舌	61	245	16.6	19.7	0.4	35	0.01	0.21	—	13	2.2	0.65	88	27	72	1	118
	鸭胗	93	92	17.9	1.3	2.1	6	0.04	0.15	—	12	4.3	2.77	84	78	13	9	153
	猪肺	97	84	12.2	3.9	0.1	10	0.04	0.18	—	6	5.3	1.21	80	58	42	0	290
	猪血	100	55	12.2	0.3	0.9	—	0.03	0.04	—	4	8.7	0.28	79	89	5	6	51
	猪肚	96	110	15.2	5.1	0.7	3	0.07	0.16	—	11	2.4	1.92	71	55	42	3	165
	羊肚	100	87	12.2	3.4	1.8	23	0.03	0.17	—	38	1.4	2.61	67	56	35	9	124
	猪大肠	100	196	6.9	18.7	0.0	7	0.06	0.11	—	8	0.8	1.72	66	14	86	0	137
	猪小肠	100	65	10.0	2.0	1.7	6	0.12	0.11	—	7	2.0	2.77	64	62	28	10	183
	牛肚	100	72	14.5	1.6	0.0	2	0.03	0.13	—	40	1.8	2.31	62	80	20	0	104
	猪耳	100	176	19.1	11.1	0.0	—	0.05	0.12	—	6	1.3	0.35	60	43	57	0	92
	羊舌	100	225	19.4	14.2	4.8	—	—	0.23	—	—	—	—	59	34	57	9	148

表 1－3－19　　鱼类丰度表

类别	食物名称	食部	能量	蛋白质	脂肪	碳水化合物	维生素A	维生素B_1	维生素B_2	维生素C	钙	铁	锌	丰度	供能比 %			胆固醇
		%	kcal	g	g	g	μgRE	mg	mg	mg	mg	mg	mg		N/Q	U/Q	C/Q	mg
鱼	黄鳝	67	89	18.0	1.5	1.2	50	0.34	0.11	—	113	40.7	2.38	361	81	15	4	126
	鲈鱼（胡子鲈）	58	105	18.6	3.4	0.0	—	0.11	—	—	138	2.0	2.83	82	71	29	0	81
	大目鱼（鲷）	65	106	17.9	2.6	2.7	12	0.02	0.10	—	186	2.3	1.20	80	68	22	10	65
	鳟鱼（虹鳟）	57	99	18.6	2.6	0.2	206	0.08	—	—	63	1.0	1.07	76	75	24	1	102
	泥鳅	60	96	17.9	2.0	1.7	14	0.10	0.33	—	31	0.9	0.96	71	75	19	6	136
	白条鱼	59	103	16.6	3.3	1.6	11	—	0.07	—	58	1.7	3.22	69	65	29	6	129
	鲫鱼	54	108	17.1	2.7	3.8	17	0.04	0.09	—	79	1.3	1.94	66	63	23	14	130
	黑鱼（乌鳢）	57	85	18.5	1.2	0.0	26	0.02	0.14	—	152	0.7	0.80	65	87	13	0	91
	鲑鱼（大麻哈鱼）	72	139	17.2	7.8	0.0	45	0.07	0.18	—	13	0.3	1.11	64	49	51	0	68
	小凤尾鱼（鲚鱼）	90	124	15.5	5.1	4.0	14	0.06	0.06	—	78	1.6	1.30	64	50	37	13	82
	鲤鱼	54	109	17.6	4.1	0.5	25	0.03	0.09	—	50	1.0	2.08	66	64	34	2	84
	河鳗	84	181	18.6	10.8	2.3	—	0.02	0.02	—	42	1.5	1.15	62	41	54	5	177
	武昌鱼（鳊鱼）	59	135	18.3	6.3	1.2	28	0.02	0.07	—	89	0.7	0.89	61	54	42	4	94
	平鱼（鲳鱼）	70	140	18.5	7.3	0.0	24	0.04	0.07	—	46	1.1	0.80	60	53	47	0	77
	沙丁鱼	67	89	19.8	1.1	0.0	—	0.01	0.03	—	184	1.4	0.16	59	89	11	0	158
	白鲢（鲢鱼）	61	104	17.8	3.6	0.0	20	0.03	0.07	—	53	1.4	1.17	57	68	31	1	99
	鲮鱼	57	95	18.4	2.1	0.7	125	0.01	0.04	—	31	0.9	0.83	57	77	20	3	86
	桂鱼（鳜鱼）	61	117	19.9	4.2	0.0	12	0.02	0.07	—	63	1.0	1.07	57	68	32	0	108
	青鱼	63	118	20.1	4.2	0.0	42	0.03	0.07	—	31	0.9	0.96	56	68	32	0	112
	胖头鱼（鳙鱼）	61	100	15.3	2.2	4.7	34	0.04	0.11	—	82	0.8	0.76	56	61	20	19	108
	罗非鱼	55	98	18.4	1.5	2.8	—	0.11	0.17	—	12	0.9	0.87	56	75	14	11	78
	鲇鱼	65	103	17.3	3.7	0.0	—	0.03	0.10	—	42	2.1	0.53	56	67	32	1	163
	鲅鱼	80	121	21.2	3.1	2.1	19	0.03	0.04	—	35	0.8	1.39	54	70	23	7	75
	海鳗	67	122	18.8	5.0	0.5	22	0.06	0.07	—	28	0.7	0.80	53	62	37	1	71
	草鱼	58	113	16.6	5.2	0.0	11	0.04	0.11	—	38	0.8	0.87	53	59	41	0	86
	带鱼	76	127	17.7	4.9	3.1	29	0.02	0.06	—	28	1.2	0.70	52	56	35	9	76
	比目鱼（偏口鱼）	68	112	20.8	3.2	0.0	—	0.11	—	—	55	1.0	0.53	51	74	26	0	81
	尖嘴白	80	137	22.7	3.3	4.1	—	0.05	0.02	—	27	0.6	1.32	51	66	22	12	73

续表

类别	食物名称	食部	能量	蛋白质	脂肪	碳水化合物	维生素A	维生素B_1	维生素B_2	维生素C	钙	铁	锌	丰度	供能比%			胆固醇
		%	kcal	g	g	g	μgRE	mg	mg	mg	mg	mg	mg		N/Q	U/Q	C/Q	mg
鱼	鲨鱼	56	118	22.2	3.2	0.0	21	0.01	0.05	—	41	0.9	0.73	51	75	24	1	70
	小黄鱼	63	99	17.9	3.0	0.1	—	0.04	0.04	—	78	0.9	0.94	51	72	27	1	74
	鳕鱼（明太鱼）	45	88	20.4	0.5	0.5	14	0.04	0.13	—	42	0.5	0.86	50	93	5	2	114
	白姑鱼	67	150	19.1	8.2	0.0	—	0.02	0.08	—	23	0.3	0.84	50	51	49	0	80
	大黄鱼	66	97	17.7	2.5	0.8	10	0.03	0.10	—	53	0.7	0.58	48	73	23	4	86
	银鱼	100	105	17.2	4.0	0.0	—	0.03	0.05	—	46	0.9	0.16	42	66	34	0	361

表1-3-20　虾蟹类丰度表

类别	食物名称	食部	能量	蛋白质	脂肪	碳水化合物	维生素A	维生素B_1	维生素B_2	维生素C	钙	铁	锌	丰度	供能比%			胆固醇
		%	kcal	g	g	g	μgRE	mg	mg	mg	mg	mg	mg		N/Q	U/Q	C/Q	mg
虾蟹	干虾仁（海米）	100	198	43.7	2.6	0.0	21	0.01	0.12	—	555	11.0	3.82	230	88	12	0	525
	虾皮（干）	100	153	30.7	2.2	2.5	19	0.02	0.14	—	991	6.7	1.93	231	80	13	7	428
	河蟹	42	103	17.5	2.6	2.3	389	0.06	0.28	—	126	2.9	3.68	155	68	23	9	267
	梭子蟹	49	95	15.9	3.1	0.9	121	0.03	0.30	—	280	2.5	5.50	149	67	29	4	142
	鲜虾仁（江虾）	100	87	10.3	0.9	9.3	102	0.04	0.12	—	78	8.8	2.71	125	48	9	43	116
	河虾	86	87	16.4	2.4	0.0	48	0.04	0.03	—	325	4.0	2.24	114	75	25	0	240
	水虾米（白虾米）	57	81	17.3	0.4	2.0	54	0.05	0.03	—	403	2.1	2.03	110	86	4	10	103
	螯虾	31	93	14.8	3.8	0.0	—	0.02	0.18	—	85	6.4	1.45	98	63	37	0	177
	海蟹	55	95	13.8	2.3	4.7	30	0.01	0.10	—	208	1.6	3.32	90	58	22	20	125
	海虾	51	79	16.8	0.6	1.5	—	0.01	0.05	—	146	3.0	1.44	71	85	7	8	117
	草虾	59	103	18.6	0.8	5.4	82	—	—	—	59	2.0	1.78	65	72	7	21	148
	对虾	61	93	18.6	0.8	2.8	15	0.01	0.07	—	62	1.5	2.38	63	80	8	12	193
	基围虾	60	101	18.2	1.4	3.9	—	0.02	0.07	—	83	2.0	1.18	60	72	12	16	181
	龙虾	46	90	18.9	1.1	1.0	—	—	0.03	—	21	1.3	2.79	54	84	11	5	121

表 1-3-21　　贝软体类丰度表

类别	食物名称	食部 %	能量 kcal	蛋白质 g	脂肪 g	碳水化合物 g	维生素A μgRE	维生素 B_1 mg	维生素 B_2 mg	维生素C mg	钙 mg	铁 mg	锌 mg	丰度	供能比 % N/Q	U/Q	C/Q	胆固醇 mg
贝	蛏子（干）	100	340	46.5	4.9	27.4	20	0.07	0.31	—	107	88.8	13.63	789	55	13	32	469
	生蚝	100	57	10.9	1.5	0.0	—	0.04	0.13	—	35	5.0	71.20	538	76	24	0	94
	河蚌	43	54	10.9	0.8	0.7	243	0.01	0.18	—	248	26.6	6.23	307	81	13	6	103
	田螺	26	60	11.0	0.2	3.6	—	0.02	0.19	—	1030	19.7	2.71	306	73	3	24	154
	蛏子	57	40	7.3	0.3	2.1	59	0.02	0.12	—	134	33.6	2.01	280	73	7	20	131
	贻贝（干）	100	355	47.8	9.3	20.1	36	0.04	0.32	—	157	12.5	6.71	247	54	23	23	493
	鲍鱼	65	84	12.6	0.8	6.6	24	0.01	0.16	—	266	22.6	1.75	227	60	9	31	242
	螺	41	100	15.7	1.2	6.6	26	0.03	0.4	—	722	7	4.6	222	63	11	26	167
	扇贝（干）	100	264	55.6	2.4	5.1	11	—	0.21	—	77	5.6	5.05	160	84	8	8	348
	毛蛤蜊	25	97	15.0	1.0	7.1	—	0.01	0.14	—	137	15.3	2.29	164	62	9	29	113
	鲍鱼（干）	100	322	54.1	5.6	13.7	28	0.02	0.13	—	143	6.8	1.68	157	67	16	17	—
	牡蛎	100	73	5.3	2.1	8.2	27	0.01	0.13	—	131	7.1	9.39	151	29	26	45	100
	赤贝（泥蚶）	34	61	13.9	0.6	0.0	—	—	0.10	—	35	4.8	11.58	136	91	9	0	144
	蛤蜊	39	62	10.1	1.1	2.8	21	0.01	0.13	—	133	10.9	2.38	131	65	16	19	156
	螺蛳	37	59	7.5	0.6	6.0	—	—	0.28	—	156	1.4	10.27	128	51	9	40	86
	蚬子（河蚬）	35	47	7.0	1.4	1.7	37	0.08	0.13	—	39	11.4	1.82	123	59	27	14	257
	贻贝	49	80	11.4	1.7	4.7	73	0.12	0.22	—	63	6.7	2.47	118	57	19	24	123
	香海螺	59	163	22.7	3.5	10.1	—	—	0.24	—	91	3.2	2.89	101	56	19	25	195
	银蚶（蚶子）	27	71	12.2	1.4	2.3	—	—	0.06	—	49	7.3	1.64	85	69	18	13	89
	鲜贝	100	77	15.7	0.5	2.5	—	—	0.21	—	28	0.7	2.08	55	82	6	12	116
软体	墨鱼（干）	82	287	65.3	1.9	2.1	—	0.02	0.04	—	82	23.9	10.02	312	91	6	3	316
	鱿鱼（干）	98	313	60.0	4.6	7.8	—	0.02	0.13	—	87	4.1	11.24	195	77	13	10	871
	海参（鲜）	100	78	16.5	0.2	2.5	—	0.03	0.04	—	285	13.2	0.63	151	85	2	13	51
	海蜇头	100	74	6.0	0.3	11.8	14	0.07	0.04	—	120	5.1	0.42	71	32	4	64	10
	海蜇皮	100	33	3.7	0.3	3.8	—	0.03	0.05	—	150	4.8	0.05	62	45	8	47	8
	乌贼（鲜）	97	84	17.4	1.6	0.0	35	0.02	0.06	—	44	0.9	2.38	58	83	17	0	268
	章鱼（八爪鱼）	78	135	18.9	0.4	14.0	0	0.04	0.06	—	21	0.6	0.68	43	56	3	41	114
	墨鱼	69	83	15.2	0.9	3.4	—	0.02	0.04	—	15	1.0	1.34	40	73	10	17	226

表 1－3－22　　蛋类丰度表

类别	食物名称	食部 %	能量 kcal	蛋白质 g	脂肪 g	碳水化合物 g	维生素A μgRE	维生素B_1 mg	维生素B_2 mg	维生素C mg	钙 mg	铁 mg	锌 mg	丰度	供能比% N/Q	供能比% U/Q	供能比% C/Q	胆固醇 mg
蛋	鸭蛋黄	100	378	14.5	33.8	4.0	1098	0.28	0.62	—	123	4.9	3.09	447	15	80	5	1576
	鸡蛋粉	100	545	43.4	36.2	11.3	525	0.05	0.40	—	954	10.5	5.95	429	32	60	8	2251
	鸡蛋黄	100	328	15.2	28.2	3.4	438	0.33	0.29	—	112	6.5	3.79	241	19	77	4	1510
	鹌鹑蛋	86	160	12.8	11.1	2.1	337	0.11	0.49	—	47	3.2	1.61	154	32	62	6	515
	鸭蛋	87	180	12.6	13.0	3.1	261	0.17	0.35	—	62	2.9	1.67	141	28	65	7	565
	咸鸭蛋	88	190	12.7	12.7	6.3	134	0.16	0.33	—	118	3.6	1.74	136	27	60	13	647
	鹅蛋	87	196	11.1	15.6	2.8	192	0.08	0.30	—	34	4.1	1.43	128	23	72	5	704
	松花蛋（鸭）	90	171	14.2	10.7	4.5	215	0.06	0.18	—	63	3.3	1.48	116	33	56	11	608
	鸡蛋	88	144	13.3	8.8	2.8	234	0.11	0.27	—	56	2.0	1.10	112	37	55	8	585
	鸭蛋白	100	47	9.9	—	1.8	23	0.01	0.07	—	62	2.9	1.67	58	84	0	16	—
	鸡蛋白	100	60	11.6	0.1	3.1	—	0.04	0.31	—	9	1.6	0.02	50	77	2	21	—

4. 豆奶类

表 1－3－23　　大豆丰度表

类别	食物名称	食部 %	能量 kcal	蛋白质 g	脂肪 g	碳水化合物 g	维生素A μgRE	维生素B_1 mg	维生素B_2 mg	维生素C mg	钙 mg	铁 mg	锌 mg	丰度	供能比% N/Q	供能比% U/Q	供能比% C/Q
大豆	青豆	100	373	34.5	16.0	22.7	132	0.41	0.18	—	200	8.4	3.18	227	37	39	24
	黄豆	100	359	35.0	16.0	18.6	37	0.41	0.20	—	191	8.2	3.34	215	39	40	21
	黑豆	100	381	36.0	15.9	23.3	5	0.20	0.33	—	224	7.0	4.18	209	38	38	24
豆制品	小香干	100	174	17.9	9.1	5.0	—	0.03	0.07	—	1019	23.3	2.55	341	41	47	12
	腐竹	100	459	44.6	21.7	21.3	—	0.13	0.07	—	77	16.5	3.69	244	39	43	18
	豆腐皮	100	409	44.6	17.4	18.6	—	0.31	0.11	—	116	13.9	3.81	240	44	38	18
	豆粕	100	310	42.5	2.1	30.2	—	0.49	0.20	—	154	14.9	0.50	227	55	6	39
	黄豆粉	100	418	32.7	18.3	30.5	63	0.31	0.22	—	207	8.1	3.89	222	31	39	30
	卤干	100	336	14.5	16.7	31.8	—	0.03	0.14	—	731	3.9	3.61	203	17	45	38
	炸素虾	100	576	27.6	44.4	16.6	—	0.04	0.02	—	251	6.3	2.49	194	19	69	12
	豆浆粉	100	422	19.7	9.4	64.6	—	0.07	0.05	—	101	14.9	0.50	177	19	20	61

续表

类别	食物名称	食部 %	能量 kcal	蛋白质 g	脂肪 g	碳水化合物 g	维生素A μgRE	维生素B_1 mg	维生素B_2 mg	维生素C mg	钙 mg	铁 mg	锌 mg	丰度	供能比 %		
															N/Q	*U/Q*	*C/Q*
豆制品	膨化豆粕（大豆蛋白）	100	321	36.6	0.7	42.0	—	—	0.11	—	144	9.8	3.17	163	46	2	52
	千张（百叶）	100	260	24.5	16.0	4.5	5	0.04	0.05	—	313	6.4	2.52	156	38	55	7
	豆腐丝	100	201	21.5	10.5	5.1	5	0.04	0.12	—	204	9.1	2.04	151	43	47	10
	臭干	100	99	10.2	4.6	4.1	—	0.02	0.11	—	720	4.2	0.98	153	41	42	17
	红腐乳	100	151	12.0	8.1	7.6	15	0.02	0.21	—	87	11.5	1.67	144	32	48	20
	豆腐丝（油）	100	300	24.2	17.1	12.3	3	0.02	0.09	—	152	5.0	2.98	135	32	51	17
	酱油干	100	156	14.9	9.1	3.7	—	0.02	0.03	—	413	5.9	1.18	133	38	53	9
	素鸡	100	192	16.5	12.5	3.3	10	0.02	0.03	—	319	5.3	1.74	129	34	59	7
	豆腐卷	100	201	17.9	11.6	6.2	30	0.02	0.04	—	156	6.1	2.76	124	36	52	12
	香干	100	151	15.8	7.8	4.3	7	0.04	0.03	—	299	5.7	1.59	121	42	47	11
	豆腐泡（油豆腐）	100	244	17.0	17.6	4.3	5	0.05	0.04	—	147	5.2	2.03	119	28	65	7
	豆腐干	100	140	16.2	3.6	10.7	—	0.03	0.07	—	308	4.9	1.76	115	46	23	31
	蒲包干	100	135	12.1	5.7	8.9	—	0.02	0.01	—	134	9.1	1.73	115	36	38	26
	素什锦	100	173	14.0	10.2	6.3	—	0.07	0.04	—	174	6.0	1.25	110	32	53	15
	素火腿	100	211	19.1	13.2	3.9	—	0.01	0.03	—	8	7.3	1.96	106	36	56	8
	豆干尖	100	192	17.2	12.0	3.7	—	0.01	0.06	—	5	7.4	1.90	105	36	56	8
	豆腐花	100	401	10.0	2.6	84.3	42	0.02	0.03	—	175	3.3	0.75	96	10	6	84
	熏干	100	153	15.8	6.2	8.5	2	0.03	0.01	—	173	3.9	1.80	91	41	36	23
	菜干	100	136	13.4	7.1	4.7	—	0.01	0.01	—	179	3.0	1.39	79	39	47	14
	北豆腐	100	98	12.4	4.8	1.5	5	0.05	0.03	—	138	2.5	0.63	65	50	44	6
	烤麸	100	121	20.4	0.3	9.1	—	0.04	0.05	—	30	2.7	1.19	60	67	2	31
	豆腐	100	81	8.1	3.7	3.8	—	0.04	0.03	—	164	1.9	1.11	61	40	41	19
	南豆腐	100	57	6.2	2.5	2.4	—	0.02	0.04	—	116	1.5	0.59	44	44	39	17
	内酯豆腐	100	49	5.0	1.9	2.9	—	0.06	0.03	—	17	0.8	0.55	26	41	35	24
	酸豆乳	100	67	2.2	1.2	11.8	—	0.06	—	—	23	0.6	0.24	20	13	16	71
	豆奶	100	30	2.4	1.5	1.8	—	0.02	0.06	—	23	0.6	0.24	19	32	44	24
	豆腐脑	100	15	1.9	0.8	0.0	—	0.04	0.02	—	18	0.9	0.49	19	51	49	0
	豆浆	100	14	1.8	0.7	0.0	15	0.02	0.02	—	10	0.5	0.24	14	51	45	4
	生豆汁	100	10	0.9	0.1	1.3	—	0.02	0.02	—	8	0.4	0.11	9	37	9	54

表 1-3-24　　　　壳果种子类丰度表

类别	食物名称	食部 %	能量 kcal	蛋白质 g	脂肪 g	碳水化合物 g	维生素A μgRE	维生素B_1 mg	维生素B_2 mg	维生素C mg	钙 mg	铁 mg	锌 mg	丰度	供能比 %		
															N/Q	*U/Q*	*C/Q*
壳果	炒榛子	21	594	30.5	50.3	4.9	12	0.21	0.22	—	815	5.1	3.75	302	21	76	3
	大杏仁	100	503	19.9	42.9	9.3	—	0.02	1.82	26	49	1.2	4.06	286	16	77	7
	烤杏仁	100	597	22.1	52.8	7.5	—	0.07	0.86	—	266	4.5	3.54	258	15	80	5
	松子仁	100	698	13.4	70.6	2.2	2	0.19	0.25	—	78	4.3	4.61	221	8	91	1
	杏仁	100	562	22.5	45.4	2.9	—	0.08	0.56	26	97	2.2	4.30	220	16	73	11
	炒杏仁	91	600	25.7	51.0	9.6	17	0.15	0.71	—	141	3.9	—	213	17	77	6
	炒松子	31	619	14.1	58.5	9.0	5	—	0.11	—	161	5.2	5.49	205	9	85	6
	腰果	100	552	17.3	36.7	38.0	8	0.27	0.13	0	26	4.8	4.30	177	12	60	28
	核桃	43	627	14.9	58.8	9.6	5	0.15	0.14	1	56	2.7	2.17	168	10	84	6
	熟栗子	78	212	4.8	1.5	44.8	40	0.19	0.13	36	15	1.7	—	97	9	6	85
	栗子（干）	80	185	4.2	0.7	40.5	32	0.14	0.17	25	—	1.2	1.32	85	9	3	88
	菠萝蜜子	97	160	4.9	0.3	34.4	—	0.31	0.16	16	18	1.6	0.54	81	12	2	86
	鲜栗子（板栗）	80	185	4.2	0.7	40.5	32	0.14	0.17	24	17	1.1	0.57	80	9	3	88
	白果（银杏）	67	355	13.2	1.3	72.6	—	—	0.10	—	54	0.2	0.69	56	15	3	82
种子	黑芝麻	100	531	19.1	46.1	10.0	—	0.40	0.08	—	780	22.7	6.13	416	14	78	8
	白芝麻	100	517	18.4	39.6	21.7	—	0.66	0.25	—	620	14.1	4.21	349	14	69	17
	胡麻子	98	390	19.1	30.7	9.3	—	0.29	0.28	—	228	19.7	4.84	301	20	71	9
	葵花子仁	100	606	19.1	53.4	12.2	—	1.89	0.16	—	115	2.9	0.50	287	13	79	8
	炒葵花子	52	616	22.6	52.8	12.5	5	0.43	0.26	—	72	6.1	5.91	245	15	77	8
	生葵花子	50	597	23.9	49.9	13.0	5	0.36	0.20	—	72	5.7	6.03	231	16	75	9
	炒南瓜子	68	574	36.0	46.1	3.8	—	0.08	0.16	—	37	6.5	7.12	220	25	72	3
	炒西瓜子	43	573	32.7	44.8	9.7	—	0.04	0.08	—	28	8.2	6.76	221	23	70	7
	炒花生仁	100	581	23.9	44.4	21.2	—	0.12	0.10	—	284	6.9	2.82	214	16	69	15
	生花生仁	100	563	24.8	44.3	16.0	5	0.72	0.13	2	39	2.1	2.50	196	18	71	11
	南瓜子仁	100	566	33.2	48.1	0.0	—	0.23	0.09	—	16	1.5	2.57	159	23	77	0
	炒花生	71	589	21.7	48.0	17.3	10	0.13	0.12	—	47	1.5	2.03	148	15	73	12
	莲子（干）	100	344	17.2	2.0	64.2		0.16	0.08	5	97	3.6	2.78	116	20	5	75
	生花生	53	298	12.0	25.4	5.2	2	—	0.04	14	8	3.4	1.79	105	16	77	7
	芡实米	100	351	8.3	0.3	78.7	—	0.30	0.09	—	37	0.5	1.24	75	9	1	90

表 1-3-25　奶类、婴幼儿食品丰度表

类别	食物名称	食部 %	能量 kcal	蛋白质 g	脂肪 g	碳水化合物 g	维生素A μgRE	维生素 B_1 mg	维生素 B_2 mg	维生素C mg	钙 mg	铁 mg	锌 mg	丰度	供能比 %			胆固醇 mg
															N/Q	U/Q	C/Q	
奶	羊奶	100	59	1.5	3.5	5.4	84	0.04	0.12	—	82	0.5	0.29	46	10	53	37	31
	牛奶	100	54	3.0	3.2	3.4	24	0.03	0.14	1	104	0.3	0.42	43	22	53	25	15
	母奶	100	65	1.3	3.4	7.4	11	0.01	0.05	5	30	0.1	0.28	25	8	47	45	11
奶制品	多维牛奶粉	100	484	19.9	22.7	49.9	77	0.28	6.68	9	1797	1.4	3.71	843	16	42	42	68
	奶酪	100	328	25.7	23.5	3.5	152	0.06	0.91	—	799	2.4	6.97	314	31	64	5	11
	全脂牛奶粉	100	478	20.1	21.2	51.7	141	0.11	0.73	4	676	1.2	3.14	262	17	40	43	110
	奶豆腐（鲜）	100	305	46.2	7.8	12.5	—	0.01	0.69	—	597	3.1	2.48	225	61	23	16	36
	全脂羊奶粉	100	498	18.8	25.2	49.0	—	0.06	1.60	—	—	—	—	190	15	46	39	75
	炼乳（罐头，甜）	100	332	8.0	8.7	55.4	41	0.03	0.16	2	242	0.4	1.53	101	10	24	66	36
	酸奶	100	72	2.5	2.7	9.3	26	0.03	0.15	1	118	0.4	0.53	47	14	34	52	15
婴幼儿食品	婴儿营养粉	100	426	17.0	12.8	60.8	540	0.60	0.90	20	668	5.9	1.80	384	16	27	57	—
	婴儿奶粉	100	443	19.8	15.1	57.0	28	0.12	1.25	—	998	5.2	3.50	344	18	31	51	91
	母乳化奶粉	100	510	14.5	27.1	51.9	303	0.35	1.16	5	251	8.3	1.82	320	11	48	41	—
	营养乳儿糕	100	364	7.5	1.9	79.3	669	0.02	0.11	—	408	1.0	0.36	186	8	5	87	—
	豆奶粉	100	423	19.0	8.0	68.7	—	0.09	0.09	—	149	4.3	2.00	125	18	17	65	90
	健儿粉	100	369	7.1	1.1	82.7	13	0.08	0.67	—	137	1.6	0.85	121	8	3	89	—
	婴儿奶糕	100	343	10.4	0.9	74.3	—	0.12	0.67	—	61	2.3	0.55	116	12	2	86	—

5. 纯能调味类

表 1-3-26　油脂类丰度表

类别	食物名称	食部 %	能量 kcal	蛋白质 g	脂肪 g	碳水化合物 g	维生素A μgRE	维生素 B_1 mg	维生素 B_2 mg	维生素C mg	钙 mg	铁 mg	锌 mg	丰度	供能比 %			胆固醇 mg
															N/Q	U/Q	C/Q	
油脂	黄油（牛油）	100	744	—	82.7	0.0	543	0.01	0.06	—	1	1.0	0.80	209	0	100	0	152
	花生油	100	899	—	99.9	0.0	—	—	—	—	75	4.1	1.27	195	0	100	0	—
	奶油	100	879	0.7	97.0	0.9	297	—	0.01	—	14	1.0	0.09	193	0	99	1	209
	混合油	100	900	—	99.9	0.1	—	—	0.09	—	12	2.9	0.48	180	0	100	0	—
	菜子油	100	899	—	99.9	0	—	—	—	—	9	3.7	0.54	179	0	100	0	—

续表

类别	食物名称	食部 %	能量 kcal	蛋白质 g	脂肪 g	碳水化合物 g	维生素A μgRE	维生素B_1 mg	维生素B_2 mg	维生素C mg	钙 mg	铁 mg	锌 mg	丰度	供能比 %			胆固醇 mg
															N/Q	U/Q	C/Q	
油脂	豆油	100	899	—	99.9	0	—	—	—	—	13	2.0	1.09	172	0	100	0	—
	棕榈油	100	899	—	99.9	0	0	—	—	—	—	3.1	0.08	171	0	100	0	0
	棉籽油	100	899	—	99.8	0.1	—	—	—	—	17	2.0	0.74	170	0	100	0	—
	香油（芝麻油）	100	898	—	99.7	0.2	—	—	—	—	9	2.2	0.17	167	0	100	0	—
	色拉油	100	898	—	99.8	0.0	—	—	—	—	18	1.7	0.23	165	0	100	0	0
	炼牛油	100	898	—	99.7	0.1	89	—	0.03	—	—	—	—	163	0	100	0	135
	黄油	100	888	1.4	98.0	0	—	—	0.02	—	35	0.8	0.11	160	1	99	0	296
	玉米油	100	895	—	99.2	0.5	—	—	—	—	1	1.4	0.26	160	0	100	0	—
	茶油	100	899	—	99.9	0	—	—	—	—	5	1.1	0.34	160	0	100	0	—
	炼鸭油	100	897	—	99.7	0.0	71	—	—	—	—	—	—	158	0	100	0	83
	葵花子油	100	899	—	99.9	0.0	—	—	—	—	2	1.0	0.11	158	0	100	0	—
	炼猪油	100	897	—	99.6	0.2	27	0.02	0.003	—	—	—	—	156	0	100	0	93
	橄榄油	100	899	—	99.9	0	0	—	—	0	—	0.4	—	153	0	100	0	0
	炼羊油	100	895	—	99.0	0.9	—	—	—	—	—	—	—	149	0	100	0	107

表 1-3-27　　糖蜜饯类丰度表

类别	食物名称	食部 %	能量 kcal	蛋白质 g	脂肪 g	碳水化合物 g	维生素A μgRE	维生素B_1 mg	维生素B_2 mg	维生素C mg	钙 mg	铁 mg	锌 mg	丰度	供能比 %		
															N/Q	U/Q	C/Q
糖、糖果	芝麻南糖	100	538	4.8	35.6	49.7	—	0.13	0.10	—	—	10.3	10.26	226	4	60	36
	酥糖	100	436	6.0	13.9	71.6	—	0.10	0.04	—	186	6.0	1.52	131	6	29	65
	巧克力	100	586	4.3	40.1	51.9	—	0.06	0.08	—	—	1.7	1.02	107	3	62	35
	奶糖	100	407	2.5	6.6	84.5	—	0.08	0.17	—	50	3.4	0.29	85	2	15	83
	红糖	100	389	0.7	—	96.6	—	0.01	—	—	157	2.2	0.35	65	1	0	99
	水晶糖	100	395	0.2	0.2	98.1	—	0.04	0.05	—	—	3.0	1.17	63	1	0	99
	冰糖	100	397	—	—	99.3	—	0.03	0.03	—	23	1.4	0.21	46	0	0	100
	蜂蜜	100	321	0.4	1.9	75.6	—	—	0.05	3	4	1.0	0.37	41	1	5	94
	胶姆糖	69	368	0.1	—	91.9	—	0.04	0.07	—	22	—	0.09	37	0	0	100
	白砂糖	100	400	—	—	99.9	—	—	—	—	20	0.6	0.06	35	0	0	100
	绵白糖	100	396	0.1	—	98.9	—	—	—	—	6	0.2	0.07	31	0	0	100

续表

类别	食物名称	食部 %	能量 kcal	蛋白质 g	脂肪 g	碳水化合物 g	维生素A μgRE	维生素B_1 mg	维生素B_2 mg	维生素C mg	钙 mg	铁 mg	锌 mg	丰度	供能比 %		
															N/Q	*U/Q*	*C/Q*
蜜饯、果制品	西瓜脯	100	307	0.7	0.2	75.5	3	0.01	0.03	13	253	11.0	2.10	158	1	1	98
	果丹皮	100	321	1	0.8	77.4	25	0.02	0.03	3	52	11.6	0.73	123	1	2	97
	桃脯	100	310	1.4	0.4	75.2	8	0.01	0.12	6	96	10.4	0.18	122	2	1	97
	杏脯	100	329	0.8	0.6	80.2	157	0.02	0.09	6	68	4.8	0.56	102	1	2	97
	金糕条	100	300	0.6	0.6	73.0	10	0.02	0.08	10	42	6.3	0.41	91	1	2	97
	草莓酱	100	269	0.8	0.2	66.1	—	0.15	0.10	1	44	2.1	0.50	62	1	1	98
	金糕	100	177	0.2	0.3	43.4	3	0.18	0.07	4	49	1.8	0.1	54	0	2	98
	海棠脯	100	286	0.6	0.2	70.4	10	0.02	0.05	—	19	3.1	0.27	52	1	1	98
	苹果酱	100	277	0.4	0.1	68.7	—	0.28	0.02	1	2	1.3	0.08	52	1	0	99
	苹果脯	100	337	0.6	0.1	83.3	12	0.01	0.09	—	9	1.6	0.16	46	1	0	99
	麦芽糖	100	331	0.2	0.2	82.0	0	0.10	0.17	—	—	—	—	43	0	1	99
	桃酱	100	273	0.4	0.2	67.5	—	0.01	0.01	3	5	1.3	—	34	1	1	98
	苹果罐头	100	39	0.2	0.2	9.0	—	—	—	—	26	0.7	0.20	12	2	5	93
	梨罐头	100	33	0.5	0.2	7.4	—	0.02	0.04	—	2	0.03	0.19	11	6	5	89

表1－3－28　茶饮料类丰度表

类别	食物名称	食部 %	能量 kcal	蛋白质 g	脂肪 g	碳水化合物 g	维生素A μgRE	维生素B_1 mg	维生素B_2 mg	维生素C mg	钙 mg	铁 mg	锌 mg	丰度	供能比 %		
															N/Q	*U/Q*	*C/Q*
茶	红茶	100	294	26.7	1.1	44.4	645	—	0.17	8	378	28.1	3.97	404	36	3	61
	花茶	100	281	27.1	1.2	40.4	885	0.06	0.17	26	454	17.8	3.98	396	39	4	57
	绿茶	100	296	34.2	2.3	34.7	967	0.02	0.35	19	325	14.4	4.34	381	46	7	47
饮料	麦乳精	100	429	8.5	9.7	77.0	113	0.05	0.30	—	145	4.1	1.56	140	8	20	72
	浓缩橘汁	100	235	0.8	0.3	57.3	122	0.04	0.02	80	21	0.7	0.13	125	1	1	98
	沙棘果汁	100	44	0.9	0.5	8.9	—	—	—	8	10	15.2	0.08	115	8	10	82
	可可粉	100	320	20.9	8.4	36.5	22	0.05	0.06	—	74	1.0	1.12	79	26	24	50
	紫雪糕	100	228	2.6	13.7	23.6	26	0.01	0.03	—	168	0.8	0.60	66	5	54	41
	冰淇淋	100	127	2.4	5.3	17.3	48	0.01	0.03	—	126	0.5	0.37	46	8	38	54
	大雪糕	100	74	2.2	0.9	14.3	35	0.03	0.08	—	80	0.6	0.30	36	12	11	77
	红果汁	100	157	—	0.2	38.7	—	0.15	—	—	5	0.3	0.03	25	0	1	99

续表

类别	食物名称	食部 %	能量 kcal	蛋白质 g	脂肪 g	碳水化合物 g	维生素A μgRE	维生素B_1 mg	维生素B_2 mg	维生素C mg	钙 mg	铁 mg	锌 mg	丰度	供能比 %		
															N/Q	U/Q	C/Q
饮料	甘蔗汁	100	64	0.4	0.1	15.4	2	0.01	0.02	2	14	0.4	1.00	20	3	1	96
	柠檬汁	100	26	0.9	0.2	5.2	—	0.01	0.02	11	24	0.1	0.09	20	14	7	79
	冰棍	100	47	0.8	0.2	10.5	—	0.01	0.01	—	31	0.9	—	15	7	4	89
	巧克力豆奶	100	39	2.9	0.5	5.9	—	0.01	0.03	—	17	0.4	0.18	14	30	12	58
	橘子汁	100	119	—	0.1	29.6	2	—	—	2	4	0.1	0.03	12	0	1	99
	喜乐（乳酸饮料）	100	53	0.9	0.2	11.8	2	0.01	0.02	—	14	0.1	0.04	10	7	3	90
	杏仁露	100	46	0.9	1.1	8.1	—	—	0.02	1	4	—	0.02	8	8	22	70
	特制汽水	100	42	—	—	10.5	7	—	0.03	—	8	0.1	0.02	8	0	0	100
	鲜橘汁（纸盒）	100	30	0.1	—	7.4	3	0.04	—	—	7	0.1	0.01	7	1	0	99

表 1-3-29　　酒类丰度表

类别	食物名称	酒精含量 %	酒精重量 g	能量 kcal	蛋白质 g	脂肪 g	碳水化合物 g	维生素A μgRE	维生素B_1 mg	维生素B_2 mg	维生素C mg	钙 mg	铁 mg	锌 mg	丰度	供能比 %		
																N/Q	U/Q	C/Q
酒	啤酒	5.3	4.3	32	0.4	—	—	—	0.15	0.04	—	13	0.4	0.30	20	5	0	0
	黄酒	10.0	8.6	66	1.6	—	—	—	0.02	0.05	—	41	0.6	0.52	19	10	0	0
	白葡萄酒	11.9	9.4	66	0.1	—	—	—	0.01	0.04	—	18	2.0	0.02	19	1	0	0
	绍兴黄酒	15.0	12.1	85	—	—	—	—	—	0.04	—	15	1.3	0.39	16	0	0	0
	加饭黄酒	5.5	4.4	37	1.6	—	—	—	0.01	0.10	—	12	0.1	0.33	14	17	0	0
	江米酒	15.0	12.1	91	1.6	—	—	—	0.03	0.01	—	16	0.1	0.70	12	7	0	0
	葡萄酒	12.9	10.2	72	0.1	—	—	—	0.02	0.03	—	21	0.6	0.08	11	1	0	0
	红葡萄酒	13.2	10.5	74	0.1	—	—	—	0.04	0.01	—	20	0.2	0.08	8	1	0	0
	玫瑰香葡萄酒	15.0	12.1	85	0.1	—	—	—	—	—	—	31	0.3	0.15	7	0	0	0
	二锅头（58°）	58.0	50.1	351	—	—	—	—	0.05	—	—	1	0.1	0.04	5	0	0	0
	北京啤酒	5.3	4.3	32	0.4	—	—	—	—	0.03	—	—	—	0.29	4	5	0	0
	燕岭春	57.0	49.1	344	—	—	—	—	0.04	—	—	—	—	0.13	4	0	0	0
	五星啤酒	5.5	4.4	32	0.3	—	—	—	—	0.01	—	—	—	0.25	3	4	0	0
	曲酒（55°）	55.0	47.2	330	—	—	—	—	—	—	—	—	—	0	0	0	0	0
	小麦酒（50°）	50.0	42.4	297	—	—	—	—	—	—	—	—	—	0	0	0	0	0
	中华沙棘酒	10.0	8.1	57	—	—	—	—	—	—	—	—	—	0	0	0	0	0

表 1-3-30　　酱醋盐腐乳类丰度表

类别	食物名称	食部 %	能量 kcal	蛋白质 g	脂肪 g	碳水化合物 g	维生素A μgRE	维生素B_1 mg	维生素B_2 mg	维生素C mg	钙 mg	铁 mg	锌 mg	丰度	供能比% N/Q	供能比% U/Q	供能比% C/Q
酱醋盐	干酵母	100	356	47.6	1.7	37.6	—	6.56	3.35	—	106	18.2	—	905	53	4	43
	辣椒粉	100	203	15.2	9.5	14.2	3123	0.01	0.82	—	146	20.7	1.52	650	30	42	28
	芝麻酱	100	618	19.2	52.7	16.8	17	0.16	0.22	—	1170	50.3	4.01	641	12	77	11
	芥末	100	476	23.6	29.9	28.1	32	0.17	0.38	—	656	17.2	3.62	341	20	57	23
	五香粉	100	348	1.0	8.0	68.0	—	—	0.03	—	181	34.4	2.79	305	1	21	78
	花椒	100	258	6.7	8.9	37.8	23	0.12	0.43	—	639	8.4	1.90	222	10	31	59
	茴香籽	100	251	14.5	11.8	21.6	53	0.04	0.36	—	751	0.9	3.46	197	23	42	35
	花生酱	100	594	6.9	53.0	22.3	—	0.01	0.15	—	67	7.2	2.96	181	5	80	15
	辣椒油	100	900	—	100.0	0.0	38	—	—	—	—	—	—	155	0	100	0
	鲜酵母	100	106	2.6	—	23.9	—	0.09	0.18	—	9	7.1	3.08	98	10	0	90
	豆瓣辣酱	100	59	3.6	2.4	5.7	417	0.02	0.20	—	207	5.3	0.20	139	24	37	39
	胡椒粉	100	357	9.6	2.2	74.6	10	0.09	0.06	—	2	9.1	1.23	115	11	6	83
	黄酱（大酱）	100	131	12.1	1.2	17.9	13	0.05	0.28	—	70	7.0	1.25	108	37	8	55
	八角（大料）	100	195	3.8	5.6	32.4	7	0.12	0.28	—	41	6.3	0.62	102	8	26	66
	酱油	100	63	5.6	0.1	9.9	—	0.05	0.13	—	66	8.6	1.17	95	36	1	63
	香醋	100	68	3.8	0.1	13.0	—	0.03	0.13	—	37	2.9	7.79	95	22	1	77
	味精	100	268	40.1	0.2	26.5	—	0.08	0.00	—	100	1.2	0.31	78	60	1	39
	甜面酱	100	136	5.5	0.6	27.1	5	0.03	0.14	—	29	3.6	1.38	64	16	4	80
	醋	100	31	2.1	0.3	4.9	—	0.03	0.05	—	17	6.0	1.25	60	27	9	64
	熏醋	100	43	3.0	0.4	6.8	—	0.01	0.03	—	41	4.8	2.15	60	28	8	64
	番茄酱	100	81	4.9	0.2	14.8	—	0.03	0.03	—	28	1.1	0.7	29	24	2	74
	精盐	100	0	—	—	0.0	—	—	—	—	22	1.0	0.24	11	0	0	0
红白腐乳	糟豆腐乳	100	156	11.7	7.4	10.6	—	0.02	0.02	—	62	22.5	3.06	207	30	43	27
	桂林腐乳	100	204	7.3	11.3	18.2	22	0.03	0.06	—	302	10.2	2.62	162	14	50	36
	红酱豆腐	100	151	12.0	8.1	7.6	15	0.02	0.21	—	87	11.5	1.67	144	32	48	20
	臭豆腐	100	130	11.6	7.9	3.1	20	0.02	0.09	—	75	6.9	0.96	73	36	55	9
	白酱豆腐	100	133	10.9	8.2	3.9	22	0.03	0.04	—	61	3.8	0.69	70	33	55	12

表 1-3-31 干菜咸菜类丰度表

类别	食物名称	食部 %	能量 kcal	蛋白质 g	脂肪 g	碳水化合物 g	维生素A μgRE	维生素 B_1 mg	维生素 B_2 mg	维生素C mg	钙 mg	铁 mg	锌 mg	丰度	供能比 % N/Q	U/Q	C/Q
干菜	姜（干）	95	273	9.1	5.7	46.3	—	—	0.10	—	62	85.0	2.30	628	13	19	68
	香菜（脱水）	100	293	7.4	1.3	63.0	472	0.17	0.28	75	1723	22.3	1.71	569	10	4	86
	胡萝卜(脱水)	100	320	4.2	1.9	71.5	2875	0.12	0.15	32	458	8.5	1.85	564	5	5	90
	油菜（脱水）	100	299	7.6	0.6	63.0	577	0.33	0.19	124	596	19.3	4.78	495	10	2	88
	白菜（脱水）	100	286	6.2	0.8	63.5	—	0.24	—	187	908	13.8	4.68	466	9	3	88
	菠菜（脱水）	100	283	6.4	0.6	63.0	598	0.20	0.18	82	411	25.9	3.91	459	9	2	89
	蕨菜（脱水）	100	251	6.6	0.9	54.2	—	—	0.16	3	851	23.7	18.11	423	11	3	86
	大蒜（脱水）	100	339	13.2	0.3	70.9	—	0.29	—	79	65	6.6	1.98	199	16	1	83
	竹笋（干）	64	196	26.0	4.0	13.9	2	—	0.32	—	31	4.2	3.30	114	53	18	29
	葫芦条（干）	100	219	4.3	1.8	46.5	—	0.05	0.03	—	114	8.0	2.80	112	8	7	85
	百合（干）	100	343	6.7	0.5	77.8	—	0.05	0.09	—	32	5.9	1.31	92	8	1	91
	百合（脱水）	100	343	8.1	0.1	77.4	—	—	0.02	7	29	5.0	1.25	84	9	0	91
咸菜	冬菜	100	46	3.5	0.3	7.3	12	0.02	0.09	—	135	11.4	0.98	115	30	6	64
	腌雪里蕻	100	25	2.4	0.2	3.3	8	0.05	0.07	4	294	5.5	0.74	96	38	7	55
	酱大头菜	100	36	2.4	0.3	6.0	—	0.03	0.08	5	77	6.7	0.78	77	27	8	33
	酱八宝菜	100	72	4.6	1.4	10.2	—	0.17	0.03	—	110	4.8	0.53	73	26	18	56
	榨菜	100	29	2.2	0.3	4.4	82	0.03	0.06	2	155	3.9	0.63	72	30	9	61
	腌甘露	100	37	2.2	0.3	6.3	—	0.03	0.08	5	54	6.4	0.64	71	24	7	69
	萝卜干	100	60	3.3	0.2	11.2	—	0.04	0.09	17	53	3.4	1.27	71	22	3	75
	腌韭菜花	100	15	1.3	0.3	2.2	28	0.04	0.06	—	76	5.3	0.25	60	35	18	47
	酱萝卜	100	30	3.5	0.4	3.2	—	0.05	0.09	—	102	3.8	0.61	57	47	12	41
	辣萝卜条	100	37	1.4	0.5	6.7	17	0.03	0.06	—	118	3.3	0.34	52	15	12	73
	酱黄瓜	100	24	3.0	0.3	2.2	30	0.06	0.01	—	52	3.7	0.89	50	50	11	39
	酱蘑菇	100	121	5.4	0.2	24.3	—	0.05	0.15	—	30	1.8	0.54	46	18	1	81
	酱苤蓝丝	100	39	5.5	—	4.2	—	0.08	0.05	—	38	2.7	1.04	46	56	0	44
	腌芥菜头（水芥）	100	39	2.8	0.1	6.6	—	0.07	0.02	—	87	2.9	0.46	45	29	2	69
	甜酸藠头	100	97	0.5	0.5	22.6	—	—	—	—	68	4.2	—	44	2	5	93
	酱莴笋	100	23	2.3	0.2	3.1	—	0.06	0.05	—	28	3.1	0.42	38	40	8	52
	甜蒜头	74	114	2.1	0.2	25.9	—	0.04	0.06	—	38	1.3	0.44	33	7	2	91
	酸芥菜	100	17	1.2	0.1	4.9	—	0.01	0.10	—	51	1.4	0.56	30	28	5	67

表 1－3－32　　药食类丰度表

类别	食物名称	食部 %	能量 kcal	蛋白质 g	脂肪 g	碳水化合物 g	维生素A μgRE	维生素B_1 mg	维生素B_2 mg	维生素C mg	钙 mg	铁 mg	锌 mg	丰度	供能比% N/Q	供能比% U/Q	供能比% C/Q
药食两用植物	菊花	100	242	6.0	3.3	47.1	—	0.09	0.51	1	234	78.0	2.42	634	10	12	78
	枸杞子	98	258	13.9	1.5	47.2	1625	0.35	0.46	48	60	5.4	1.48	392	22	5	73
	红花	100	220	4.6	4.9	39.4	123	0.09	0.39	—	312	29.1	5.15	340	8	20	72
	乌梅	34	219	6.8	2.3	42.7	—	0.07	0.54	4	33	0.5	7.65	129	12	9	79
	枣仁	100	367	0.8	24.1	36.8	—	0.07	0.33	—	81	0.8	4.64	122	1	59	40
	肉豆蔻	100	465	8.1	35.2	28.9	—	—	0.26	—	42	1.3	1.53	112	7	68	25
	茯苓	100	16	1.2	0.5	1.7	—	—	0.12	—	2	9.4	0.44	77	30	28	42
	桃仁	100	429	0.1	37.6	22.5	—	—	—	—	—	—	—	63	0	79	21
	肉桂	100	199	11.7	2.7	31.9	—	0.01	0.10	—	88	0.4	0.23	48	24	12	64
药食两用动物	冬虫夏草（虫草）	100	292	20.9	4.7	41.5	—	0.37	0.70	2	197	66.5	4.87	619	29	14	57
	蝎子	100	177	26.2	4.7	7.5	—	0.03	1.09	—	120	30.8	26.71	515	59	24	17
	蚕蛹	100	230	21.5	13.0	6.7	—	0.07	2.23	—	81	2.6	6.17	277	37	51	12
	甲鱼（鳖）	70	118	17.8	4.3	2.1	139	0.07	0.14	—	70	2.8	2.31	101	60	33	7
	田鸡（青蛙）	37	93	20.5	1.2	0.0	7	0.26	0.28	—	127	1.5	1.15	96	88	12	0
	蛇	36	85	15.1	0.5	5.9	18	0.06	0.15	—	29	3.0	3.21	80	71	5	24
	田鸡腿（青蛙腿）	35	79	11.8	1.4	4.7	—	0.01	0.05	—	121	1.7	1.40	56	60	16	24

注：（1）本表主要根据1991年出版的《食物成分表》（全国代表值）、和《中国食物成分表2002》编制，并补充大量的计算数据（丰度和三大供能比）。

（2）%—百分比；kcal—千卡；g—克；mg—毫克；μgRE—微克视黄醇当量；*N/Q*—蛋白质供能比；*U/Q*—脂肪供能比；*C/Q*—碳水化合物供能比；—没有检测数据。

三、怎样应用丰度表

1. 使用说明

（1）食物分类一览表（表1－3－1）是综合分类表，要查找的食物营养成分，可分层次逐级查找，首先在食物分类栏内看它属于哪一大类，再找它属于哪一分类，而后在类别栏中查找，得知所在表编号，便可顺利快捷地找到所需食物的营养成分。举例说，查找黄瓜的营养成分，在常吃食物分类表1－3－1中，查蔬菜类中的瓜茄类，便知在表1－3－11瓜茄类丰度表中，可以找到它的各种营养成分和丰度值，黄瓜的丰度值居中下，它的维生素和矿物质的综合含量也居中下。

（2）分类食物丰度表，共有31张（表1－3－2至表1－3－32）。每一张食物丰度表中列出每一种食物的营养成分等项数据供查阅分析和配餐营养计算使用。

（3）分类食物丰度表是配膳的基础之一，要全面掌握且熟记，会用会分析，在配膳中才能做到熟能生巧。举例说，在配膳中常遇到维生素A缺乏的问题，首先想到植物中的胡萝卜素，翻开蔬菜类、根类蔬菜一页（见表1－3－7），胡萝卜位居榜首，除各种维生素和矿物质的种类较全面，含量较多外，维生素A含量高达688μgRE，是蔬菜中的佼佼者。胡萝卜色泽橙红、质地密实，是上好的配菜原料，但胡萝卜素是脂溶性维生素，只有溶于油脂中才能被人体吸收，所以胡萝卜不宜生吃，最好是放油炒，或放肉同烧。关于维生素A的含量，其次想到的是动物肝脏，查脏器类丰度表（表1－3－18），丰度值较高的是羊肝、牛肝、鸡肝、猪肝、鹅肝和鸭肝，这些肝脏所含各种维生素、矿物质都十分丰富，尤其是维生素A，平均值高达11135μgRE，但胆固醇含量也相当可观，平均值为319mg，仅次于蛋类的胆固醇含量，食用动物肝，要兴其利、驱其弊。

把猪肝制作成肝泥是危重病人康复期的营养佳品，既便于消化吸收，又能迅速高效补充营养。把少量肝剁碎，作配料加入丸子中，在配餐中能有效地提升维生素A、维生素B_2、铁、锌的含量，肝还是唯一能提供维生素C的动物性食品。肝虽好，但不宜多吃，因为长期吃肝且量多，容易造成维生素A在体内积蓄，产生维生素A过量的病症，也会形成胆固醇在体内过多积聚。

综上所述，分类食物丰度表既不同于“食物成分表”那样项目繁多且全面，又不同于“膳食宝塔”、“膳食金字塔”那样简单概括，“分类食物丰度表”在配膳中非常适用、方便，是配餐工作者强有力的工具和助手。

2. 对食物丰度表中内容的说明

① 丰度表中第一项“食部”栏内所列的数字，是从市场上购来的100g样品，去掉不可食的部分之后，所剩余可食部分的重量。表中其余各项营养素是100g可食部分的营养素含量。如果需要计算从市场上购来食物所含的营养素，请按照下列公式计算：

$$x = \frac{\text{市品食物重量} \times \text{食部} \times \text{营养素}}{100}$$

式中：市品食物重量——从市场上购来的市品重量（g）

食部——100g市品重量中剩余的可食部分重量（g）

营养素——100g可食部分的该项营养素含量（g）

x——市品食物重量中该项营养素含量（g）

举例说明：从市场上购来香蕉600g，剥掉皮吃香蕉，试问其蛋白质的含量是多少？

从市场上购来的香蕉，查表（见表1－3－15）每100g的可食部分59g，即食部59%，每100g可食部分中含蛋白质1.4g，600g香蕉所含蛋白质为：

$$x = \frac{\text{市品食物重量} \times \text{食部} \times \text{营养素}}{100} = \frac{600 \times 0.59 \times 1.4}{100} = 5\text{g}$$

再举一例：红烧鲤鱼，用料鲤鱼一条1500g，请计算其所含各项营养素的值，或者说吃一条1500g的鲤鱼能获取多少营养素？

从市场上买来1500g的鲤鱼，去鳃、去鳍、去鳞、开肚去内脏，洗净烹调成红烧鲤鱼，吃肉，去骨，去刺，从鱼类食物丰度表（见表1－3－19）中得知各项营养素数值，其食部54%，一条1500g鲤鱼含营养素：

能量 $$Q = \frac{1500 \times 0.54 \times 109}{100} = 883\text{kcal}$$

蛋白质 $$N = \frac{1500 \times 0.54 \times 17.6}{100} = 142.6\text{g}$$

脂肪 $U=\frac{1500\times 0.54\times 4.1}{100}=33.2g$

碳水化合物 $C=\frac{1500\times 0.54\times 0.5}{100}=4.1g$

维生素 A $VA=\frac{1500\times 0.54\times 25}{100}=203\mu gRE$

维生素 B_1 $VB_1=\frac{1500\times 0.54\times 0.03}{100}=0.24mg$

维生素 B_2 $VB_2=\frac{1500\times 0.54\times 0.09}{100}=0.73mg$

维生素 C $VC=\frac{1500\times 0.54\times 0}{100}=-$ （-未测定）

钙 $Ca=\frac{1500\times 0.54\times 50}{100}=405mg$

铁 $Fe=\frac{1500\times 0.54\times 1.0}{100}=8.1mg$

锌 $Zn=\frac{1500\times 0.54\times 2.08}{100}=16.85mg$

胆固醇 $Dan=\frac{1500\times 0.54\times 84}{100}=680mg$

蛋白质供能比 $4\times\left(\frac{N}{Q}\right)=4\times\frac{142.6}{883}=64\%$

脂肪供能比 $9\times\left(\frac{U}{Q}\right)=9\times\frac{33.2}{883}=34\%$

碳水化合物供能比 $\frac{C}{Q}=1-4\left(\frac{N}{Q}\right)-9\left(\frac{U}{Q}\right)=1-64\%-34\%=2\%$

② 维生素 A 的单位 μgRE，是指 100g 可食部分中含维生素 A 的 μg 视黄醇当量。这里的 μg 视黄醇当量中既可包含动物性食物中的维生素 A，也可包含植物性食物中的维生素 A 原（胡萝卜素）。

③ 丰度是 100g 可食部分中所含供能营养素、主要维生素和主要矿物质的丰满程度，简称丰度。

④ 供能比是指 100g 可食部分中所含供能营养素的能量与 100g 可食部分总能量的比值。

$$\frac{N}{Q}=\frac{\text{蛋白质供能}}{\text{能量}}=4\times\frac{\text{蛋白质}}{\text{能量}}$$

$$\frac{U}{Q}=\frac{\text{脂肪供能}}{\text{能量}}=9\times\frac{\text{脂肪}}{\text{能量}}$$

$$C/Q=\frac{\text{碳水化合物供能}}{\text{能量}}=4\times\frac{\text{碳水化合物}}{\text{能量}}$$

三大供能比相加值总等于 1，为了避免后位数的省略带来的误差，采用下式比较合理。

蛋白质供能比 $\frac{N}{Q}=\frac{\text{蛋白质供能}}{\text{能量}}$

脂肪供能比 $\frac{U}{Q}=\frac{\text{脂肪供能}}{\text{能量}}$

碳水化合物供能比 $\frac{C}{Q}=1-\frac{N}{Q}-\frac{U}{Q}$

三大供能比之和 $\frac{N}{Q}+\frac{U}{Q}+\frac{C}{Q}=1$

这里特别提醒，碳水化合物供能是指碳水化合物中可被消化吸收部分提供的能量，而不包括膳食纤维（不溶性纤维）。在《中国食物成分表（2002）》的食物成分表或有的营养计算器中，碳水化合物包括了膳食纤维，举例说，菠菜的100g可食部分中：能量24kcal、蛋白质2.6g、脂肪0.3g、碳水化合物4.5g、不溶性纤维1.7g。

计算三大供能比如果采用

$$\frac{N}{Q}+\frac{U}{Q}+\frac{C}{Q}=\frac{4\times2.6}{24}+\frac{9\times0.3}{24}+\frac{4\times4.5}{24}=0.4333+0.1125+0.7500=1.2958$$

显然是错误的。

正确的计算是

$$\frac{N}{Q}+\frac{U}{Q}+\frac{C}{Q}=\frac{4\times2.6}{24}+\frac{9\times0.3}{24}+\frac{4\times(4.5-1.7)}{24}=1.0125$$

对于畜、禽、鱼、虾、鳖、贝、蛋、奶，其中不含膳食纤维，上面的两个公式计算结果都相同。为了避免人为的差错，本书的食物丰度表中，碳水化合物中不包括膳食纤维，避免由此带来的一系列麻烦。

另外，计算供能比时，为了避免小数点后四舍五入带来的误差，只能取百分位的数，如菠菜的供能比

$$\frac{N}{Q}=\frac{4\times2.6}{24}=43\%$$

$$\frac{U}{Q}=\frac{9\times0.3}{24}=11\%$$

$$\frac{C}{Q}=1-\frac{N}{Q}-\frac{U}{Q}=46\%$$

⑤ 本丰度表中，为了避免查找食物的错乱和营养计算中的繁琐，同品种中的几种食物如果有其营养素平均值，一律用平均值代表，如苹果（平均值）包括：伏苹果、国光苹果、红富士苹果、金元帅苹果等，丰度表中苹果的营养素数值用几种苹果的平均值。

第四节 膳食结构

一、膳食应由合理的食物组成

人的健康同遗传、生活环境、体力活动、心理素质等诸多因素有关，但其中关系最为密切的因素是膳食结构和食物量。

每人每天的食物量主要由自身的体质和饮食习惯决定，根据具体人的性别、年龄、身高、体重、活动量大小的不同，进食量也各异。进食量受食物结构和食物营养成分的影响，配餐时应在进食量的允许范围内进行增减，通常参照本节二“食物量化表”确定。

人需要合理的膳食结构，它建立在科学的平衡膳食理论基础上。人经常吃的食物在表1-1-1中被划分成五大类。

(一) 粮薯类

粮薯类（表1－3－2～表1－3－5）包括粮谷、杂豆、小吃糕点、方便食品和薯芋淀粉。

① 粮谷类包括粗粮（如标准粉、粗碾的稻米等）、细粮（如精米、精白面、糯米等）和杂粮（如黑米、小米、薏米、燕麦、莜麦、荞麦、大麦、玉米等）。粮谷中含有丰富的碳水化合物，是人体获取能量的主要食物来源。粮谷中的蛋白质含量在8%～15%，约占膳食蛋白质总供给量的1/3。粗粮没有经过精细加工，保留了谷粒中相当一部分的谷膜、谷胚。粗粮含有丰富的维生素 B_1、维生素 B_2、维生素E、烟酸和少量的油脂。

② 薯芋类（红薯、木薯、土豆、山药、凉薯等）既是主食又是蔬菜，薯芋类除含有丰富的淀粉、蛋白质（含量1%～2.5%）、膳食纤维，还含有丰富的胡萝卜素、维生素C以及较多的矿物质钙、铁、锌。

③ 杂豆类如可粮豆混食的红小豆、绿豆、芸豆、豌豆、蚕豆等，在计算主食重量时归为主食。杂豆含有丰富的维生素 B_1、维生素 B_2 和钙、铁、锌。

人平均每天食用主食：粮谷（包括杂豆）320～460g，薯芋100～130g，占总食量的28%。

(二) 蔬果类

1. 蔬菜类

蔬菜（表1－3－6～表1－3－12）可分为：叶茎薹花、野生蔬菜、鲜豆、瓜茄、根类蔬菜、葱姜蒜、菇菌藻等。蔬菜的类别不同，所含的营养成分差异明显。

① 嫩叶嫩茎类：它们一般含有丰富的维生素和矿物质，特别是胡萝卜素和维生素C，在众多蔬菜中名列榜首。

② 薹花类：薹花是植物生长抽薹开花的部位，其营养素含量一般低于叶菜而高于菜用瓜和根类蔬菜。

③ 茄果类：茄果类虽维生素和矿物质含量齐全，但其丰富程度不及嫩叶嫩茎。

④ 菜用瓜：菜用瓜含水分高，多数有消暑利尿之功效，相对来说，菜用瓜中各种营养素的含量都较低，但南瓜却含有丰富的胡萝卜素。

⑤ 野生蔬菜：想当初人类的祖先，生活在洪荒原野，茹毛饮血，采鲜果，摘野菜，进山洞，睡地铺，体格健壮有力，在与野兽的格斗中屡屡获胜，没有营养不良、缺乏身体锻炼一说。现在看来，地球先民体内所需的维生素、矿物质以及具有抵抗疾病、保健功能的植物化学物质大多来源于野菜、鲜果，如今的人把老祖先吃野菜的生活习惯忘得差不多了，只有非洲少数居民仍保留着古老的饮食习性。从表1－3－9看出，野生蔬菜类与其他蔬果相比，其丰度值都很高，野生蔬菜的品种也很多，我们应该大力提倡种植野菜，吃野菜。

⑥ 荚果（见表1－3－10鲜豆类）：这类蔬菜大多蛋白质含量较高，维生素 B_1、烟酸和锌的含量比一般蔬菜多。荚果既具有蔬菜的品味和优点，又具有鲜豆类的特长。

⑦ 根类蔬菜：它们是植物的地下贮藏部位，含碳水化合物（淀粉）较多，维生素和矿物质的含量一般，唯有胡萝卜含有丰富的胡萝卜素。

⑧ 菇、菌类：菇、菌类含有多量的优质蛋白质，其中的游离氨基酸、核苷酸是鲜味物质。菇、菌类食物含有较多的核酸，对增强体质和防止衰老具有功效，含铁和锌也甚高。菇、菌类所含多糖有降低血糖和胆固醇的效果。

⑨ 海藻类：常见的有海带、紫菜、裙带菜、石花菜。海藻中含有大量的褐藻胶、钙、

铁、锌、碘，有降血脂、降胆固醇、预防血栓形成的保健作用。

⑩ 葱姜蒜：葱姜蒜一般作为烹调中的调味料，它们本身也含有多种保健成分。

平均每人每天食用蔬菜420~580g，占总食量的31.5%（28%~35%）。

2. 果品类

果品类（表1-3-13~表1-3-15）中的大部分是鲜果、鲜瓜，经晾制后称为干果。

① 水果中的鲜果、鲜瓜含有较高的糖分和芳香气味，色泽亮丽，吃起来香甜味美。水果中的葡萄糖、果糖，不必消化分解就可直接被吸收利用。鲜果、鲜瓜能诱发食欲，促进消化，帮助排除胆固醇。鲜果、鲜瓜与蔬菜的营养成分相比，以维生素、矿物质计算，鲜果、鲜瓜低于嫩叶嫩茎、薹花，鲜果与茄果相当，鲜瓜与菜用瓜相当。鲜果、鲜瓜生吃，维生素C没有损失，蔬菜大多是熟食，维生素C损失严重。鲜果、鲜瓜是蔬菜的最佳补充和替代品，因此深受人们的青睐。

② 干果（如葡萄干、杏干、梅干、蜜枣等）是经晾制而成的干品，维生素C和胡萝卜素几乎丧失殆尽，其他营养素高度浓缩，如维生素（B_1、B_2）、矿物质（钙、铁、锌）的含量十分丰腴。干果中的糖汁经浓缩，吃起来蜜甜。它们常作为零食等很受欢迎。

在配膳中，果品多制作成甜品或作为冷菜中的配料，虽用量有限，却可以有效地提升膳食中某些营养素短项。壳果、种子放在纯能调味大类中，见表1-3-26。

在日常膳食中每人每天供给量，果品130~180g，占总食量的10%（8%~12%）。

（三）肉蛋类

① 肉类泛指畜类（表1-3-16）、禽类（表1-3-17）、脏器类（表1-3-18）、水产动物类（表1-3-19~表1-3-21）。

畜肉、禽肉、水产动物、动物内脏等动物性食物是优质蛋白质、脂溶性维生素和矿物质的良好来源。动物蛋白质的氨基酸组成更适合人体需要，且赖氨酸含量较高，有利于补充植物性蛋白质中赖氨酸的不足。肉类中铁的利用较好，鱼类特别是海产鱼所含不饱和脂肪酸有降低血脂和防止血栓形成的作用。动物肝脏含维生素A极为丰富，还含有维生素B_{12}、叶酸等。但有些脏器如脑、肝、肾等所含胆固醇相当高，对预防心血管系统疾病不利。现在我国相当一部分城市和大多数农村居民平均吃动物性食物过多，吃谷类和蔬菜不足，对健康不利。

肥肉和荤油为高能量和高脂肪食物，且多为饱和脂肪酸，摄入过多往往会引起肥胖，是引发心脑血管疾病和代谢性疾病的危险因素，应当少吃。猪瘦肉、鸡、鱼、兔、牛肉等动物性食物含蛋白质较高，脂肪较低，应大力提倡吃这些食物。

一般人每天平均供给量：畜禽肉55~75g，占总食量的4%；水产动物65~85g，占总食量的5%。

② 蛋类（表1-3-22）：蛋类不管是哪一种，其结构组成和营养成分含量基本相似。蛋由蛋壳、蛋清、蛋黄组成，蛋壳重量约占全蛋的11%，蛋中的蛋白质含量为13%~15%，其蛋白质几乎能被人体完全吸收。它不但含有人体所需要的各种氨基酸，而且其氨基酸组成模式与人体蛋白质的氨基酸组成模式十分相近。因此，蛋类中的蛋白质是人类最理想的优质蛋白质。

蛋中的脂肪都集中在蛋黄中，含量约为11%，这种脂肪呈乳化颗粒状态，有利于人体的消化和吸收，而且占一半以上为卵磷脂、胆固醇和卵黄素，对神经系统及身体发育成长有很大好处，是婴幼儿和青少年成长特别需要的物质。蛋黄中含有丰富的维生素（A、D、B_1、B_2），蛋中所含的矿物质主要为铁、钙、磷。

美中不足的是蛋黄中的胆固醇含量偏高，每100g蛋液中含585mg。老年人不可多食。

一般人每天平均供给量：蛋类30～40g，占总食量的2.2%（1.9%～2.5%）。

（四）豆奶类

1. 豆类

豆类（表1－3－3、表1－3－10、表1－3－23）包括鲜豆、干豆（杂豆、大豆）和豆制品。

① 鲜豆类（毛豆、鲜蚕豆、鲜豌豆、长豇豆、豆角、油豆角、四季豆、扁豆、荷兰豆、绿豆芽、黄豆芽、豌豆苗）既具有豆类的特点，也具备了新鲜蔬菜的一切特征，它们含有的蛋白质、维生素B_1、维生素B_2和烟酸比一般蔬菜多。鲜豆类的矿物质钙、铁、锌含量也十分丰富。

② 干豆类（黄豆、青豆、黑豆、红小豆、绿豆、蚕豆、豌豆、白芸豆、红芸豆、虎皮芸豆、豇豆、扁豆）分属大豆和杂豆两类。大豆包括黄豆、青豆、黑豆，除此之外皆属杂豆。大豆所含蛋白质是量大质优，可与瘦肉、蛋类媲美。大豆中含有丰富的不饱和脂肪酸、磷脂、豆固醇、大豆低聚糖、大豆异黄酮等营养保健因子，对降低血脂和胆固醇、预防冠心病、骨质疏松、更年期综合征、抑制肿瘤具有重要的营养保健作用。大豆中还含有丰富的维生素B_1、维生素B_2、烟酸和钙。杂豆类所含蛋白质、B族维生素、钙、铁、锌量仅次于大豆而高于粮谷类。杂豆中含有丰富的赖氨酸，可大大提高粮豆混食的营养价值。在营养计算中，杂豆划入粮薯类中。

③ 豆制品主要是大豆制品，其他杂豆制品也不少。豆制品是利用干豆的再制性强来完成的。干豆可制成粉、沙、馅、浆、汁、乳、块等，它们都具有原来豆类的营养特征，经过加工更便于消化、吸收。

2. 奶类

奶类（表1－3－25）有牛奶、酸奶、羊奶、牦牛奶及奶制品。牛奶的营养全面而均衡，其特点是所含蛋白质为优质蛋白，适宜构成人体组织和促进生长发育。牛奶中的脂肪熔点低、颗粒小、分散，很容易被人体消化吸收。牛奶中所含乳糖在人体内有调节胃酸、促进肠蠕动和帮助消化腺分泌的作用。有的人饮牛奶后易出现腹胀、泻肚，而且来势急猛，这是乳糖造成的，最好改喝酸奶，肠道中的乳酸菌繁殖能有效地分解乳糖。牛奶用馒头或面包泡着吃不易泻肚。晚餐后喝奶，有安神催眠作用。牛奶还为人体提供大量的钙、维生素A、维生素D。

壳果、种子中含有多量的植物油和矿物质，所以在营养计算中，将其归属到纯能类。壳果和种子中的脂肪多数是人体所必需的不饱和脂肪酸，并含有卵磷脂，是神经系统所需的重要物质，所含蛋白质量多而质优。

豆奶类占总食量约17%，重约270g。

（五）纯能调味类

纯能调味类包括纯能类、调味类。

1. 纯能类

纯能类（表1－3－26～表1－3－29）包括油脂、糖、蜜饯、茶、饮料、酒。

① 油脂是富含能量的营养物质，食用油脂按来源可分为植物油和动物脂肪。植物油来自植物的种子，经加工而成；动物脂肪主要来自动物的体脂、乳脂等。食用油脂中含有不饱和脂肪酸、饱和脂肪酸和类脂。类脂包括磷脂和固醇，植物油中的不饱和脂肪酸含量多，含有较丰富的维生素 E，还含有一定量的磷脂和植物固醇。而动物脂肪中的饱和脂肪酸含量多，并含有胆固醇。

② 糖类有：白砂糖、绵白糖、红糖、冰糖、蜂蜜等。糖极易溶解于水，糖主要含碳水化合物。

③ 酒水包括各种酒和饮料。

2. 调味类

调味类（表 1－3－30～表 1－3－32）是指自身具有较强味感，烹饪中能提供或改善食品滋味的一类原料。它们含有特殊成分，与原料中的物质发生理化作用，虽用量不多，却能改变原料的色泽、滋味。

调味料主要分：咸味调料、甜味调料、酸味调料、鲜味调料、辛香调料等。

纯能调味类虽用量不大，每天的膳食中离不了，其用量很难准确统计，在一般的膳食中，纯能调味品占总食量的 2.5%，约 40g。

二、食物量化表

每人每天食物量化表见表 1－4－1。

表 1－4－1　　每人每天食物量化表

食物供给重量比及其重量	食物分类	各类食物的营养特点
粮薯类 27.5% 360～500g 其中： 粮谷 340～460g 薯芋 100～130g	粮谷	含碳水化合物、蛋白质、膳食纤维及 B 族维生素，钙、铁吸收率低
	薯芋	含碳水化合物、蛋白质、膳食纤维、B 族维生素、胡萝卜素、维生素 C、矿物质（钙、铁、钾）
蔬果类 42% 550～745g 其中： 蔬菜 420～580g 果品 130～180g	蔬菜	含胡萝卜素、维生素 B_2、维生素 C、叶酸、矿物质（钙、磷、钾、镁、铁）、膳食纤维及植物化学物质，红、黄、绿等深色蔬菜中维生素含量更丰富
	果品	水果中除含维生素、矿物质外，还含葡萄糖、蔗糖、果糖、果酸、果胶。红、黄色水果多含维生素 C 和胡萝卜素。干果富含蛋白质、脂肪、维生素和矿物质
肉蛋类 11% 150～200g 其中：畜禽 55～75g 水产动物 65～85g 蛋 30～40g	畜禽	畜禽富含优质蛋白质、动物脂肪、维生素（B_1、B_2）和矿物质（铁、锌、磷）。动物内脏中维生素（B_1、B_2）和矿物质（铁、锌）含量更高，但其胆固醇含量比肥肉高。动物的矿物质吸收率高
	鱼虾	水产动物肉质细嫩，脂肪含量低，而且为不饱和脂肪酸，是最佳的蛋白质来源。水产动物尤其是虾、蟹、贝类，是钙、铁、锌的丰富宝库。部分水产动物（虾、蟹类）的胆固醇含量很高
	蛋	含优质蛋白质、矿物质（钙、铁、锌、磷）、维生素（A、D、B_1、B_2）、卵磷脂和胆固醇。蛋黄的胆固醇含量和吸收率都很高

续表

食物供给重量比及其重量	食物分类	各类食物的营养特点
豆奶类 17% 230 ~ 310g	豆	富含优质植物蛋白质、不饱和脂肪酸、卵磷脂、矿物质（钙、铁、硒）、维生素（B_1、B_2、E、K）、尼克酸及生物活性物质，不含胆固醇
其中： 大豆制品 30 ~ 50g 壳果、种子 8 ~ 12g	壳果种子	壳果和种子所含营养素高度浓缩，如维生素（B_1、B_2）、矿物质（钙、铁、锌）、油脂（不饱和脂肪酸、卵磷脂、脑磷脂）、蛋白质量多而质优
奶 190 ~ 260g	奶	含优质蛋白质、奶脂肪、矿物质（钙、锌、磷）、维生素（A、D、B_1、B_2）、卵磷脂，含钙量高，钙的吸收利用率也高
纯能调味类 2.5%， 34 ~ 46g	纯能	植物油、动物脂、糖所含能量高
其中：油 26 ~ 35g 糖 8 ~ 11g	调味	调味品大体可分为副食类、蔬菜类、香料类、油脂类、酒类及合成类。在营养计算中，除计算其油脂和糖的含量外，其余不计算
合计 1329 ~ 1801g		—

该表将 6 岁以上人群膳食重量的平均值定量化，把各分类食物平均重量相加，得出每人每天摄入食物总重量平均值为 1565g，每类食物平均重量除以食物平均总重量，即为该类食物供给重量百分比。

三、如何理解食物量化表

食物量化表是以各类人群或个人每天需要食物种类的重量和各类食物比例的合理范围为中心，进一步阐述各类食物的营养特点。

从食物量化表（见表 1 - 4 - 1）衍生出每人每天的推荐食量［见式（1 - 1 - 1）］、每人每天按能量估算各类食物推荐量（表 1 - 2 - 3）、每人每天营养素推荐摄入量（见表 1 - 1 - 1）。这三张表及相关的知识为科学配餐、营养计算和合理膳食奠定了坚实的基础（见图1 - 4 - 1）。这里特别指出，采用每人每天估算、核算各类食物重量（见表 1 - 1 - 4），审查符合食物量化表的合理膳食结构，不仅满足了每人每天营养素推荐量的要求，而且包含了人体需要的其他营养素，如食物中的水分、膳食纤维、植物化学物质，以及食物丰度表中未表述的维生素、矿物质和微量元素。有的人片面地理解食物量化表，认为只要吃进一定能量的食物，满足每人每天营养素推荐量的需要就是科学配餐、平衡膳食。其实不然，食物量化表还强调每人每天需要的食物种类和各类食物的比例。举例说，缺少大豆制品，大豆中所含的植物优质蛋白质、不饱和脂肪酸、卵磷脂、矿物质（钙、铁、硒）、维生素（B_1、B_2、E、K、烟酸）及生物活性物质，用肉、蛋、奶、粮、薯是无法完全顶替的。又如缺少蔬菜、水果，吃再多的肉、蛋、奶、豆、粮谷也无法获取人体所需要的维生素 C、胡萝卜素、膳食纤维和植物化学物质。

在每人每天的配餐与营养计算中，在食物量化表的统一协调下，膳食的食物组成按能量估算各类食物重量，按能量分配膳食营养素推荐量，三者形成互补互衬的整体，回过头来看看，目前世界各国的营养配餐与营养计算，都没有做到这一点，所以都存在或多或少的缺陷和不完善性。当然食物量化表仍然存在许多不足，仍有继续补充、改进的空间。

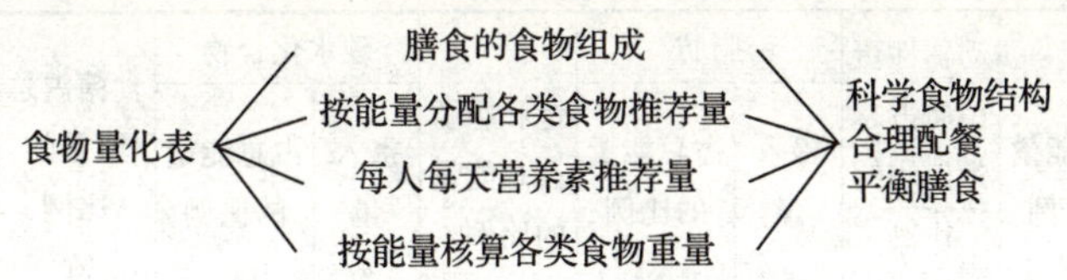

图1-4-1 食物量化表和膳食的关系

根据食物量化表制定的每人每天营养素推荐量（见表1-1-1）是否正确、合理，从表1-4-2中可以看出。表中列举了10种每人每天营养素推荐摄入量，有联合国粮农组织标准、英国国家标准、日本厚生省标准、美国食品与营养委员会标准、中国营养学会标准、地球居民通用标准。中、日、美每人每天营养素推荐摄入量中，差异最大的是三大供能比，参看中、日、美膳食构成中能量组成及三大营养素分配表（见表1-4-3）和中、日、美每人每月食物供给量（见表1-4-4）。从营养学统计资料看，美国人的膳食构成中，蛋白质偏低（为12%）、脂肪偏高（30%以上），碳水化合物偏低，肉鱼蛋比中国标准高一半，油糖纯能类食物高数倍，粮豆少一半，其结果是高血压、心脏病、高血脂、肥胖病、糖尿病、癌症的比例上升，寿命下降。从表1-4-3中可以发觉地球居民通用标准二套的三大供能比为碳水化合物:蛋白质:脂肪=59%:16%:25%，三大供能营养素的重量比为3.7:1:0.7，这个比例最理想，按此模式配餐，确实能促进人体发育成长，增强体质、减少疾病、延年益寿。俗话说“一方水土产一方物，一方物产养育一方人”，所以食物量化表非一成不变，它可作灵活调整，适应各方水土、各方民众。

表1-4-2 每人每天营养素推荐摄入量

时间 年	能量 kcal	蛋白质 mg	脂肪 mg	碳水化合物 mg	维生素A μgRE	维生素B_1 mg	维生素B_2 mg	维生素C mg	钙 mg	铁 mg	锌 mg	备注
1988	2400	75	66.7~80	345~375	800	1.2	1.2	60	800	12	15	中国营养学会
2000	2400	75	53~80	330~390	800	1.4	1.4	100	800	15	15	中国营养学会
2007	2400	87.6	75.0	333.2	1110.8	1.5	1.5	194.2	805	28.6	14.4	中国营养学会
1973	2350	76			720	1.0	1.4	20	700	18		联合国粮农组织
1977	2350	20			575	0.9	1.4	20	700	10		联合国粮农组织
1975	2350	53			750	0.8	1.6	30	500	10		英国
1975	2400	80			1500	0.9	1.3	50	700	12		日本厚生省
1980	2400	56			1000	1.4	1.7	60	1200	18	15	美国食品与营养委员会
推荐量	2400	84	66.7	366	1800	1.4	1.4	100	800	15	15	地球居民通用标准（一套）
推荐量	2400	96	66.7	354	800	1.4	1.4	100	800	15	15	地球居民通用标准（二套）

表 1-4-3　　　中、日、美膳食构成中能量组成及三大营养素分配表

	能量	蛋白质		动物性蛋白质占总蛋白质的比例	脂肪		饱和脂肪占总能量的比例%	碳水化合物		食糖占总能量的比例	碳水化合物:蛋白质:脂肪	备注
	kcal	摄入量 g	占总能量的比例 %	%	摄入量 g	占总能量的比例 %		摄入量 g	占总能量的比例 %	%		
中国	2400	87.6	14.7	63.6	75.0	28.3	低	333.2	55.8	1.6	3.8:1:0.9	膳食指南 2008 年
中国	2465	64.4	10.5	10	29.9	10.9	低	484	78.6	1.6	7.5:1:0.5	据 1980 年报道
中国	2500	70	11.0	10～16	50	18.0	低	450	71.0	1.6	6.4:1:0.7	陈学存教授资料预测 1985 年
中国	2700	80	12.0	48	57～60	19.0～20.0	低	440～460	68.0	2.4	5.6:1:0.7	预测 2000 年
日本	2200	80	14.0	50	55	23.0	11	345	63.0	8～12	4.3:1:0.7	陈学存教授资料
日本	2400	87	14.0	50	61	23.0	11	378	63.0	8～12	4.3:1:0.7	陈学存教授资料
美国	2400	71	12.0	未定	80.0	30.0	10	348	58.0	10	4.9:1:1.1	陈学存教授资料
美国	2700	80	12.0	未定	90.0	30.0	10	395	58.0	10	4.9:1:1.1	陈学存教授资料
美国	3350	100	12.0	70	160	42.0	16	380	46.0	18	3.8:1:1.6	美国建议
基斯学说	2400	96	16.0	未定	40	15.0	4	414	69.0	10	4.3:1:0.4	基斯建议
一套	2400	84	14	33	66.7	25	8	366	61	2	4.4:1:0.8	地球居民通用标准
二套	2400	90	15	36.5	66.7	25	8	360	60	2	4.0:1:0.74	地球居民通用标准
三套	2400	96	16	40	66.7	25	8	354	59	2	3.7:1:0.7	地球居民通用标准

表1-4-4　　中、日、美每人每月食物供给量　　单位：斤/每人

国名	时　间	粮食	大豆	肉类	鱼类	蛋类	食油	蔬菜	水果（瓜）	食糖	牛奶	备　注
中国	1980年	35		1.84	0.75	0.5	0.75	15.3	1.1	0.6	0.25	据《世界农业》、《农业现代化探讨》
	1985年	30	1~2	2~2.3	1~1.5	1	0.6~	30	4~5	0.6		据徐达道、陈学存资料（预测）
	2000年	23~27	1~2.5	3~5	2	2	1~1.5	20	6	1	3	预测
日本	1975~1977年	23		4.3	10.7	2.7	2	18	12	4	5.6	据《世界农业》
美国	1975~1977年	13		19	1.3	2.7	4.5	17	18	9	25.3	据《世界农业》

注：1斤=500g。

四、多种膳食结构

时至今日，地球上已有几十个国家公布了自己的膳食指南，如中国居民膳食指南1998年和2007年版本、美国的膳食指南、英国的饮食指南、法国的饮食新建议、日本的健康饮食生活方针、新加坡的饮食指南、新西兰的膳食指导方针、联合国粮农组织的每人每天摄入量标准等。仅在中国营养健康指南就多达数套。

配餐是把营养知识有效地用于广大民众膳食的各种膳食结构，而不是生搬硬套饮食指南的食物结构模式，把广大民众的配餐归一化。试问地球上的百岁寿星有几个是按照饮食指南的结构模式生活的；试想人类生活在不同地域、不同国家、不同自然环境、不同季节、不同经济条件，不都是一方水土，养育一方人吗！每一个人在不同场合，其饮食结构也大相径庭，如宴席餐、节日庆典餐、日常餐、偏荤餐、偏素餐、素食餐等。营养配餐的关键在于，要理解现实存在的多种膳食结构，而实行科学配餐。

配餐的目标是符合人体需要的营养标准，满足平衡膳食的食物结构（可能是多种多样的），其目的是减少疾病、促进健康、延年益寿。

制定多种膳食结构的通用途径是：确定一个人一天所需的能量、进食的各类食物能量比合理，制定的食谱应满足营养素和食量的需求。具体做法如下：

（1）稳定蔬果类的推荐能量比。蔬菜含胡萝卜素、维生素B_2、维生素C、叶酸、矿物质（钙、磷、钾、镁、铁）、膳食纤维、天然抗氧化物、活性保健物。水果除含相应维生素、矿物质外，还含有葡萄糖、蔗糖、果糖、果酸、果胶。

（2）提供能量的碳水化合物、蛋白质、脂肪主要分布在粮薯类、肉蛋类、豆奶类和纯能类食物中。先把油脂食物所含脂肪的能量比稳定在某一范围，粮薯类的能量比提高，必然要相应地降低肉蛋类、豆奶类食物的能量比。粮谷含碳水化合物、蛋白质、膳食纤维及B族维生素，钙、铁吸收率低。薯芋富含碳水化合物、蛋白质、膳食纤维、B族维生素、胡萝卜素、维生素C、矿物质（钙、铁、钾）。反之，粮薯类的能量比降低，势必要

相应地提高肉蛋类、豆奶类食物的能量比。畜禽肉富含优质蛋白、动物脂肪、维生素（B_1、B_2）、矿物质（铁、锌、磷），动物内脏的维生素（A、B_1、B_2）和矿物质（铁、锌）含量更高。水产动物的肉质细嫩，脂肪含量低，而且是不饱和脂肪酸，是最佳的蛋白质来源，是钙、铁、锌的丰富宝库。蛋含优质蛋白，矿物质（钙、铁、锌、磷）、维生素（A、D、B_1、B_2）、卵磷脂、胆固醇。肉蛋 $\frac{0.817g}{kcal}$ 相当于豆奶 $\frac{1.259g}{kcal}$，在配餐中可以相互借用、转换。

如果把粮薯、肉蛋、豆奶的能量比合计在一起，提高纯能类食物（油脂、糖）的能量比，必然要相应地降低粮薯、肉蛋、豆奶的能量比。油脂每克含能 9kcal、糖每克含能 4kcal 是高能量食物，其含的维生素、矿物质几乎为零，提高纯能食物的能量比，就意味着降低了膳食中维生素、矿物质、膳食纤维等营养素的含量。从纯能角度有时视油脂 $\frac{0.111g}{kcal}$ 相当于糖 $\frac{0.25g}{kcal}$，在配餐中可以相互借用、转换。

（3）本书第三章第二节宴谱配餐，包括中餐、清真餐、素餐、西餐等各种餐型，在每一宴谱与营养计算表后附有一张按能量分配、核算各类食物重量表，统计出宴谱中各类食物的重量、各类食物的重量比、各类食物的能量比，由此可以清晰地看出各个宴谱的食物结构差异。

在这里介绍素食套餐（979）4 人量的配餐、营养计算，分析全过程。（见表 1－4－5、表 1－4－6）作为一个例子。这个例子说明，没有吃鱼肉一样可以科学地配餐，一样可以达到目标，只是要顺乎自然，合乎自然就好。

素食套餐（979）4 人量

芹菜炒胡萝卜

原料：芹菜 200 克、胡萝卜 100 克。葱花、姜丝、盐、味精、植物油各适量。

制作：（1）芹菜择洗干净，切成段，胡萝卜洗净，切成长条，芹菜、胡萝卜，分别入开水锅中焯一下，捞出沥水。

（2）炒锅上火烧热，用葱花、姜丝炝锅，先放入胡萝卜煸炒，再放入芹菜，少许水，盐、味精，炒匀装盘即可。

特点：两色相间，脆嫩可口。

菊花菜烧豆腐

原料：菊花菜（乌菜）300 克，豆腐 250 克，水发木耳 25 克。葱花、姜丝、酱油、盐、味精、植物油各适量。

制作：（1）菊花菜切去根盘、洗净切段；豆腐切成块。

（2）锅上火烧热放油，用葱花、姜丝爆香，放入菊花菜翻炒几下，放入清汤、盐、酱油。开锅后放入豆腐烧入味，加味精，装盘即成。

特点：豆腐鲜嫩，菊花菜清新。

香菇油菜

原料：香菇 200 克、油菜 200 克、腐竹 100 克。葱花、姜丝、盐、味精、胡椒粉、植物油、湿淀粉各适量。

制作：(1) 腐竹用温水泡开，切成4厘米的段，放入沸水中，加盐、料酒、味精煮一下，盛入盘中；香菇洗净，切成大片，放入沸水中煮透，捞出盛入盘中；油菜择洗干净，切成段，放入沸水中焯一下，捞出盛入盘中。

(2) 锅上火烧热放油，用葱花、姜丝炝锅，把腐竹、香菇、油菜倒入锅中，加入盐、味精、胡椒粉翻炒均匀。烧开后用湿淀粉勾芡，收稠汤汁，装盘即成。

二米饭

原料：黑米300克、小米300克。

制作：将黑米、小米分别淘洗干净，先把黑米放入清水锅中煮开，改小火煮至半熟，加入小米，用锅铲贴锅底拌匀，调好水量，盖严锅盖，焖至饭熟。

特点：黑中透亮，饭香可口。

表1-4-5　素食套餐 (979) 4人量营养计算

餐饮	食谱	原料 g	周平均营养素		供给量	推荐量
			食量	g	758	650
	芹菜炒胡萝卜	芹菜茎200、胡萝卜100	能量	kcal	979	1000
	菊花菜烧豆腐	菊花菜（乌菜）300、豆腐250 水发木耳25	蛋白质	g	36	37.5
			脂肪	g	26.9	27.8
	香菇油菜	香菇200、油菜200、腐竹100 植物油55	碳水化合物	g	147.8	150
	二米饭 水果	黑米300、小米300 梨1000	维生素A μgRE		406	333
			维生素B_1	mg	0.71	0.58
			维生素B_2	mg	0.59	0.58
			维生素C	mg	75	42
			钙	mg	430	333
			铁	mg	16	6.25
			锌	mg	8.31	6.25
			胆固醇	mg	0	300
			能量比%	蛋白质	15	15
			能量比%	脂肪	25	25
			能量比%	碳水化合物	60	60

表1-4-6　　表1-4-5按能量分配、核算各类食物重量

<table>
<tr><td rowspan="2">食物分类</td><td colspan="2">粮　薯</td><td colspan="2">蔬　果</td><td colspan="2">肉</td><td>蛋</td><td>豆奶</td><td colspan="3">纯能调味</td><td rowspan="2">合计</td></tr>
<tr><td>粮谷</td><td>薯芋</td><td>蔬菜</td><td>果品</td><td>畜禽</td><td>鱼虾</td><td>蛋</td><td>豆奶</td><td>油脂</td><td>糖</td><td>调味品</td></tr>
<tr><td>重量　g</td><td colspan="2">150</td><td colspan="2">506</td><td colspan="3">0</td><td>88</td><td colspan="3">14</td><td>758</td></tr>
<tr><td>重量比%</td><td colspan="2">19.8</td><td colspan="2">66.8</td><td colspan="3">0</td><td>11.6</td><td colspan="3">1.8</td><td>100</td></tr>
<tr><td>能量比%</td><td colspan="2">53</td><td colspan="2">17.5</td><td colspan="3">0</td><td>17</td><td colspan="3">12.5</td><td>100</td></tr>
</table>

分析：表1-4-5是4人量的素食套餐，三菜一主食一水果的通常素食，经过配餐与营养计算，全面达到推荐量的要求。从按能量分配、核算各类食物重量表中，看到五大类食物的能量分配比：粮薯53%、蔬果17.5%、豆类17%、油脂12.5%，畜禽、鱼虾、蛋奶皆为零。

为了更全面的反映本素食套餐列出其他营养素含量，供读者参考：膳食纤维16.6g、烟酸10.6mg、维生素E23.2mg、磷734mg、钾1236mg、镁297mg、硒14.45μg、铜2.83mg、锰3.83mg。

地球上众僧众尼云云，1千多年来都吃素为生，不也生活过来了吗！由此可见，多种膳食结构的社会广泛性和时间久远。不必恪守某一膳食指南的食物结构限制。这样各大洲、各地区，各餐型都在科学配餐、合理膳食的宽广平台上有无限的展示空间，相互取长补短、相得益彰。

第二章 科学配餐

食物原料与人体健康之间是通过营养配餐这座桥梁联系着的。传统的配餐讲究膳食的造型、调味和风味特色，往往忽略科学的食物结构、合理的营养素分配和平衡膳食，自从有了现代营养学的观点和先进的营养计算器，一方面对传统的配餐方法和经验进行认真发掘和大力地倡导，另一方面，在原有基础上推陈出新，特别重视学习运用合理的配餐方法，以提高膳食的营养价值，满足就餐者的健康需求。有些人因为饮食，吃出很多问题，甚至花大钱吃出病来，古往今来不乏其例。认真看看有关的配餐书籍，可让更多的人掌握饮食的要素，科学选择食物、合理配餐、平衡膳食，从而吃出幸福、吃出健康，就连经济不富裕的地区、学校、单位、家庭也能做到既省钱还吃得科学，保证健康。

本章共有五节：简算配餐、营养配餐、等能配餐、优选配餐、按身高体重配餐，基本上满足了在各种场合下、各种餐型的配餐需求。

第一节 简算配餐

一、简算配餐的内容

采用简单的营养计算进行配餐，简称“简算配餐”。

按就餐者所需的能量制定配餐食谱，根据分配的能量选择五大类食物重量，计算蛋白质、脂肪、碳水化合物、能量和供能比，并鉴定、调整食谱，审查全天各餐按能量选配食物的合理性。

二、操作步骤

① 确定就餐者所需供能营养素推荐摄入量和能量（查表 1－1－1）。多人聚餐，按人均能量计算。

如果是群体方式需清楚以下情况：性别、年龄、活动强度、所需就餐能量。

如果是个人特定条件需清楚以下情况：性别、年龄、活动强度、身高、体重、体型、所需就餐能量。

② 就餐者每天按能量分配各类食物，参照食物量化表（见表 1－4－1），知道就餐者所需能量，就可计算出食量推荐值，按照食物量化表中五大类食物的重量比，计算出每一类食物的重量。三餐的供能比为：早餐 25% ~30% 、午餐 35% ~40% 、晚餐 30% ~35% ，如果一天多餐，参考此方法合理细分。

③ 制定食谱。

结合一个实例来阐述简算配餐。

儿子：14 岁中学生，每天能量 2700kcal（见表 1－1－1）

三人每天合计能量 7200kcal，食量 sh ＝0. 650 ＝4680g

查食物量化表1－4－1，计算出五大类食物的重量：

粮薯　4680×27.5%＝1287g

蔬果　4680×42%＝1966g

肉蛋　4680×11%＝515g

豆奶　4680×17%＝796g

纯能调味　4680×2.5%＝117g

凭借掌握的数据、食谱资料和配餐经验，制定周六、周日的两天食谱并进行营养简算，见表2－1－1～表2－1－4。

表2－1－1　三人量全天简算配餐

餐型 %	食谱	原料 g	食量 g	能量 kcal	蛋白质 g	脂肪 g	碳水化合物 g	供能比% 蛋白质	供能比% 脂肪	供能比% 碳水化合物
早 28	豆沙包 二米粥 炝青椒豆腐丝	面粉180　豆沙馅60 大米90　小米90 青椒150　豆腐丝120 香菜50　芝麻酱50	790	2007	74.6	47.3	320.9	15	21	64
午 40	米饭 红烧鱼块 红焖豆角 小白菜汤	大米530 鲤鱼200 豆角500　猪肉70　植物油30 小白菜250　紫菜15　虾皮30 水发海带100 香油10	1735	2916	112.7	77.8	441.5	15	24	61
晚 32	花豆玉米糁饭 海米烧豆腐 豌豆炒鲜蘑 苋菜汤	玉米糁300　红花豆100 豆腐100　菠菜500　海米30 植物油15 鲜豌豆100　鲜蘑100　鸡肝100 植物油30 苋菜200	1575	2319	109.3	67.1	319.6	19	26	55
	供给量		4100	7242	296.6	192.2	1082	16	24	60
	推荐量		4680	7200	288	200	1062	16	25	59

表2－1－2　表2－1－1按能量分配、核算各类食物重量

食物分类	粮薯		蔬果		肉蛋			豆奶	纯能调味			合计
	粮谷	薯芋	蔬菜	果品	畜禽	鱼虾	蛋	豆奶	油脂	糖	调味品	
重量 g	1190		1865		430			480	145			4100
重量比%	29		45.5		10.5			11.7	3.3			100

表 2-1-3　三人量全天简算配餐

餐型 %	食谱	原料 g	食量 g	能量 kcal	蛋白质 g	脂肪 g	碳水化合物 g	供能比 % 蛋白质	脂肪	碳水化合物
早 27	油条 大饼 牛奶 麻酱拌菠菜	油条 100 面粉 200 鲜牛奶 1000　白糖 30 菠菜 100　芝麻酱 30	1460	1954	65.9	67.9	270.8	13	31	56
午 39	绿豆大米饭 芹菜炒豆腐干 菜花烧虾仁 番茄蛋花汤	大米 400　绿豆 100 芹菜 300　豆腐干 100　猪肉 100 胡萝卜 100　植物油 15 菜花 300　虾仁 100　植物油 10 番茄 100　鸡蛋 50	1675	2782	118.5	77.3	402.1	17	25	58
晚 34	烩饼 韭菜炒鸡蛋 黑米红薯粥	面粉 400　猪肉 60　油菜 500 海带 30 韭菜 300　鸡蛋 100　植物油 30 黑米 50　红薯 200	1670	2461	90.1	52.2	406.1	15	19	66
		供给量	4805	7197	274.5	197.4	1079	15	25	60
		推荐量	4680	7200	288	200	1062	16	25	59

表 2-1-4　表 2-1-3 按能量分配、核算各类食物重量

食物分类	粮薯		蔬果		肉		蛋	豆奶	纯能调味			合计
	粮谷	薯芋	蔬菜	果品	畜禽	鱼虾	蛋	豆奶	油脂	糖	调味品	
重量 g	1350		1730		410			1200	115			4805
重量比%	28.1		36		8.5			25	2.4			100

④ 营养简算。查食物丰度表（见表 1-3-2 ~ 表 1-3-32），计算食谱中的食物能量、蛋白质、脂肪、碳水化合物和供能比，在计算结果中发现问题，及时调整食谱中的食物种类、食物用量，直至计算结果符合操作者的要求。

⑤ 审查食物种类。审查膳食中的食物种类是否按能量与重量的合理要求分配（见表 2-1-1 ~ 表 2-1-4），在有的情况下，制定的食谱中营养简算符合要求，但检查食物按能量与重量分配时，往往发现五大类食物甚至有缺项，这就需要细心分析，是否符合餐型标准模式，是有所突破、有所创新，还是有所缺漏，判定是否要调整食谱。从表 2-1-2 和表 2-1-4 看，这两天的配餐食谱，选料基本符合按能量分配各类食物重量的原则。

三、简算配餐实例

这里列举了从 1 人全天餐 ~ 6 人全天餐的 7 个实例，供读者参考、练习用。为了计算简便，都以单人份计算为准。

例 2－1－1 某女 21 岁，中体力活动者，制定一天的食谱，进行简算配餐。

① 查每人每天营养素推荐摄入量（见表 1－1－1），就餐者每天所需能量 2300kcal，各餐所占比例：早餐 25%～30%，午餐 35%～40%，晚餐 30%～35%。

② 查食物量化表 1－5－1，把分配的能量变换成各类食物的重量。

③ 制定食谱，见表 2－1－5。

表 2－1－5　　例 2－1－1 一人量全天简单配餐

餐型 %	食谱	原料 g	食量 g	能量 kcal	蛋白质 g	脂肪 g	碳水化合物 g	供能比 % 蛋白质	供能比 % 脂肪	供能比 % 碳水化合物
早 29	枣豆发糕 牛奶麦片粥 素拌三丝	玉米面 50　标准粉 35　红枣 10 白糖 10 牛奶 250　麦片 25 香干 15　青椒 50　鲜藕 20　香油 3	468	656	23.2	16.4	104.3	14	23	63
午 38	麻酱烙饼 红烧鸡块 白扒菜花 猪肝菠菜汤	标准粉 145　芝麻酱 12 鸡块 106（净肉 70）　土豆 40 菜花 80　水发木耳 20 菠菜 30　猪肝 15 植物油 13	425	886	38.5	29	118.3	17	29	54
晚 33	米饭 西式牛肉 香菇油菜 酸辣汤 水果	大米 100 牛肉 50　葱头 20　土豆 30　番茄 50 油菜 80　香菇（干）8 动物血块 10　豆腐 10　紫菜 2 香菜 3　植物油 14 柑橘 150	527	762	25.5	19.1	121.2	13	23	64
		供给量	1420	2303	87.2	64.5	343.8	15	25	60
		推荐量	1495	2300	92.0	63.9	339.3	16	25	59

④ 营养计算，依据食谱中的食物重量查食物丰度表（表 1－3－2～表1－3－32），计算食物所含能量及营养素，填入表 2－1－5 中。

⑤ 鉴定各餐供能比，全天的能量和三大营养素的供能比，适当调整食谱。

⑥ 检查膳食与重量按能量分配食物的供给量与推荐量的符合程度（见表2－1－6）。

表 2－1－6　　表 2－1－5 按能量分配、核算各类食物重量

食物分类	粮薯		蔬果		肉蛋			豆奶	纯能调味			合计
	粮谷	薯芋	蔬菜	果品	畜禽	鱼虾	蛋	豆奶	油脂	糖	调味品	
重量 g	355		593		145			275	52			1420
重量比%	25.0		41.8		10.2			19.4	3.6			100

本节从例 2－1－1 开始，以后所有简算配餐，都是采用例 2－1－1 的配餐计算方法，但是表达从简。

简算配餐是营养配餐、选择配餐、按身高体重配餐的基础或者说是配餐的前奏，应牢记操作步骤，熟练技法。简算配餐适合愿意采用此方法的一切配餐场合，如家庭、食堂、工厂、医院的配餐。

有人提出质疑，为什么食谱、营养计算表要与膳食按能量分配、核算各类食物重量表配套使用？因为食谱、营养计算表中仅反映出有限的营养素计算量，而人体需要的绝大多数的维生素、矿物质、微量元素、植物化学物质，必须靠按能量分配、核算各类食物重量表中提供的科学食物结构来保障，两者相辅相成、相得益彰。

例 2－1－2 某男 25 岁，中体力活动，制定一天的食谱，进行营养计算。

① 查表 1－1－1，就餐者每天所需能量 2700kcal，各餐所占比例：早餐 25% ~30%，午餐 40%，晚餐 30% ~35%。

② 查食物量化表 1－5－1，拟定就餐者各餐食物种类、重量并进行营养计算见表 2－1－7、表 2－1－8。

表 2－1－7　　例 2－1－2 一人量全天简算配餐

餐型 %	食谱	原料 g	食量 g	能量 kcal	蛋白质 g	脂肪 g	碳水化合物 g	供能比 % 蛋白质	供能比 % 脂肪	供能比 % 碳水化合物
早 27	麻酱花卷 煮鸡蛋 凉拌海带丝 绿豆粥	面粉 100　芝麻酱 20 鸡蛋 40 水发海带 40　豆腐丝 10　芥蓝 60 香油 5 大米 25　绿豆 8	308	719	28.1	22.1	101.6	16	28	56
午 40	红小豆饭 熘肉片 虾仁烩豌豆 清炒生菜 奶汁蘑菇汤	大米 175　红小豆 20 猪瘦肉 65　胡萝卜 30　水发木耳 20 鲜虾仁 15　鲜豌豆 40 生菜 125　大蒜 8　黄瓜 30 牛奶 125　鸡腿蘑 15 植物油 18	686	1097	42.9	28.7	166.7	16	24	60
晚 33	金银卷 螺肉炒鲜韭 炝炒土豆丝 冬瓜肉片汤 水果	富强粉 65　玉米面 70 螺肉 50　韭菜薹 125 土豆 90　柿子椒 15　胡萝卜 20 冬瓜 60　肉片 10 植物油 15 苹果 150	600	890	27.2	22.4	144.6	12	23	65
	供给量		1594	2706	98.2	73.2	412.9	15	24	61
	推荐量		1755	2700	108	75	398.3	16	25	59

表 2－1－8　　　　表 2－1－7 按能量分配、核算各类食物重量

食物分类	粮薯		蔬果		肉蛋			豆奶	纯能调味			合计
	粮谷	薯芋	蔬菜	果品	畜禽	鱼虾	蛋	豆奶	油脂	糖	调味品	
重量 g	553		678		170			135	58			1594
重量比%	34.7		42.5		10.7			8.5	3.6			100

例 2－1－3　一家夫妻：男 26 岁，中体力活动；女 22 岁，中体力活动，制定 2 人的全天食谱，进行营养计算。

① 查表 1－1－1，就餐者每天所需能量：2700kcal、2300kcal，人均能量 2500kcal。

② 查食物量化表 1－4－1，拟定就餐者各餐食物种类、重量并进行营养计算见表 2－1－9、表2－1－10。

表 2－1－9　　　　例 2－1－3 一人量全天简算配餐

餐型 %	食谱	原料 g	食量 g	能量 kcal	蛋白质 g	脂肪 g	碳水化合物 g	供能比% 蛋白质	供能比% 脂肪	供能比% 碳水化合物
早 29	馒头夹肉 牛奶 拌三丝	富强粉 100　蛋清肠 20 鲜牛奶 250　白糖 10 芥蓝 100　红椒 10　豆腐丝 20 香油 5	515	718	27.8	21	104.2	15	26	59
午 40	米饭 烩四丁 芥末菠菜 豆苗汤	大米 130　小米 60 猪瘦肉 60　鲜豌豆 30　土豆 20 鲜藕 30 菠菜 100　芥末 5 豌豆苗 15　金针菇 10　植物油 16	476	1003	34	23.3	163.9	14	21	65
晚 31	肉丝汤面 腐竹拌西芹 水果	富强粉 110　熟鸡肉 40　小白菜 100 腐竹 15　芹菜 50　植物油 15 鲜枣 100	430	789	29	22.2	118	15	25	60
		供给量	1421	2510	90.8	66.5	386.1	14	24	62
		推荐量	1625	2500	100	69.5	368.8	16	25	59

表 2－1－10　　　　表 2－1－9 按能量分配、核算各类食物重量

食物分类	粮薯		蔬果		肉蛋			豆奶	纯能调味			合计
	粮谷	薯芋	蔬菜	果品	畜禽	鱼虾	蛋	豆奶	油脂	糖	调味品	
重量 g	400		565		120			285	51			1421
重量比%	28.2		39.8		8.5			20	3.5			100

例2－1－4 一家三口人，父34岁，中体力活动；母30岁，中体力活动；儿子7岁。制定三人的全天食谱，进行营养计算。

① 查表1－1－1，就餐者每天所需能量：2700kcal、2300kcal、1800kcal，人均能量2333kcal。

② 查食物量化表1－4－1，拟定就餐者各餐食物种类、重量并进行营养计算见表2－1－11、表2－1－12。

表2－1－11　　例2－1－4一人量全天简算配餐

餐型 %	食谱	原料 g	食量 g	能量 kcal	蛋白质 g	脂肪 g	碳水化合物 g	供能比% 蛋白质	 脂肪	 碳水化合物
早 27	麻酱抹馒头片 牛奶 凉拌菜	富强粉90　麻酱10 牛奶250 柿子椒40　花生仁20	410	634	24.1	23.3	82.2	15	33	52
午 41	小豆米饭 双椒炒肉丝 草菇扒油菜 番茄汤	大米100　小米60　红小豆30 猪肉30　柿子椒50　红椒15 草菇50　油菜100　虾仁50 番茄30　紫菜2　鸡蛋10　香菜3 植物油14	534	963	38.8	24.2	147.2	16	23	61
晚 32	馒头 口蘑烧丸子 芝麻苋菜 红薯粥	富强粉100 口蘑40　猪肉馅40　猪肝10 绿苋菜125　芝麻10 红薯100　玉米糁25 植物油10	460	753	27.8	17.3	121.3	15	21	64
		供给量	1404	2350	90.7	64.8	350.7	15	25	60
		推荐量	1560	2400	96	66.7	354	16	25	59

表2－1－12　　表2－1－11按能量分配、核算各类食物重量

食物分类	粮薯		蔬果		肉蛋			豆奶	纯能调味			合计
	粮谷	薯芋	蔬菜	果品	畜禽	鱼虾	蛋	豆奶	油脂	糖	调味品	
重量 g	505		435		140			280	44			1404
重量比%	36		31		10			20	3			100

例2－1－5 一家四口人，父55岁，中体力活动；母51岁，中体力活动；儿子28岁，轻体力活动；儿媳妇25岁，轻体力活动。制定四人的全大食谱，进行营养计算。

① 查表1－1－1，就餐者每天所需能量：2400kcal、2000kcal、2400kcal、2100kcal，人均能量2225kcal。

② 查食物量化表1－4－1，拟定就餐者各餐食物种类、重量，并进行营养计算（见表2－1－13、表2－1－14）。

表2－1－13　　例2－1－5一人量全天简算配餐

餐型%	食谱	原料 g	食量 g	能量 kcal	蛋白质 g	脂肪 g	碳水化合物 g	供能比% 蛋白质	脂肪	碳水化合物
早 26	豆沙包 五香茶鸡蛋 豆腐脑 三色杏仁	面粉80　豆沙馅15 鸡蛋50 豆腐脑200 杏仁15　芹菜茎75　胡萝卜20	455	579	24.9	16	84.1	17	25	58
午 39	二米饭 鲜蘑烧毛豆 蛏肉炒蒜苗 清炒木耳菜 丝瓜木耳汤	大米100　黑米50 鲜蘑100　毛豆25　红椒15 净蛏肉100　蒜苗60 木耳菜100 丝瓜50　水发木耳15　猪肉15 植物油17	647	866	31.4	25.9	126.7	15	27	58
晚 35	发糕 罗非鱼 清炒空心菜 南瓜小米粥 水果	富强粉60　玉米面55　大豆粉5 白糖10 罗非鱼109　（净肉60） 蕹菜150 南瓜50　小米20 植物油15 猕猴桃100	574	766	28.7	20.4	116.3	15	24	61
		供给量	1676	2211	85	62.3	327.1	15	25	60
		推荐量	1430	2200	88	61.2	324.5	16	25	59

表2－1－14　　表2－1－13按能量分配、核算各类食物重量

食物分类	粮薯		蔬果		肉蛋			豆奶	纯能调味			合计
	粮谷	薯芋	蔬菜	果品	畜禽	鱼虾	蛋	豆奶	油脂	糖	调味品	
重量 g	380		775		274			205	42			1676
重量比%	22.7		46.4		16.4			12.2	2.5			100

例2－1－6　一家五口人，爷爷69岁，轻体力活动；奶奶65岁，轻体力活动；父42岁，重体力活动；母39岁，中体力活动；儿子15岁，学生。制定五人的全天食谱，进行营养计算。

① 查表1－1－1，就餐者每天所需能量：2100kcal、1800kcal、2900kcal、2300kcal、2700kcal，人均能量2360kcal。

② 查食物量化表1－4－1，拟定就餐者各餐食物种类、重量，并进行营养计算（见表2－1－15、表2－1－16）。

表 2-1-15　　例 2-1-6 一人量全天简算配餐

餐型 %	食谱	原料 g	食量 g	能量 kcal	蛋白质 g	脂肪 g	碳水化合物 g	供能比 % 蛋白质	脂肪	碳水化合物
早 26	芝麻烧饼 牛奶 泡菜 酱牛肉	标准粉 85　芝麻酱 10　白芝麻 3 鲜牛奶 250　白糖 10 圆白菜 40　胡萝卜 10　长豇豆 20 酱牛肉 15	443	601	25.4	17.7	85	17	27	56
午 39	米饭 酱爆四丁 氽拌双花 酸辣汤	大米 150 鸡丁 30　土豆 30　口蘑 30　鲜藕 40 西兰花 60　菜花 40 番茄 40　鸡蛋 10　香菜 2 植物油 20	452	916	34.9	25.4	136.7	15	25	60
晚 35	茴香猪肉饺 水果	面粉 140　猪肉 45　茴香 150 鸡肝 10 植物油 12 西瓜 250	607	811	29.4	22.6	122.8	15	25	60
供给量			1502	2328	89.7	65.7	344.5	15	25	60
推荐量			1560	2400	96	66.7	354	16	25	59

表 2-1-16　　表 2-1-15 按能量分配、核算各类食物重量

食物分类	粮薯		蔬果		肉蛋			豆奶	纯能调味			合计
	粮谷	薯芋	蔬菜	果品	畜禽	鱼虾	蛋	豆奶	油脂	糖	调味品	
重量 g	375		715		110			250	52			1502
重量比%	25		47.6		7.3			16.6	3.5			100

例 2-1-7　一家六口人，爷爷 66 岁，轻体力活动；奶奶 64 岁，轻体力活动；父 39 岁，中体力活动；母 35 岁，中体力活动；龙凤双胞胎，男儿 10 岁，女儿 10 岁。制定一天的食谱，进行营养计算。

① 查表 1-1-1，就餐者每天所需能量：2100kcal、1800kcal、2700kcal、2300kcal、2100kcal、2000kcal，人均能量 2167kcal。

② 查食物量化表 1-4-1，拟定就餐者各餐食物种类、重量，并进行营养计算（见表 2-1-17、表2-1-18）。

本节列举的简算食谱，均达到配餐设计要求，都是从我们日常饮食中抽取的配餐实例，其食量符合一般人的饮食习惯，有的食量看来偏大一些，因牛奶、水果的含水量大。

表 2-1-17　　例 2-1-7 一人量全天简算配餐

餐型 %	食谱	原料 g	食量 g	能量 kcal	蛋白质 g	脂肪 g	碳水化合物 g	供能比 % 蛋白质	脂肪	碳水化合物
早 24	馒头 咸鸭蛋 酸奶 三色菜丝	富强粉 80 咸鸭蛋 30 酸奶 200 圆白菜 20　红椒 30　核桃仁 10	370	555	18.5	15.3	85.3	13	25	62
午 39	米饭 煮玉米棒 清蒸鲈鱼 鸡蛋炒番茄 蒜蓉茼蒿 紫菜虾皮汤	大米 125 鲜玉米棒 100 鲈鱼 103（净肉 60） 鸡蛋 25　番茄 100 茼蒿 125 紫菜 3　虾皮 3 植物油 16	600	847	33.1	23.1	126.9	16	25	59
晚 37	西葫芦包子 豆腐鸡蛋汤 水果	富强粉 125　猪肉馅 55　西葫芦 150 韭菜 50　香油 12 豆腐 15　鸡蛋 25　水发海带 40 猕猴桃 100	572	754	30.3	19.4	114.1	16	23	61
		供给量	1542	2156	81.9	57.8	326.3	15	24	61
		推荐量	1430	2200	88	61.2	324.5	16	25	59

表 2-1-18　　表 2-1-17 按能量分配、核算各类食物重量

食物分类	粮薯：粮谷	粮薯：薯芋	蔬果：蔬菜	蔬果：果品	肉蛋：畜禽	肉蛋：鱼虾	肉蛋：蛋	豆奶：豆奶	纯能调味：油脂	纯能调味：糖	纯能调味：调味品	合计
重量 g	430		631		238			215	28			1542
重量比%	27.9		40.9		15.4			14	1.8			100

第二节　营养配餐

营养配餐包括选择科学的膳食结构，合理的营养配餐和操作步骤，最后为营养配餐实例四部分内容。

一、科学的膳食结构

科学的膳食结构是指膳食中的食物种类齐全、数量适当、营养素之间的比例合理，摄入的食物能够与身体消耗的营养素保持相对的平衡。

每人每天的科学膳食结构应包括五大类食物。

（一）粮薯类

粮薯中含有丰富的碳水化合物，约占膳食总能量的 60%，是人体获得能量的主要食物来源。粮食中的蛋白质含量在 8% ~15%，在膳食蛋白质总提供量中占有重要比重。粮食蛋白质质量不高，所以应注意蛋白互补，经常粮豆混食，细粮杂粮和薯芋合理搭配。粮薯还为人

体提供丰富的B族维生素。常吃的薯芋类指土豆、甘薯、山药、芋头，既是主食又可当蔬菜。

薯芋类除含有丰富的淀粉、膳食纤维，还含有丰富的胡萝卜素、维生素C以及较多的钙、铁、锌。薯芋类食物中含有黏体蛋白，可以预防心血管系统的脂肪沉积，保持动脉血管弹性，防止动脉粥样硬化过早发生。红薯还有抗癌、减肥的作用。

因性别、年龄、活动强度、体质不同，每人每天食用粮薯类的重量差别较大，粮谷25g大约能量90kcal，薯芋100g大约能量90kcal。

每人每天食用粮谷320~460g、薯芋100~130g，能量大约1440kcal。

（二）蔬果类

蔬菜中含有丰富的维生素、矿物质、微量元素、膳食纤维和植物化学物质。

鲜豆包括毛豆、鲜蚕豆、鲜豌豆、豆角、豆芽、豆苗等，鲜豆划入蔬菜类。鲜豆所含蛋白质、维生素B_1、维生素B_2、烟酸比一般蔬菜多，既具有豆类的特点又含有新鲜蔬菜所含的维生素C和胡萝卜素。

果品包括鲜果、鲜瓜、干果、壳果及果制品，鲜果、鲜瓜含有丰富的胡萝卜素、维生素C、葡萄糖、果糖、纤维素、果胶等。

每人每天食用蔬菜420~580g、果品130~180g，能量大约240kcal。

（三）肉蛋类

肉类所含必需氨基酸的数量和种类都接近人体生理的需要。肉类脂肪含量高于其他食物，而且大多为饱和脂肪酸。肉类所含矿物质种类较全，吸收利用率高。肉类中含有丰富的维生素B_2、维生素B_6、泛酸、生物素、维生素E等。猪瘦肉中的维生素B_1含量很高。动物内脏含有更高的维生素B_1、维生素B_2、矿物质（铁、锌、磷），所含胆固醇量也相当高。

各种蛋的成分大体近似。蛋中含有十分理想的完全蛋白质，蛋黄中含有不饱和脂肪酸、卵磷脂、卵黄素和胆固醇。

每人每天食用肉类55~75g、水产动物65~85g、蛋类30~40g左右，能量大约240kcal。

（四）豆奶类

豆类包括大豆、大豆制品、壳果、种子。大豆中有青豆、黄豆、黑豆。大豆含有丰富的优质蛋白质、钙、维生素B_1、维生素B_2、烟酸。大豆还含有丰富的不饱和脂肪酸、磷脂、豆固醇、大豆低聚糖、大豆异黄酮等营养保健因子。

壳果中有榛子、杏仁、松子、腰果、核桃、栗子、银杏。种子中有芝麻、葵花子、南瓜子、西瓜子、花生、莲子、芡实米。壳果、种子中除维生素C和胡萝卜素欠缺外，其他营养素高度浓缩，如维生素B_1、维生素B_2、钙、铁、锌的含量十分丰富。壳果中的脂肪多数是人体所必需的不饱和脂肪酸，并含有卵磷脂、脑磷脂。

奶类的营养全面，含有优质蛋白质、奶油、乳糖。奶还提供大量的钙、维生素D和维生素A。

每人每天食用大豆及大豆制品30~50g、壳果、种子8~12g、奶类190~260g，能量大约220kcal。

（五）纯能调味类

纯能类包括食用油、糖，它们的特点是含油脂量、含糖量高，列入纯能类的还有蜜饯、饮料、酒等，它们的特点是能量高，有些营养素密集。

调味类虽用量少，但是不可或缺，如葱、姜、蒜、酱油、醋、盐、味精、各种酱等。

每人每天食用烹调油 29g 左右、糖 11g 左右，能量大约 260kcal。

二、营养配餐

有了科学的膳食结构要靠食谱来实施。一般食谱包括主食、副食和烹饪制作。主食要品种多样化、粗细搭配、粮豆混食、粮薯巧用、干稀适宜。例如玉米面 40%、紫米面 40%、黄豆粉 20% 制作的紫米发糕比单一品种主食的营养价值高。

膳食中讲究主副食巧搭配，如茴香肉馅包子、鸡蛋韭菜虾皮饺子、鸡丝青菜面等，色、香、味、形、营养俱佳，可提高人们的食欲。

副食通常分：荤、半荤、素、汤粥、冷菜（冷荤、冷素）等。这几个分类的副食的巧妙结合，要把人体每天所需量的蔬果、肉蛋、豆奶、纯能调味品包括进去，只有满足主副食的合理搭配，才能确保各种营养素的供给量均衡、全面、合理。从另一个角度看，配膳自然就丰富多彩、色泽艳丽、有滋有味、口感鲜美了。

三、操作步骤

① 确定就餐者所需营养素推荐摄入量（查表 1－1－1），多人聚餐按人均能量计算。

② 就餐者每天按能量分配各类食物（查食物量化表 1－4－1）。三餐的供能比为：早餐 25%～30%，午餐 40%，晚餐 30%～35%。如果一天多餐，参考此方法细分。

③ 制定食谱。制定一人一天需能量 2500kcal 的三餐食谱，见表 2－2－1。列出各餐次的食谱名称、食物原料的名称和数量。

④ 营养计算。查食物丰度表（见表 1－3－2～表 1－3－32），计算食谱中的食物食量、能量、蛋白质、脂肪、碳水化合物、维生素 A、维生素 B_1、维生素 B_2、维生素 C、钙、铁、锌、供能营养素的供能比、三餐的能量比，各项指标应和推荐摄入量对比，调整适中。

⑤ 审查食物结构。审查膳食中的食物种类是否按能量与重量要求合理分配（见表 2－2－2）。

科学设计平衡膳食食谱，再加上合理的烹调，就可以保证就餐者获得种类齐全、数量适当、比例合理的各种营养素，满足人体的生理需求。

四、营养配餐实例

这里列举了从 1 人全天餐到 6 人全天餐的 7 个实例，供读者参考、练习用。为了计算简便，都以单人份计算为准。

例 2－2－1 某女，21 岁，中体力活动者，制定一天的食谱，进行营养计算。

① 查每人每天营养素推荐摄入量（见表 1－1－1），就餐者每天所需能量 2300kcal，各餐所占比例：早餐 25%～30%，午餐 35%～40%，晚餐 30%～35%。

② 查每人每天按能量分配各类食物，查食物量化表 1－4－1，拟定就餐者一天的膳食种类，参照表 1－2－3 把分配的能量变换成各类食物的重量。

③ 制定食谱，见表 2－2－3。

④ 进行营养计算，依据食谱中的食物重量查食物丰度表（表 1－3－2～表 1－3－32），计算食物所含能量及营养素，分别填入表 2－2－3、表 2－2－4 中。

⑤ 鉴定各餐供能比、全天的能量和三大营养素的供能比，适当调整食谱。

⑥ 检查膳食种类，按能量和重量分配的供给量与推荐量的符合程度（见表2－2－4）。

表 2-2-1 全天食谱与营养计算

餐型 %	食谱	原料 g	食量 g	能量 kcal	蛋白质 g	脂肪 g	碳水化合物 g	维生素A μgRE	维生素 B_1 mg	维生素 B_2 mg	维生素C mg	钙 mg	铁 mg	锌 mg	供能比% 蛋白质	供能比% 脂肪	供能比% 碳水化合物
早 29	面包 火腿肠 牛奶 糖拌番茄	面包 140 火腿肠 40 鲜牛奶 250 番茄 100 白糖 10	540	716	25.6	19.5	109.4	154	0.25	0.63	22	344	5.8	3.53	14	25	61
午 40	米饭 青豆红烧肉 鲜蘑烧油菜 海带猪肝汤	大米 170 青豆 40 猪后臀肉 40 鲜蘑 100 油菜 150 海带 25 猪肝 10 植物油 5	540	987	39.8	26.4	147.6	725	0.61	0.93	58	334	13.9	6.67	16	24	60
晚 31	肉菜包 燕麦粥	标准粉 130 鸡蛋 35 韭菜 150 虾皮 10 燕麦 30 植物油 14	369	787	30.5	21.9	117.5	436	0.52	0.38	36	281	10.7	4.15	16	25	59
		供给量	1449	2490	95.9	67.8	374.5	1315	1.38	1.94	116	959	30.4	14.35	15	25	60
		推荐量	1625	2500	100	69.5	368.8	833	1.45	1.45	105	833	15.6	15.6	16	25	59

表 2-2-2 表 2-2-1 按能量分配、核算各类食物重量

食物分类	粮	薯	蔬	果	肉		蛋	豆奶	纯能调味			合计
	粮谷	薯芋	蔬菜	果品	畜禽	鱼虾	蛋	豆奶	油脂	糖	调味品	
重量 g	470		525		135			290	29			1449
重量比%	32.5		36.2		9.3			20	2			100

表 2-2-3

例 2-2-1 全天食谱与营养计算

餐型 %	食谱	原料 g	食量 g	能量 kcal	蛋白质 g	脂肪 g	碳水化合物 g	维生素A μgRE	维生素B_1 mg	维生素B_2 mg	维生素C mg	钙 mg	铁 mg	锌 mg	供能比% 蛋白质	供能比% 脂肪	供能比% 碳水化合物
早 29	枣豆发糕 牛奶麦片粥 素拌三丝	玉米面 50　标准粉 35 红枣 10　白糖 10 牛奶 250　燕麦片 25 香干 15　青椒 50 鲜藕 20　香油 3	468	656	23.2	16.4	104.3	93	0.42	0.49	47	505	9.9	3.59	14	23	63
午 38	麻酱烙饼 红烧鸡块 白扒菜花 猪肝菠菜汤	标准粉 145　芝麻酱 12 鸡块 106（净肉 70）　土豆 40 菜花 80　水发木耳 20 菠菜 30　猪肝 15 植物油 13	425	886	38.5	29	118.3	935	0.56	0.64	72	242	19.1	5.37	17	29	54
晚 33	米饭 西式牛肉 香菇油菜 酸辣汤 水果	大米 100 牛肉 50　葱头 20 土豆 30　番茄 50 油菜 80　香菇（干）8 动物血块 10　豆腐 10 紫菜 2　香菜 3　植物油 14 柑橘 250	627	762	25.5	19.1	121.2	516	0.46	0.47	120	242	11.3	5.38	13	23	64
	供给量		1520	2304	87.2	64.5	343.8	1544	1.44	1.6	240	989	40.3	14.34	15	25	60
	推荐量		1495	2300	92	63.9	339.3	800	1.4	1.4	100	800	15	15	16	25	59

表 2-2-4

表 2-2-3 按能量分配、核算各类食物重量

食物分类	粮	薯	蔬	果	肉		蛋	豆奶	纯能调味			合计
	粮谷	薯芋	蔬菜	果品	畜禽	鱼虾	蛋	豆奶	油脂	糖	调味品	
重量 g	425		623		145			275	52			1520
重量比%	28		41		9.5			18.1	3.4			100

本节从例2-2-1开始，以后所有营养配餐都是采用例2-2-1的配餐计算方法，但是表达从简。

营养配餐是在简算配餐的基础上进一步完善，把主要维生素（A、B_1、B_2、C）和主要矿物质（钙、铁、锌）的供给量和推荐量作进一步的对比，找出简算配餐的不足之处，加以调整完善。营养配餐适合愿意采用此方法的一切配餐场合，如学校、部队、机关、工厂、饭店、宾馆等的配餐。

例2-2-2　某男25岁，中体力活动，制定一天的食谱，进行营养计算。

① 查表1-1-1，就餐者每天所需能量2700kcal，各餐所占比例：早餐25%～30%，午餐40%，晚餐30%～35%。

② 查食物量化表1-4-1，拟定就餐者各餐食物种类、重量，并进行营养计算（见表2-2-5、表2-2-6）。

例2-2-3　一家夫妻：男26岁、中体力活动。女26岁，中体力活动，制定2人的全天食谱，进行营养计算。

① 查表1-1-1，就餐者每天所需能量：2700kcal、2300kcal，人均能量2500kcal。

② 查食物量化表1-4-1，拟定就餐者各餐食物种类、重量并进行营养计算（见表2-2-7、表2-2-8）。

例2-2-4　一家三口人，父34岁，中体力活动；母30岁，中体力活动；儿子7岁。制定3人的全天食谱，进行营养计算。

① 查表1-1-1，就餐者每天所需能量：2700kcal、2300kcal、1800kcal，人均能量2333kcal。

② 查食物量化表1-4-1，拟定就餐者各餐食物种类、重量，并进行营养计算见表2-2-9、表2-2-10。

例2-2-5　一家四口人，父55岁，中体力活动；母51岁，中体力活动；儿子28岁，轻体力活动；儿媳妇25岁，轻体力活动。制定四人的全天食谱，进行营养计算。

① 查表1-1-1。就餐者每天所需能量：2400kcal、2000kcal、2400kcal、2100kcal，人均能量2225kcal。

② 查食物量化表1-4-1，拟定就餐者各餐食物种类、重量并进行营养计算见表2-2-11、表2-2-12。

例2-2-6　一家五口人，爷爷69岁，轻体力活动；奶奶65岁，轻体力活动；父42岁，重体力活动；母39岁，中体力活动；儿子15岁，学生。制定五人的全天食谱，进行营养计算。

① 查表1-1-1，就餐者每天所需能量：2100kcal、1800kcal、2900kcal、2300kcal、2700kcal，人均能量2360kcal。

② 查食物量化表1-4-1，拟定就餐者各餐食物种类、重量并进行营养计算（见表2-2-13、表2-2-14）。

例2-2-7　一家六口人，爷爷66岁，轻体力活动；奶奶64岁，轻体力活动；父39岁，中体力活动；母35岁，中体力活动；双胞胎，男儿10岁，女儿10岁。制定一天的食谱，进行营养计算。

① 查表1-1-1，就餐者每天所需能量：2100kcal、1800kcal、2700kcal、2300kcal、2100kcal、2000kcal，人均能量2167kcal。

② 查食物量化表1-4-1，拟定就餐者各餐所需食物种类、重量并进行营养计算见表2-2-15，表2-2-16。

表 2－2－5　　例 2－2－2 全天食谱与营养计算

餐型 %	食谱	原料 g	食量 g	能量 kcal	蛋白质 g	脂肪 g	碳水化合物 g	维生素A g	维生素B_1 mg	维生素B_2 mg	维生素C mg	钙 mg	铁 mg	锌 mg	供能比% 蛋白质	供能比% 脂肪	供能比% 碳水化合物
早 27	麻酱花卷 煮鸡蛋 凉拌海带丝 绿豆粥	面粉 100　芝麻酱 20 鸡蛋 40 水发海带 40　豆腐丝 10 芥蓝 60　香油 5 大米 25　绿豆 10	310	733	29.7	22.1	103.5	161	0.43	0.36	5	549	20.2	4.49	16	27	57
午 40	红小豆饭 熘肉片 虾仁烩豌豆 清炒油麦菜 奶汁蘑菇汤	大米 150　红小豆 40 猪瘦肉 60　胡萝卜 30 水发木耳 20 鲜虾仁 15　鲜豌豆 50 油麦菜 125　大蒜 5 牛奶 125　鸡腿蘑 20　植物油 20	660	1086	44.5	30.2	158.7	368	0.84	0.59	38	353	13.9	7.78	16	25	59
晚 33	金银卷 螺肉炒鲜韭 炝炒土豆丝 青菜肉片汤 水果	富强粉 65　玉米面 70 螺肉 50　韭菜薹 125 土豆 90　柿子椒 20 胡萝卜 20　小白菜 50 猪肉 10　植物油 17 苹果 150	667	910	27.8	24.4	144.4	417	0.57	0.53	63	477	16.2	6.72	12	24	64
供给量			1637	2729	102	76.7	406.6	946	1.84	1.48	105	1379	50.3	18.99	15	25	60
推荐量			1755	2700	108	75	398.3	967	1.69	1.69	121	967	18.1	18.1	16	25	59

表 2－2－6　　表 2－2－5 按能量分配、核算各类食物重量

食物分类	粮薯		蔬果		肉蛋			豆奶	纯能调味			合计
	粮谷	薯芋	蔬菜	果品	畜禽	鱼虾	蛋	豆奶	油脂	糖	调味品	
重量 g	550		715		175			135	62			1637
重量比%	33.6		43.7		10.7			8.2	3.8			100

表 2-2-7 例 2-2-3 全天食谱与计算

餐型 %	食谱	原料 g	食量 g	能量 kcal	蛋白质 g	脂肪 g	碳水化合物 g	维生素A g	维生素B_1 mg	维生素B_2 mg	维生素C mg	钙 mg	铁 mg	锌 mg	供能比% 蛋白质	供能比% 脂肪	供能比% 碳水化合物
早 29	馒头夹肉 牛奶 拌三丝	富强粉 100　蛋清肠 20 鲜牛奶 250　白糖 10 芥蓝 100　红椒 10 豆腐丝 20　香油 5	515	718	27.8	21	104.2	662	0.42	0.54	93	632	11	4.22	15	26	59
午 40	二米饭 烩四丁 芥末菠菜 豆苗汤	大米 130　小米 60 猪瘦肉 60　鲜豌豆 30 土豆 20　鲜藕 30 菠菜 100　芥末 5 豌豆苗 15　金针菇 10 植物油 16	476	1003	34	23.3	163.9	604	0.9	0.39	68	140	13.1	6.78	14	21	65
晚 31	肉丝汤面 腐竹拌西芹 水果	富强粉 110　熟鸡肉 40 小白菜 100 腐竹 15 芹菜 150　植物油 15 鲜枣 100	430	789	29	22.2	118.0	354	0.33	0.34	275	197	9.8	4.04	15	25	60
		供给量	1421	2510	90.8	66.5	386.1	1620	1.65	1.27	436	969	33.9	15.04	14	24	62
		推荐量	1625	2500	100	69.5	368.8	833	1.45	1.45	105	833	15.6	15.6	16	25	59

表 2-2-8 表 2-2-7 按能量分配、核算各类食物重量

食物分类	粮薯		蔬果		肉蛋			豆奶	纯能调味			合计
	粮谷	薯芋	蔬菜	果品	畜禽	鱼虾	蛋	豆奶	油脂	糖	调味品	
重量 g	400		565		120			285	51			1421
重量比%	28.2		39.8		8.5			20	3.5			100

表 2－2－9　　例 2－2－4 全天食谱与营养计算

餐型 %	食谱	原料 g	食量 g	能量 kcal	蛋白质 g	脂肪 g	碳水化合物 g	维生素A g	维生素B_1 mg	维生素B_2 mg	维生素C mg	钙 mg	铁 mg	锌 mg	供能比% 蛋白质	供能比% 脂肪	供能比% 碳水化合物
早 27	麻酱抹馒头片 牛奶 凉拌菜	富强粉 90　麻酱 10 牛奶 250 柿子椒 40　花生仁 20	410	634	24.1	23.3	82.2	86	0.39	0.46	32	415	8.9	2.9	15	33	52
午 41	小豆米饭 双椒炒肉丝 草菇扒油菜 番茄汤	大米 100　小米 60　红小豆 30 猪肉 30　柿子椒 50　红椒 15 草菇 50　油菜 100　虾仁 50 番茄 30　紫菜 2　鸡蛋 10 香菜 3　植物油 14	534	963	38.8	24.2	147.2	277	0.64	0.54	101	371	14.7	6.33	16	23	61
晚 32	馒头 口蘑烧丸子 芝麻苋菜 红薯粥	富强粉 100 口蘑 40　猪肉馅 40　猪肝 10 绿苋菜 125　芝麻 10 红薯 100　玉米糁 25 植物油 10	460	753	27.8	17.3	121.3	1080	0.54	0.53	87	331	15.1	4.45	15	21	64
		供给量	1404	2350	90.7	64.8	350.7	1443	1.57	1.53	219	1117	38.7	13.68	15	25	60
		推荐量	1560	2400	96	66.7	354	800	1.4	1.4	100	800	15	15	16	25	59

表 2－2－10　　表 2－2－9 按能量分配、核算各类食物重量

食物分类	粮	薯	蔬	果	肉		蛋	豆奶	纯能调味			合计
	粮谷	薯芋	蔬菜	果品	畜禽	鱼虾	蛋	豆奶	油脂	糖	调味品	
重量 g	505		435		140			280	44			1404
重量比%	36		31		10			20	3			100

表 2－2－11　　例 2－2－5 全天食谱与营养计算

餐型 %	食谱	原料 g	食量 g	能量 kcal	蛋白质 g	脂肪 g	碳水化合物 g	维生素A g	维生素B_1 mg	维生素B_2 mg	维生素C mg	钙 mg	铁 mg	锌 mg	供能比% 蛋白质	供能比% 脂肪	供能比% 碳水化合物
早 26	豆沙包 五香茶鸡蛋 豆腐脑 三色杏仁	面粉 80　豆沙酱 15 鸡蛋 50 豆腐脑 200 杏仁 15　芹菜茎 75　胡萝卜 20	455	579	24.9	16	84.1	298	0.26	0.54	12	725	8.1	3.2	17	25	58
午 39	二米饭 鲜蘑烧毛豆 蛏肉炒蒜苗 清炒木耳菜 丝瓜木耳汤	大米 100　黑米 50 鲜蘑 100　毛豆 25　红椒 15 净蛏肉 100　蒜苗 60 木耳菜 100 丝瓜 50　水发木耳 15 猪肉 15　植物油 17	647	866	31.4	25.9	126.7	477	0.6	0.78	88	397	44.7	7.99	15	27	58
晚 35	发糕 烧罗非鱼 清炒空心菜 南瓜小米粥 水果	富强粉 60　玉米面 55　大豆粉 5 白糖 10 罗非鱼 109（净肉 60） 空心菜 150 南瓜 50　小米 20 猕猴桃 100 植物油 15	574	766	28.7	20.4	116.3	464	0.45	0.36	42	212	9.3	3.17	15	24	61
		供给量	1676	2211	85	62.3	327.1	1239	1.31	1.68	142	1334	62.1	14.36	16	25	59
		推荐量	1430	2200	88	61.2	324.5	733	1.28	1.28	92	733	13.8	13.8	16	25	59

表 2－2－12　　表 2－2－11 按能量分配、核算各类食物重量

食物分类	粮薯		蔬果		肉蛋			豆奶	纯能调味			合计
	粮谷	薯芋	蔬菜	果品	畜禽	鱼虾	蛋	豆奶	油脂	糖	调味品	
重量 g	380		775		274			205	42			1676
重量比%	22.7		46.4		16.4			12.2	2.5			100

表 2－2－13

例 2－2－6 全天食谱与营养计算

餐型 %	食谱	原料 g	食量 g	能量 kcal	蛋白质 g	脂肪 g	碳水化合物 g	维生素A g	维生素B_1 mg	维生素B_2 mg	维生素C mg	钙 mg	铁 mg	锌 mg	供能比 % 蛋白质	脂肪	碳水化合物
早 26	芝麻烧饼 牛奶 泡菜 酱牛肉	标准粉 85　芝麻酱 10　白芝麻 3 鲜牛奶 250　白糖 10 圆白菜 40　胡萝卜 10　长豇豆 20 酱牛肉 15	443	601	25.4	17.7	85.0	142	0.38	0.5	23	457	10.3	4.36	17	27	56
午 39	米饭 酱爆四丁 氽拌双花 酸辣汤	大米 150 鸡丁 30　土豆 30　口蘑 30 鲜藕 40 西兰花 60　菜花 40 番茄 40　鸡蛋 10　香菜 2 植物油 20	452	916	34.9	25.4	136.9	795	0.34	0.31	89	153	12.3	6.5	15	25	60
晚 35	茴香猪肉饺 水果	面粉 140　猪肉 45 茴香 150　鸡肝 10 植物油 12 西瓜 250	607	811	29.4	22.6	122.8	1846	0.6	0.45	54	294	8.9	3.89	15	25	60
		供给量	1502	2328	89.7	65.7	344.5	2783	1.32	1.26	167	904	31.5	14.75	15	25	60
		推荐量	1560	2400	96	66.7	354	800	1.4	1.4	100	800	15	15	16	25	59

表 2－2－14

表 2－2－13 按能量分配、核算各类食物重量

食物分类	粮	薯	蔬	果	肉		蛋	豆奶	纯能调味			合计
	粮谷	薯芋	蔬菜	果品	畜禽	鱼虾	蛋	豆奶	油脂	糖	调味品	
重量 g	375		715			110		250		52		1502
重量比%	25		47.6			7.3		16.6		3.5		100

表 2－2－15　例 2－2－7 全天食谱与营养计算

餐型 %	食谱	原料 g	食量 g	能量 kcal	蛋白质 g	脂肪 g	碳水化合物 g	维生素A g	维生素B_1 mg	维生素B_2 mg	维生素C mg	钙 mg	铁 mg	锌 mg	供能比% 蛋白质	供能比% 脂肪	供能比% 碳水化合物
早 26	馒头 咸鸭蛋 酸奶 三色菜丝	富强粉 80 咸鸭蛋 30 酸奶 200 圆白菜 20　红椒 30 核桃仁 10	370	555	18.5	15.3	85.3	164	0.27	0.49	53	327	5.1	3.76	13	25	62
午 39	米饭 煮玉米棒 清蒸鲈鱼 鸡蛋炒番茄 蒜蓉茼蒿 紫菜虾皮汤	大米 125 鲜玉米棒 100 鲈鱼 103（净肉 60） 鸡蛋 25　番茄 100 茼蒿 125　大蒜 5 紫菜 3　虾皮 3 植物油 16	562	847	33.1	23.1	126.9	484	0.44	0.51	56	257	11.6	5.85	16	25	59
晚 35	西葫芦包子 豆腐鸡蛋汤 水果	富强粉 125　猪肉馅 55 西葫芦 150　韭菜 50　香油 12 豆腐 15　鸡蛋 25 水发海带 40 猕猴桃 100	572	754	30.3	19.4	114.1	222	0.62	0.31	84	238	9.6	4.39	16	23	61
		供给量	1504	2156	81.9	57.8	326.3	870	1.33	1.31	196	822	26.3	14	15	24	61
		推荐量	1930	2200	88	61.2	324.5	733	1.28	1.28	92	733	13.8	13.8	16	25	59

表 2－2－16　表 2－2－15 按能量分配、核算各类食物重量

食物分类	粮薯		蔬果		肉蛋			豆奶	纯能调味			合计
	粮谷	薯芋	蔬菜	果品	畜禽	鱼虾	蛋	豆奶	油脂	糖	调味品	
重量 g	430		623		198			215	38			1504
重量比%	28.6		41.4		13.2			14.3	2.5			100

本节列举的营养配餐食谱，均达到配餐设计的要求，都是从我们日常饮食中抽取的配餐实例，其食量符合一般人的饮食习惯，有的食量看来偏大一些，但牛奶、水果的含水量大。

第三节　等能配餐与选餐

根据就餐者所需的能量和营养素推荐量，合理分配各类食物重量、适当安排膳食品种，设计并制作出多种等能量的同品种（主食、荤、半荤、素、汤）膳食，就餐者根据自己的需要和饮食爱好，可在同品种的膳食中自由选食，能满足科学的食物结构、平衡膳食的要求，对制作者来说是等能配餐、对就餐者来说可自主选餐。

一、等能配餐的三个对应

1. 膳食能量对应营养素推荐量

从表1－1－1看，每人每天营养素推荐摄入量（RNI）的能量和供能营养素、维生素、矿物质有相互对应的关系，能量就是由食物中的蛋白质、脂肪、碳水化合物提供的。食物中还包含着维生素、矿物质等，配餐是将其按一定比例规则组合起来。

2. 膳食能量对应食物种类和食物重量

从食物量化表看（见表1－4－1），每人每天摄入食量应在某一合理区间，五大类食物供给重量按一定比例分配，例如：粮薯类27.5%，360～500g（粮谷340～460g，薯芋100～130g）；蔬果类42%，555～745g（蔬菜420～580g，果品130～180g）；肉蛋类11%，150～200g（畜禽55～75g、鱼虾65～85g、蛋30～40g）；豆奶类17%，230～310g（大豆制品30～50g，壳果、种子8～12g，奶190～260g）；纯能调味类34～46g（油26～35g，糖8～11g），每人每天平均膳食总量1565g。

能量的每一单位数（90kcal）对应的各类食物重量（生料净重）大致如下：粮谷25g、薯芋100g、蔬菜500g、水果200g、畜禽肉50g、鱼虾50g、蛋50g、大豆25g、壳果、种子15g、奶160g、油脂10g、糖23g（见表1－2－6）。

3. 膳食能量对应膳食品种

按照广大民众的饮食习惯，膳食的品种分主食和副食，主食和副食的能量比一般为61%和39%。主食的原料有粮谷、薯芋、杂豆等，副食的原料有蔬果、肉蛋、豆奶、纯能调味。副食原料常制作成荤、半荤、素、汤、冷菜等品种，如何将主食、副食中的原料带着自身的重量、能量、维生素、矿物质分配到主食中的米饭、馒头、发糕、面条、粥以及副食中的荤、半荤、素、汤、冷菜各品种，这是能量配餐的关键所在，也是选餐、用餐的必备条件。

二、操作步骤

我们以每人每天需要能量2500kcal的午餐为例，操作步骤如下：

（1）制定每人每天按能量配餐表（见表2－3－1）。表中第一部分是一天三餐的能量分配，第二部分是五类食物原料的重量和能量分配，第三部分是全天膳食中的营养素推荐量。

表 2－3－1 每人每天按能量配餐表（能量 2500kcal）

来源	餐次	早餐			午餐			晚餐					
	膳食能量比 %	30			40			30					
	能量 kcal	750			1000			750					
表 1－4－1	分类	粮薯			蔬果			肉蛋		豆奶		纯能调味	
	重量 g	448			677			182		281		42	
	重量比 %	27			42			11		17		3	
	能量比 %	61			10			9		9		11	
	能量 kcal	1525			250			225		225		275	
表 1－1－1	营养素	*N*	*U*	*C*	*VA*	VB_1	VB_2	*VC*	*Ca*	*Fe*	*Zn*	*N/Q*	*U/Q*	*C/Q*
	推荐量	100 g	69.4 g	368.8 g	833 μgRE	1.46 mg	1.46 mg	104 mg	833 mg	15.6 mg	15.6 mg	16 %	25 %	59 %

（2）制定每人午餐按能量（1000kcal）配餐表（见表 2－3－2）。表中第一部分是午餐的主食、荤菜、半荤菜、素菜和汤的能量分配；第二部分是五类食物原料的重量和能量分配；第三部分是午餐膳食中的营养素推荐量。表中的第一部分和第二部分对比，能量把主食和粮薯联系起来；能量把荤菜、半荤菜、素菜、汤和蔬果、肉蛋、豆奶、纯能调味连接起来，同时满足了营养素推荐量的要求，为等能配餐打开了通道。

表 2－3－2 每人午餐按能量配餐表（能量 1000kcal）

膳食品种	主			荤			半荤			素		汤	
膳食能量比 %	61			11.7			11.7			11.7		3.8	
能量 kcal	610			117			117			117		38	
分类	粮薯			蔬果			肉蛋			豆奶		纯能调味	
重量 g	179			271			73			112		17	
重量比 %	27			42			11			17		3	
能量比 %	61			10			9			9		11	
能量 kcal	610			100			90			90		110	
营养素	*N*	*U*	*C*	*VA*	VB_1	VB_2	*VC*	*Ca*	*Fe*	*Zn*	*N/Q*	*U/Q*	*C/Q*
推荐量	40 g	27.8 g	147.5 g	333 μgRE	0.58 mg	0.58 mg	42 mg	333 mg	6.25 mg	6.25 mg	16%	25%	59%

（3）制定常用膳食选餐表（见表 2－3－3）。常用膳食选餐表中包括荤、半荤、素、汤和主食等品种，每一膳食品种都注明：食量、能量、蛋白质、脂肪、碳水化合物、维生素 A、维生素 B_1、维生素 B_2、维生素 C、钙、铁、锌和供能比，供选餐时查阅。

（4）制定中餐的选配套餐表（见表 2－3－4），共收集等能量的 11 套，其中前 6 套，

表 2－3－3 常用膳食选餐表

食谱	原料 g	食量 g	能量 kcal	蛋白质 g	脂肪 g	碳水化合物 g	维生素A μgRE	维生素B_1 mg	维生素B_2 mg	维生素C mg	钙 mg	铁 mg	锌 mg	供能比% 蛋白质	供能比% 脂肪	供能比% 碳水化合物
荤																
青蒜烧泥鳅	青蒜 55　泥鳅 120（净肉 72） 植物油 4	131	120	14.1	5.6	4.3	59	0.1	0.26	8	227	2.6	2.13	47	42	11
柿椒炒鳝鱼片	柿子椒 70　鳝鱼 130（净肉 87） 植物油 3	160	119	19.4	4.3	3.8	84	0.07	0.87	50	47	2.9	1.85	55	33	12
虾仁炒柿椒	鲜虾仁 20　柿子椒 20 鲜藕 70　植物油 8	118	118	4.4	8.6	5.9	51	0.05	0.04	59	84	1.9	0.67	15	66	19
红焖牛腩	牛腩 33　胡萝卜 35 土豆 50　植物油 3	111	115	7.3	5	10.2	176	0.07	0.07	17	18	1.6	1.59	25	39	36
海带烧肉	猪后臀 28　水发海带 150	178	115	5.7	8.7	3.1	82	0.1	0.18	0	363	5.3	1.23	20	68	12
扁豆炖牛肉	扁豆 25　牛肉 25	50	113	11	1.5	13.9	3	0.08	0.14	0	39	5.5	1.48	39	12	49
炖鱼块	鲤鱼 46（净肉 25） 香菇（干）15　植物油 6	46	113	7.4	7.2	4.7	6	0.04	0.21	1	25	2	1.84	26	57	17
草菇烧鸭	草菇 70　鸭块 61（净肉 40）	110	112	8.1	8	2.0	21	0.09	0.33	0	14	1.8	0.95	29	64	7
青韭炒蛏子	韭菜 120　蛏子 100　植物油 5	225	116	10.2	5.8	5.9	341	0.4	0.23	29	185	35.6	2.55	35	45	20
半荤																
麻婆豆腐	牛肉馅 10　豆腐 50 柿子椒 50　植物油 5	115	108	6.4	7.5	3.9	29	0.04	0.03	36	92	1.7	1.09	24	62	14

肉片西兰花	猪瘦肉 15 西兰花 100 植物油 6	121	108	7.1	7.5	2.9	1209	0.17	0.15	51	69	1.6	1.26	26	62	12
芹干肉丝	芹菜 70 豆腐干 10 猪瘦肉 15 胡萝卜 20 植物油 6	121	113	5.8	7.9	4.7	185	0.1	0.08	8	166	3.9	0.96	21	63	16
鸡蛋炒芥蓝	鸡蛋 25 芥菜 120 植物油 6	151	113	6.7	8.7	1.9	748	0.05	0.18	91	169	3.1	1.87	24	69	7
肉炒藕片	猪肉 20 藕片 60 柿子椒 40 胡萝卜 20 植物油 3	143	114	5.8	4.4	12.6	172	0.18	0.06	58	36	2	0.88	20	35	45
肉片菜花	猪瘦肉 20 菜花 100 红椒 15 青椒 15 植物油 6	156	114	6.5	7.5	4.9	31	0.15	0.11	83	29	2.1	1.07	23	59	18
肉片炒苦瓜	牛瘦肉 30 苦瓜 100 植物油 7	137	114	7.1	7.8	3.9	19	0.05	0.07	56	18	1.7	1.5	25	62	13
肉片油菜薹	猪瘦肉 15 油菜薹 150 植物油 7	172	114	7.8	8.5	1.7	142	0.2	0.12	98	236	4.9	1.56	27	67	6
火腿肠炒蒜苗	火腿肠 20 蒜苗 100 植物油 4	124	115	4.9	6.5	9.3	48	0.16	0.17	35	31	2.4	1.12	17	51	32
豆腐丝炒韭菜	豆腐丝 15 猪肉丝 10 韭菜 100 植物油 5	130	115	7.6	7.6	4.0	240	0.08	0.12	24	75	3.4	1.06	26	59	15
肝片炒柿子椒	猪肝 17 柿子椒 60 植物油 9	86	116	3.9	9.7	3.2	879	0.06	0.37	47	10	4.6	1.13	13	75	12
香干肉丝芹菜	香干 10 猪瘦肉 15 芹菜 120 植物油 6	151	116	6.2	8	4.7	75	0.1	0.09	10	200	4.4	1.03	21	62	17
肉片烧油菜	猪后臀 10 油菜 100 植物油 7	117	120	3.3	10.6	2.7	105	0.07	0.12	36	109	1.5	0.44	11	80	9
鸡蛋炒香椿	鸡蛋 30 香椿 80 植物油 4	114	117	5.4	6.9	8.1	164	0.09	0.18	32	94	3.8	2.15	18	53	29
鸡蛋炒韭菜	鸡蛋 30 韭菜 110 植物油 5	145	117	6.6	8	4.4	328	0.05	0.18	26	64	2.5	0.82	23	62	15
熘三片	猪瘦肉 25 羊肚菌 10 胡萝卜 40 植物油 4	79	117	8.2	6.4	6.6	304	0.17	0.25	6	24	4.4	2.07	28	49	23

续表

食谱	原料 g	食量 g	能量 kcal	蛋白质 g	脂肪 g	碳水化合物 g	维生素A μgRE	维生素B_1 mg	维生素B_2 mg	维生素C mg	钙 mg	铁 mg	锌 mg	供能比% 蛋白质	供能比% 脂肪	供能比% 碳水化合物
素																
蒜蓉芥蓝	芥蓝 250　大蒜 10　植物油 7	267	124	7. 5	8	5. 2	1438	0. 05	0. 24	191	325	5. 3	3. 37	24	58	18
炝炒藕丁	鲜藕 60　胡萝卜 30 柿子椒 50　植物油 6	146	118	1. 9	6. 3	13. 4	236	0. 07	0. 06	66	41	1. 7	0. 34	6	48	46
青豆拌海带	青豆 20　水发海带 60 胡萝卜 20　香油 3	103	117	7. 8	6. 3	7. 5	195	0. 1	0. 11	3	191	4	1. 1	27	48	25
椒油双花	西兰花 80　菜花 40 香干 20　植物油 5	145	116	7. 7	7. 4	4. 4	964	0. 09	0. 14	65	268	6	1. 3	27	57	16
脆炒三片	柿子椒 60　胡萝卜 40 土豆 20　植物油 8	128	115	1. 4	8. 2	8. 8	310	0. 06	0. 04	54	24	1. 3	0. 31	5	64	31
鲜蘑油菜	鲜蘑 110　油菜 120　植物油 7	237	113	5. 2	7. 7	5. 5	126	0. 14	0. 52	45	138	2. 9	1. 44	18	61	21
烧菜花	菜花 120　植物油 9	129	110	2. 5	9. 2	4. 1	6	0. 04	0. 1	73	29	1. 6	0. 5	9	75	16
清炒苋菜	绿苋菜 150　植物油 8	158	110	4. 2	8. 4	4. 2	528	0. 04	0. 18	70	281	8. 3	1. 24	15	69	16
虾皮小白菜	虾皮 12　小白菜 130　植物油 8	150	110	5. 6	8. 7	2. 4	366	0. 03	0. 14	36	237	3. 5	0. 93	20	71	9
汤																
苋菜鸭肝汤	红苋菜 50　鸭肝 15	65	36	3. 6	0. 8	3. 6	552	0. 04	0. 1	15	89	6. 7	0. 94	40	20	40
紫菜蛋花汤	紫菜（干）2　鸡蛋 17　小白菜 50	69	36	3. 6	1. 6	1. 8	185	0. 04	0. 11	14	60	2. 3	0. 5	40	40	20
菠菜豆腐汤	菠菜 100　豆腐 22	122	37	4	0. 9	3. 4	487	0. 04	0. 12	32	92	3. 2	0. 98	43	22	35

豆腐乌菜汤	豆腐 27 乌菜（菊花菜）60	87	37	3.8	1.2	2.7	101	0.05	0.08	27	156	2.3	0.72	41	29	30
豌豆汤	鲜豌豆 30 鸡肝 5	35	38	3	0.3	5.6	532	0.15	0.09	4	6	1.1	0.51	32	7	61
海米菠菜汤	海米 5 鸡蛋 10 菠菜 60	75	38	5.1	1.2	2	316	0.03	0.11	19	74	2.5	0.81	54	28	18
鸭蛋菠菜汤	鸭蛋 15 菠菜 50	65	39	3.2	2.2	1.9	283	0.05	0.11	16	42	1.6	0.67	33	51	16
牡蛎汤	牡蛎肉 40 菊花菜（乌菜）50	90	41	3.4	1	4.7	95	0.03	0.11	22	145	4.3	4.11	33	22	45
南瓜绿豆汤	南瓜 50 绿豆 10	60	43	2.5	0.2	7.8	76	0.04	0.03	4	16	0.9	0.29	23	4	73
豌豆海带汤	鲜豌豆 20 水发海带 120	140	38	2.8	0.2	6.1	69	0.11	0.14	3	293	4.3	1.05	29	5	66
主食																
馒头	富强粉 179	179	626	18.4	2	133.5	0	0.3	0.11	0	48	4.8	1.74	12	3	85
金银卷	标准粉 100 玉米粉 82	182	624	17.8	4.2	128.6	6	0.49	0.15	0	49	6.1	2.8	11	6	83
麻酱花卷	富强粉 155 芝麻酱 13	168	622	18.5	8.6	117.9	2	0.28	0.12	0	194	10.7	2.02	12	12	76
奶香馒头	富强粉 150 多维奶粉 20	170	622	19.4	6.1	121.9	15	0.32	1.43	2	399	4.3	2.2	12	9	79
紫米发糕	紫米粉 90 小米粉 80 黄豆粉 10	180	627	17.6	5.7	126.2	6	0.43	0.20	0	64	7.1	4.75	11	8	81
绿豆饭	绿豆 40 大米 143	183	621	19.2	1.4	132.6	9	0.26	0.11	0	51	5.9	3.3	12	2	86
豇豆米饭	豇豆 50 大米 133	183	621	19.4	1.7	131.9	5	0.23	0.11	0	37	6.7	3.78	12	2	86
煮玉米	鲜玉米棒 1272（鲜玉米粒 585）	585	620	23.4	7	116.4	0	0.94	0.64	94	0	6.4	5.26	15	10	75
豌豆米饭	豌豆 50 大米 134	184	620	20.1	1.7	131.2	21	0.39	0.14	0	65	5.5	3.46	13	2	85
蒸红薯	红薯 626	626	620	6.9	1.3	144.6	782	0.25	0.25	163	144	3.1	0.94	4	2	94
红小豆米饭	大米 110 红小豆 77	187	619	23.7	1.4	127.8	10	0.24	0.14	0	71	8.2	3.56	15	2	83
花生米饭	花生仁 40 大米 114	154	619	18.3	18.6	94.5	2	0.42	0.11	1	31	3.4	2.94	12	27	61
米饭	大米 179	179	619	13.2	1.4	138.1	0	0.2	0.09	0	23	4.1	3.04	9	2	89
二米饭	大米 100 小米 76	176	618	14.2	3.2	133.1	13	0.36	0.13	0	44	6.2	3.12	9	5	86

表 2-3-4 选配套餐表

餐次	食谱	原料 g	食量 g	能量 kcal	蛋白质 g	脂肪 g	碳水化合物 g	维生素A μgRE	维生素B_1 mg	维生素B_2 mg	维生素C mg	钙 mg	铁 mg	锌 mg	供能比% 蛋白质	供能比% 脂肪	供能比% 碳水化合物
1	虾仁炒柿子椒	鲜虾仁 20 柿子椒 20 鲜藕 70 植物油 8	118	118	4.4	8.6	5.9	51	0.05	0.04	59	84	1.9	0.67	15	66	19
	肉片西兰花	猪瘦肉 15 西兰花 100 植物油 6	121	108	7.1	7.5	2.9	1209	0.17	0.15	51	69	1.6	1.26	26	62	12
	鲜蘑油菜	鲜蘑 110 油菜 120 植物油 7	237	113	5.2	7.7	5.5	126	0.14	0.52	45	138	2.9	1.44	18	61	21
	菠菜豆腐汤	菠菜 100 豆腐 22	122	37	4	0.9	3.4	487	0.04	0.12	32	92	3.2	0.98	43	22	35
	馒头	富强粉 179	179	626	18.4	2	133.5	0	0.3	0.11	0	48	4.8	1.74	12	3	85
	供给量		777	1000	39	26.5	151.2	1875	0.7	0.95	190	430	14.5	6.1	16	24	60
2	海带烧肉	猪后臀 28 水发海带 150	178	115	5.7	8.7	3.1	82	0.1	0.18	0	363	5.3	1.23	20	68	12
	熘三片	猪瘦肉 25 羊肚菌 10 胡萝卜 40 植物油 4	79	117	8.2	6.4	6.6	304	0.17	0.25	6	24	4.4	2.07	28	49	23
	蒜蓉芥蓝	芥蓝 250 大蒜 10 植物油 7	267	124	7.5	8	5.2	1438	0.05	0.24	191	325	5.3	3.37	24	58	18
	牡蛎汤	牡蛎肉 40 菊花菜（乌菜）50	90	41	3.4	1	4.7	95	0.03	0.11	22	145	4.3	4.11	33	22	45
	米饭	大米 175	175	606	13	1.4	135.1	0	0.19	0.09	0	23	4	2.98	9	2	89
	供给量		789	1005	38	25.5	155	1920	0.55	0.85	220	880	23.5	13.75	15	23	62
3	红焖牛腩	牛腩 33 胡萝卜 25 土豆 50 植物油 3	111	115	7.3	5	10.2	176	0.07	0.07	17	18	1.6	1.59	25	39	36
	香干肉丝芹菜	香干 10 猪瘦肉 15 芹菜 120 植物油 6	151	116	6.2	8	4.7	75	0.1	0.09	10	200	4.4	1.03	21	62	17

3	炝炒藕丁	鲜藕 60　胡萝卜 30 柿子椒 50　植物油 6	146	118	1.9	6.3	13.4	236	0.07	0.04	66	41	1.7	0.34	6	48	46
	紫菜蛋花汤	紫菜（干）2　鸡蛋 17　小白菜 50	59	36	3.6	1.6	1.8	185	0.04	0.11	14	60	2.3	0.5	40	40	20
	紫米发糕	紫米面 83　小米面 83　黄豆面 10	176	609	18.8	6.3	119.5	18	0.58	0.21	0	63	6.3	5.03	12	9	79
	供给量		653	995	38	27	149.5	690	0.85	0.5	105	380	16.5	8.5	15	24	61
4	草菇烧鸭	草菇 70　鸭场块 61（净肉 40）	110	112	8.1	8	2.0	21	0.09	0.33	0	14	1.8	0.95	29	64	7
	肝片炒柿椒	猪肝 17　柿子椒 60　植物油 9	86	116	3.9	9.7	3.2	879	0.06	0.37	47	10	4.6	1.13	13	75	12
	清炒苋菜	绿苋菜 150　植物油 8	158	110	4.2	8.4	4.2	528	0.04	0.18	70	281	8.3	1.24	15	69	16
	鸭蛋菠菜汤	鸭蛋 15　菠菜 50	65	39	3.2	2.2	1.9	283	0.05	0.11	16	42	1.6	0.67	33	51	16
	绿豆饭	绿豆 40　大米 143	183	621	19.2	1.4	132.6	9	0.26	0.11	0	51	5.9	3.3	12	2	86
	供给量		602	1000	38.5	29.5	144.0	1720	0.5	1.1	135	400	22.5	7.3	15	27	58
5	炖鱼块	鲤鱼 46（净肉 25） 香菇（干）15　植物油 6	46	113	7.4	7.2	4.7	6	0.04	0.21	1	25	2	1.84	26	57	17
	肉片油菜薹	猪瘦肉 15　油菜薹 150　植物油 7	172	114	7.8	8.5	1.7	142	0.2	0.12	98	236	4.9	1.56	27	67	6
	烧菜花	菜花 120　植物油 9	129	110	2.5	9.2	4.1	6	0.04	0.1	73	29	1.6	0.5	9	75	16
	豌豆汤	鲜豌豆 30　鸡肝 5	35	38	3	0.3	5.6	532	0.15	0.09	4	6	1.1	0.51	32	7	61
	金银卷	标准粉 100　玉米粉 82	182	624	17.8	4.2	128.6	6	0.49	0.15	0	49	6.1	2.8	11	6	83

续表

餐次	食谱	原料	食量	能量	蛋白质	脂肪	碳水化合物	维生素A	维生素B_1	维生素B_2	维生素C	钙	铁	锌	供能比%		
															蛋白质	脂肪	碳水化合物
		g	g	kcal	g	g	g	μgRE	mg	mg	mg	mg	mg	mg			
5		供给量	564	1000	38.5	29.5	145.0	690	0.9	0.65	175	345	15.5	7.2	15	27	58
6	扁豆炖牛肉	扁豆25　牛肉25	50	113	11	1.5	13.9	3	0.08	0.14	0	39	5.5	1.48	39	12	49
	肉片烧油菜	猪后臀10　油菜100　植物油7	117	120	3.3	10.6	2.7	105	0.07	0.12	36	109	1.5	0.44	11	80	9
	脆炒三片	柿子椒60　胡萝卜40 土豆20　植物油8	128	115	1.4	8.2	8.8	310	0.06	0.04	54	24	1.3	0.31	5	64	31
	苋菜鸭肝汤	红苋菜50　鸭肝15	65	36	3.6	0.8	3.6	552	0.04	0.1	15	89	6.7	0.94	40	20	40
	奶香馒头	富强粉155　多维奶粉14	169	610	18.8	4.9	122.7	11	0.3	1.03	1	294	4.4	2.02	12	7	81
		供给量	538	995	38	26	151.5	980	0.55	1.45	105	555	19.5	5.2	15	24	61
7	包子	富强粉	114	399	11.7	1.3	85.0	0	0.19	0.07	0	31	3.1	1.11	16	33	51
		猪后臀	45	151	6.6	13.9	0	7	0.12	0.05	0	2	0.5	0.38			
		豆腐丝	13	26	2.8	1.4	0.7	1	0.01	0.02	0	27	1.2	0.27			
		鸡肝	10	12	1.7	0.5	0.3	1041	0.03	0.11	0	1	1.2	0.24			
		茴香	200	48	5	0.8	5.2	804	0.12	0.18	52	308	2.4	1.46			
		香油	8	72	0	8	0	0	0	0	0	1	0.2	0.01			
	荞麦粥	荞麦	90	292	8.4	2.1	59.9	3	0.25	0.14	0	52	5.6	3.26	12	6	82
		供给量	480	1000	36.2	28	151.1	1856	0.72	0.57	52	412	14.2	6.73	15	25	60

8	水饺	富强粉	135	472	13.9	1.5	100.7	0	0.23	0.08	0	36	3.6	1.31			
		韭菜	240	62	5.8	1	7.6	564	0.05	0.22	57.6	101	3.8	1.03			
		鸡蛋	70	101	9.3	6.2	2	164	0.08	0.19	0	39	1.4	0.77	16	28	56
		虾皮	7	11	2.1	0.2	0.2	1	0	0.01	0	69	0.5	0.14			
		香油	15	135	0	15	0	0	0	0	0	1	0.3	0.03			
	燕麦粥	燕麦	50	220	9	4	36.9	0	0.18	0.08	0	112	4.2	1.55	16	16	68
		供给量	527	1000	40	28	147.4	728	0.54	0.58	58	358	13.8	4.84	16	25	59
9	汤面	切面	240	682	19.9	1.7	146.7	0	0.53	0.17	0	26	8.6	3.43			
		猪肉（后臀35、瘦20）	55	147	9.2	12	0.3	15	0.20	0.06	0	3	0.1	0.89			
		菠菜	150	36	3.9	0.4	4.2	730	0.06	0.16	48	99	4.4	1.27			
		虾皮	5	8	1.5	0.1	0.1	1	0	0.01	0	50	0.3	0.1			
		海带	50	7	0.6	0	1.1	26	0.01	0.05	0	120	1.6	0.33			
		香油	14	126	0	14	0	0	0	0	0	1	0.3	0.02			
		供给量	514	1006	35.1	28.2	152.4	772	0.8	0.45	48	299	16.2	6.04	14	25	61
10	烩饼	烙饼	245	625	18.4	5.6	124.9	0	0.05	0.1	0	49	5.9	2.3			
		猪肝	30	39	5.8	1.1	1.5	1492	0.06	0.62	6	2	6.8	1.73			
		虾仁	55	48	9	1.3	0	26	0.02	0.02	0	179	2.2	1.23			
		柿子椒	70	15	0.7	0.1	2.8	40	0.02	0.02	50.4	10	0.6	0.13			

续表

餐次	食谱	原料	食量	能量	蛋白质	脂肪	碳水化合物	维生素A	维生素B_1	维生素B_2	维生素C	钙	铁	锌	供能比%		
															蛋白质	脂肪	碳水化合物
		g	g	kcal	g	g	g	μgRE	mg	mg	mg	mg	mg	mg			
10		鲜豌豆	80	84	5.9	0.2	14.6	30	0.34	0.07	11.2	17	1.4	1.03			
		植物油	17	153	0	17	0	0	0	0	0	2	0.5	0.08			
		供给量	487	946	39.8	25.3	143.8	1588	0.49	0.83	68	259	17.4	6.5	17	24	59
11	炒饭	大米	170	588	12.6	1.4	131.2	0	0.19	0.09	0	22	3.9	2.89			
		猪后臀	15	50	2.2	4.6	0	2	0.04	0.02	0	1	0.2	0.13			
		鸡蛋	80	115	10.6	7	2.2	187	0.09	0.22	0	45	1.6	0.88			
		西兰花	150	50	6.2	0.9	4.1	1803	0.14	0.2	76.5	100	1.5	1.17			
		藕	50	35	1	0.1	7.6	2	0.04	0.02	22	20	0.7	0.12			
		豆腐干	15	26	2.7	1.4	0.7	0	0	0.01	0	153	3.5	0.38			
		植物油	10	90	0	10	0	0	0	0	0	1	0.3	0.05			
		供给量	490	954	35.3	25.4	145.8	1994	0.5	0.56	98	342	11.7	5.62	15	24	61
		推荐量	600	1000	40	27.8	147.5	333	0.58	0.58	42	333	6.25	6.25	16	25	59

每套为一主食三菜一汤，同品种的主食或副食可以自选认购，等能套餐的营养素的特点相近，饭量大小可在主食上自主调整。厨师、营养师根据市场供应情况，从膳食品种表中挑选就餐者喜好的膳食配餐，并不断补充新品种膳食。等能选餐符合科学食物结构、平衡膳食、营养配餐的需求，提供就餐者自主选食的条件，常吃常新。

厨师、营养师都有这样的体会，就餐者很难在一餐中将五大类食物按比例吃全，只能按科学食物结构、平衡膳食努力去做，争取一餐小平衡，一天中平衡，一周基本平衡。就餐者自主选食可以常变换花样，最好一餐食物不重样，就近一段时间内每餐食物不重样，如果你懂营养配餐的道理，不一定按老套选食荤、半荤、素、汤，也可选食各品种的组合，如两个半荤一个汤，只要符合平衡膳食要求就可以。等能选餐的供能比一般控制在：蛋白质/能量比为13% ~18%，脂肪/能量比为23% ~27%，碳水化合物/能量比为56% ~64%。

表2－3－4（餐次7～餐次9）中的包子、水饺、汤面为集中膳食品种，其配料都可以互换，制作出不同内涵的新品种包子、水饺、汤面。表2－3－4（餐次10、餐次11）中的烩饼、炒饭选配上一个汤，其能量1000kcal，而且，烩饼、炒饭的配料也可以互换。在这5个套餐中，将其原料的用量和营养成分一一注明，目的就是便于就餐者配餐时更换原料有依据。

三、等能配餐应用

等能配餐适用于一般健康人，可应用于学校、工厂、部队、机关、饭店、宾馆、家庭。食用时要根据个人的性别、年龄、活动量大小、生理特征、身高体重、体质强弱、季节等情况适量调整。

这里按低能量、中能量、高能量制定出三张每人每天按能量配餐表（见表2－3－5、表2－3－6、表2－3－7）供大家选用。从事轻体力活动的成年人、学生，可参照中能量膳食来安排自己的饮食；从事较重体力活动的成年人、学生可参照高能量膳食来安排自己的进食量；参加轻微体力活动的老年人、小学生可参照低能量膳食标准来进餐。女性因身

表2－3－5　　每人每天按能量配餐表（低能量1800kcal）

来源	膳食品种	早餐	午餐	晚餐		
	膳食能量比%	30	40	30		
	能量　kcal	540	720	540		
	分类	粮薯	蔬果	肉蛋	豆奶	纯能调味
表1－4－1	重量　g	317	493	129	200	35
	重量比　%	27	42	11	17	3
	能量比　%	61	10	9	9	11
	能量　kcal	1098	180	162	162	198

来源	营养素	*N*	*U*	*C*	*VA*	VD_1	VD_2	*VC*	*Ca*	*Fe*	*Zn*	*N/Q*	*U/Q*	*C/Q*
表1－1－1	推荐量	72 g	50 g	265.5 g	600 μgRE	1.05 mg	1.05 mg	75 mg	600 mg	11.25 mg	11.25 mg	16 %	25 %	59 %

表2-3-6　　每人每天按能量配餐表（中能量2400kcal）

来源	膳食品种			早餐			午餐		晚餐						
	膳食能量比	%		30			40		30						
	能量	kcal		720			960		720						
	分类			粮薯			蔬果		肉蛋			豆奶		纯能调味	
	重量	g		422			657		172			266		47	
表1-2-6	重量比	%		27			42		11			17		3	
	能量比	%		61			10		9			9		11	
	能量	kcal		1464			240		216			216		269	
	营养素		*N*	*U*	*C*	V_A	V_{B_1}	V_{B_2}	V_C	*Ca*	*Fe*	*Zn*	*N/Q*	*U/Q*	*C/Q*
表1-1-1	推荐量		96 g	66.7 g	354 g	800 μgRE	1.4 mg	1.4 mg	100 mg	800 mg	15 mg	15 mg	16 %	25 %	59 %

表2-3-7　　每人每天按能量配餐表（高能量2900kcal）

来源	膳食品种			早餐			午餐		晚餐						
	膳食能量比	%		30			40		30						
	能量	kcal		870			1160		870						
	分类			粮薯			蔬果		肉蛋			豆奶		纯能调味	
	重量	g		510			794		208			321		57	
表1-2-6	重量比	%		27			42		11			17		3	
	能量比	%		61			10		9			9		11	
	能量	kcal		1769			290		261			261		319	
	营养素		*N*	*U*	*C*	*VA*	VB_1	VB_2	*VC*	*Ca*	*Fe*	*Zn*	*N/Q*	*U/Q*	*C/Q*
表1-1-1	推荐量		116 g	80.6 g	427.8 g	967 μgRE	1.69 mg	1.69 mg	121 mg	967 mg	18.13 mg	18.13 mg	16 %	25 %	59 %

高体重一般不及男性，女性需要的能量往往比从事同等体力活动的男性低10%。就餐者的进食量可自主调节，当一个人的食欲得到满足时，他对能量和营养素需要也就容易得到相应的满足。

本节制作的常用膳食选餐表（见表2-3-3），经常借助于食物丰度表（见表1-3-2~表1-3-32），表中食物按丰度高低排序，一般都选用丰度高低不同的食物配合制作膳食，并经常在同级中进行替换，每一品种膳食力求简练，突出某些营养素高的特点，运用常用膳食选餐表配餐，可适当加入一些自选的食品，改善品种，改进口味，其营养素总量一般仍能达到推荐摄入量的要求。

第四节　按身高体重配餐与平衡环

本节由两部分组成，一部分是按身高体重配餐，另一部分是膳食营养平衡环。

一、按身高体重配餐

按身高体重配餐是根据标准体重、实际身高、实际体重和体型胖瘦来进行的。

（一）计算标准体重

标准体重的定义是，观察一个人群，一定的身高维持某体重，患病率或死亡率都最低，这个体重称做该人群的标准体重（kg）。实际体重在标准体重 ±10% 范围内均视为正常。不同人群标准体重的计算方法如下。

1. 18 岁以上、身高低于 165cm 人群的标准体重

女性标准体重（kg）＝身高－100

男性标准体重（kg）＝身高－105

2. 18 岁以上、身高高于 165cm 人群的标准体重

男女标准体重（kg）＝身高－105

人群中毕竟有胖有瘦，用什么参数来反映这种客观状态，以便在配餐中考虑其不同需求呢？我们采用胖瘦度作为参数。体型的胖瘦度公式为：

$$胖瘦度=\frac{体重-标准体重}{标准体重}\times 100\%$$

在一般状况下：

实际体重 <80% 标准体重　　消瘦

80% 标准体重 < 实际体重 <90% 标准体重　　偏瘦

90% 标准体重 < 实际体重 <110% 标准体重　　正常

110% 标准体重 < 实际体重 <120% 标准体重　　超重

120% 标准体重 < 实际体重 <130% 标准体重　　轻度肥胖

130% 标准体重 < 实际体重 <150% 标准体重　　中度肥胖

150% 标准体重 < 实际体重 <200% 标准体重　　重度肥胖

200% 标准体重 < 实际体重　　病态肥胖

人体实际体重超出正常体重范围，其原因除遗传、基础代谢活动强度和某些疾病外，多是由于膳食结构不科学、不平衡，长期能量缺乏或过剩所致。

3. 儿童体重的计算方法

1～10 岁正常儿童标准体重计算公式：

标准体重（kg）＝年龄 ×2＋8

11～17 岁少年标准体重见表 2－4－1。

表 2-4-1　　11～17岁少年标准体重

女孩		男孩	
身高 cm	标准体重 kg	身高 cm	标准体重 kg
133	26	135	27
142	35	143	35
150	43	150	43
154	44	154	44
161	53	167	53
168	62	176	64

（二）计算能量推荐量

我国不同体型、不同活动强度成年男性每天每千克体重的能量推荐量见表 2-4-2。

表 2-4-2　不同体型、不同活动强度成年男性每天每千克体重能量推荐量 $T_{推}$

体型	能量推荐量 kcal/（kg·d）		
	轻体力	中体力	重体力
消瘦	$1.16T_{轻}$	$1.14T_{中}$	$1.13T_{重}$
正常	$T_{轻}$（40）	$T_{中}$（45）	$T_{重}$（50）
肥胖	$0.84T_{轻}$	$0.86T_{中}$	$0.88T_{重}$

注：女性能量推荐量为男性的90%，T 为每天每千克能量推荐量。

$$每天能量推荐量\quad Q = T_{推} \cdot G$$

式中：G——标准体重（kg）

（三）配餐与营养计算

（1）正常体型成年男轻体力活动者，每天每公斤体重所需能量推荐量从表 2-4-2 中查得，$T_{轻}=40$kcal/（kg·d），他的身高为 175cm，实际体重为 70kg，他的标准体重为：

$$G = 身高 - 105 = 175 - 105 = 70\text{kg}$$

其每天能量推荐量为：

$$Q = T_{轻} \cdot G = 40 \times 70 = 2800\text{kcal}$$

全天配餐食谱与营养计算见表 2-4-3。

（2）正常体型成年女轻体力活动者，每天每公斤体重所需能量从表 2-4-2 中查得：

$$0.9T_{轻} = 0.9 \times 40 = 36\text{kcal/（kg·d）}$$

她的身高为 166cm，实际体重为 57kg，她的标准体重为：

$$G = 身高 - 105 = 166 - 105 = 61\text{kg}$$

其正常体重范围为：

$$（身高 - 105）\times（1 \pm 10\%）=（166 - 105）\times（1 \pm 10\%）= 54.9 \sim 67.1\text{kg}$$

由此可知，该成年女性体重在其正常体重范围内。

其每天能量推荐量为：

$$Q = 0.9T_{轻} \cdot G = 0.9 \times 40 \times 61 = 2196\text{kcal}$$

全天配餐食谱与营养计算见表 2-4-4。

表 2－4－3 正常体型男性全天配餐食谱与营养计算

餐型 %	食谱	原料 g	食量 g	能量 kcal	蛋白质 g	脂肪 g	碳水化合物 g	维生素A μgRE	维生素B_1 mg	维生素B_2 mg	维生素C mg	钙 mg	铁 mg	锌 mg	丰度	供能比 %		
																蛋白质	脂肪	碳水化合物
早 28	双面焦 荞麦粥 炝拌芥兰 牛奶	玉米面110，鸡蛋40 荞麦50 芥兰80、胡萝卜20、 水发木耳20 橄榄油6 鲜牛奶250	576	794	29.2	22.2	119.0	761	0.55	0.68	66	498	13	5.7	533	15	25	60
午 38	绿豆米饭 火腿烧菜花 肉丝炒蒜肉 香干拌西芹 海米冬瓜汤	大米150、绿豆40 火腿肠20、菜花80 猪瘦肉30、蒜苗80 香干15、西芹50、 胡萝卜30、杏仁25、 海米6、冬瓜50、花生油11	587	1069	43.4	29.6	157.1	306	0.61	0.88	100	356	15.6	7.53	577	16	25	59
晚 34	紫米发糕 咖喱鸡块 素炒三片 凉拌四样 豆腐烧苋菜	黑紫米80、标准粉80 鸡块76（净肉50）、 土豆30、葱头20 藕70、胡萝卜20、青椒20 生菜60、圆白菜20、 红椒10、花生仁20 豆腐20、苋菜100 花生油8	608	957	39.3	26.2	141.1	735	0.83	0.48	135	345	13.6	7.11	622	16	25	59
		供给量	1771	2820	111.9	70	417.2	1802	1.99	2.04	301	1199	42.2	20.34	1733	16	25	59
		推荐量	1820	2800	112	78	413	933	1.63	1.63	117	933	17.5	17.5	1165	16	25	59

表 2-4-4　　正常体型女性全天配餐食谱与营养计算

餐型 %	食谱	原料 g	食量 g	能量 kcal	蛋白质 g	脂肪 g	碳水化合物 g	维生素A μgRE	维生素B_1 mg	维生素B_2 mg	维生素C mg	钙 mg	铁 mg	锌 mg	丰度	供能比% 蛋白质	供能比% 脂肪	供能比% 碳水化合物
早 27	热汤面 卤猪心	切面 150、油菜 80、 海米 8、香油 10 猪心 30	278	580	22.7	14.6	89.4	88	0.61	0.39	30	155	7.3	2.76	270	16	23	61
午 40	二米饭 清炖羊肉 清炒空心菜 香菇拌豇豆 豆腐青菜汤	大米 90、小米 60 羊后腿 60、土豆 40 空心菜 125、红椒 10 水发香菇 20、长豇豆 70 豆腐 20、小白菜 50、虾皮 5 花生油 17	567	866	34.3	23.3	129.6	511	0.48	0.51	83	335	13.5	6.38	499	16	24	60
晚 33	烙饼 宫保鸡丁 海带烧牡蛎 五色菜花 番茄鸡蛋汤	全麦粉 140 鸡胸肉 20、花生米 5、 芹菜 50 水发海带 80、海蛎肉 40 西兰花 60、胡萝卜 20、 水发木耳 15、青红椒 20 番茄 50、鸡蛋 10、 花生油 12	522	716	30.2	19.4	104.9	1041	0.73	0.5	69	404	15.8	8.77	592	17	24	59
		供给量	1367	2162	87.2	57.3	223.9	1640	1.82	1.4	182	894	36.6	17.91	1332	16	24	60
		推荐量	1430	2200	88	61.4	324.5	736	1.28	1.28	92	736	13.7	13.75	922	16	25	59

(3) 一个17岁的男生，身高167cm，实际体重等77kg，而其标准体重应为53kg，查每人每天膳食营养素推荐量表（见表1-1-1）可知，17岁的男生，每天的能量推荐量为2900kcal。

该男生的实际体重与标准体重之比为：

$$\frac{\text{实际体重}}{\text{标准体重}}=\frac{77}{53}=145\%$$

由此可知，该男生属中度肥胖，需减肥健体，一方面增加体育锻炼，另一方面坚持吃减肥平衡膳食。参照表2-4-2，按肥胖男性中体力活动取每天每公斤体重能量推荐量$0.86T_{中}$，计算每天所需能量：

$$0.86T_{中}=0.86\times45=38.25\text{kcal/（kg}\cdot\text{d）}$$

该男生每天的能量推荐量为：

$$Q=0.86T_{中}\cdot G=0.86\times45\times53=2051\text{kcal}$$

全天配餐食谱与营养计算见表2-4-5。

儿童和少年正处于生长发育阶段，肥胖儿童和少年减肥要逐步控制食量、减少能量供给，可控制体重慢速下降，不断增加身高。饮食要建立在平衡膳食的基础上，虽然为了减肥减少了能量供给，也就意味着减少了蛋白质、脂肪、碳水化合物的供给量，但配餐一定要满足营养素组合标准（定）的要求，三大供能营养素的供能比也要在最佳范围内，这样才能保证减肥瘦身健体的需要。加强日常的身体锻炼是减肥必不可少的措施。

(4) 一位建筑工人，男45岁，重体力活动者，身高165cm，实际体重50kg，他的标准体重为：

$$G=\text{身高}-105=165-105=60\text{kg}$$

他的实际体重与标准体重之比：

$$\frac{\text{实际体重}}{\text{标准体重}}=\frac{50}{60}=83.3\%$$

属成年男性偏瘦，需增加营养，以达到正常体重。从表2-4-2中查出重体力消瘦型每天每公斤体重需能量：

$$1.13T_{重}=1.13\times50=56.5\text{kcal}$$

他每天的能量推荐量应为：

$$Q=1.13T_{中}\cdot G=1.13\times50\times60=3390\text{kcal}$$

全天配餐食谱与营养计算见表2-4-6。

重体力活动者，每天消耗多，要长期坚持进食能够满足其营养需求的膳食，以逐渐增加体重，达到维持正常体重的目标。增重不要操之过急，重体力活动者进食量大，要合理安排一天三餐的时间及食量，可根据职业、劳动强度、生活习惯进行合理调整，充分补充营养，但决不可暴饮暴食，饥一顿饱一顿，要保护好胃肠，坚持平衡膳食才能保障健康、保持体力。

二、膳食营养平衡环

膳食营养平衡环简称平衡环。平衡环理论用于膳食营养失去平衡，又如何恢复平衡，包括三大供能营养素，维生素、矿物质，下面我们着重讨论三大供能营养素的平衡环。

表 2-4-5　　肥胖体型男性全天配餐食谱与营养计算

餐型 %	食谱	原料 g	食量 g	能量 kcal	蛋白质 g	脂肪 g	碳水化合物 g	维生素A μgRE	维生素B_1 mg	维生素B_2 mg	维生素C mg	钙 mg	铁 mg	锌 mg	丰度	供能比% 蛋白质	供能比% 脂肪	供能比% 碳水化合物
早 27	芝麻烧饼 牛奶 柿子椒拌海带	全麦粉 70、小米面 40、 白芝麻 8 鲜牛奶 200 柿子椒 30、水发海带 40	388	553	22.8	13.2	85.6	93	0.52	0.47	24	551	12.3	4.26	353	16	21	63
午 37	二米饭 四色肉片 香干炒芹菜 清炒苋菜 鸡蛋番茄汤	大米 70、小米 50 猪瘦肉 50、水发木耳 10、 黄瓜 10、胡萝卜 10 芹菜茎 100、香干 10、 香菇（干）5 苋菜 100 鸡蛋 20、番茄 40、香菜 3 花生油	472	765	29.5	22.2	111.5	722	0.58	0.48	93	448	16.4	5.57	557	15	26	59
晚 36	贴饼 蒸河蟹 炒土豆丝 香葱拌豆腐 水果	玉米面 50、富强粉 50、 黄豆粉 15 河蟹（净肉 70） 土豆 55、红椒 25、青蒜 50 豆腐 20、香葱 40 花生油 13 芒果 150	538	731	31.5	20.8	104	601	0.42	0.44	91	183	8.5	5.2	435	17	26	57
		供给量	1398	2049	83.8	56.2	301.1	1416	1.52	1.39	207	1182	37.2	15.03	1345	16	25	59
		推荐量	1300	2000	80	55.4	295	667	1.17	1.17	83	667	12.5	12.5	837	16	25	59

表 2-4-6　偏瘦体型男性全天配餐食谱与营养计算

餐型 %	食谱	原料 g	食量 g	能量 kcal	蛋白质 g	脂肪 g	碳水化合物 g	维生素A μgRE	维生素B_1 mg	维生素B_2 mg	维生素C mg	钙 mg	铁 mg	锌 mg	丰度	供能比% 蛋白质	供能比% 脂肪	供能比% 碳水化合物
早 27	贴饼 煎鸡蛋 凉拌菜 牛奶	全麦粉 80、青豆粉 20、小米面 80 鸡蛋 40、番茄 50、花生油 7 圆白菜 70、胡萝卜 20 鲜牛奶 250	617	902	36.7	24.6	133.3	372	0.66	0.68	43	427	13.3	5.26	475	16	25	59
午 39	红豆米饭 清炖牛肉 鲜蘑扒菜花 拌菠菜 鸡丝青菜汤	大米 160、红小豆 40 牛肉 50、胡萝卜 20、土豆 50、水发海带 80 鲜蘑 60、菜花 100、青椒 20 菠菜 100、小香干 20 鸡胸肉 10、菊花菜 50 花生油 25	785	1304	50.6	34.3	198.1	781	0.76	0.95	171	660	24.8	10.58	869	16	24	60
晚 34	发糕 肉片苦瓜 鲜虾炒韭菜 凉拌三鲜 酸辣汤 水果	标准粉 95、玉米面 95 猪瘦肉 20、苦瓜 70、辣椒 10 水虾米 40、韭菜 100 西兰花 50、藕 50、花生仁 20 豆腐 10、鸡蛋 10、鸭血 10、水发木耳 5、香菜 2 花生油 14 西瓜 250	851	1136	45.5	31.2	168.2	1133	0.97	0.54	142	378	16.7	6.71	737	16	25	59
		供给量	2253	3342	132.8	90.1	499.6	2286	2.4	2.2	355	1465	54.8	22.6	2083	16	24	60
		推荐量	2145	3300	132	91.7	486.8	1100	1.9	1.9	138	1100	20.6	20.63	1372	16	25	59

平衡环

膳食中所含营养素与人体所需营养素推荐量是否平衡，以供能营养素为例，见供能营养素平衡环图。从图 2－4－1 中有蛋白质（N）、脂肪（U）和碳水化合物（C）的营养素平衡环，平衡环的下半圆用双线表示，是供能营养素的推荐量，平衡环的上半部用单线表示，是膳食供能营养素的供给量。平衡环值用公式 2－4－1 表示。

$$\frac{N}{N_{\mathrm{DRI}}}=m_{\mathrm{N}} \quad \frac{U}{U_{\mathrm{DRI}}}=m_{\mathrm{U}} \quad \frac{C}{C_{\mathrm{DRI}}}=m_{\mathrm{C}} \tag{2-4-1}$$

在图 2－4－1 中膳食提供的能量与人体所需的能量出现以下情况：

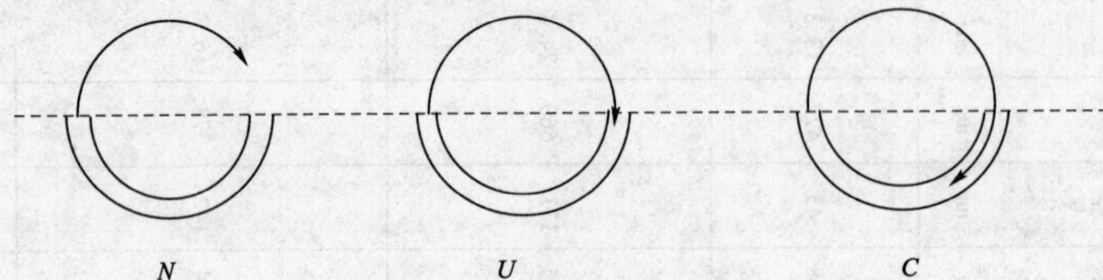

图 2－4－1　供能营养素平衡环

$$m_{\mathrm{N}}=\frac{N}{N_{\mathrm{DRI}}}<1 \quad m_{\mathrm{U}}=\frac{U}{U_{\mathrm{DRI}}}=1 \quad m_{\mathrm{C}}=\frac{C}{C_{\mathrm{DRI}}}>1$$

膳食提供的三大供能营养素失去平衡，要调整到都是 1 左右才理想，在图中非常直观。

例 2－4－1　男，24 岁，身高 170cm，体重 84kg，轻体力活动者，如何从该男的膳食营养平衡环中找出肥胖的诱因和膳食调整方法？

从膳食平衡环图 2－4－2 上看，该男所摄入的膳食能量大于所需的推荐能量，尤其是脂肪和蛋白质偏多，吃肉多，油水大。经查标准体重为：

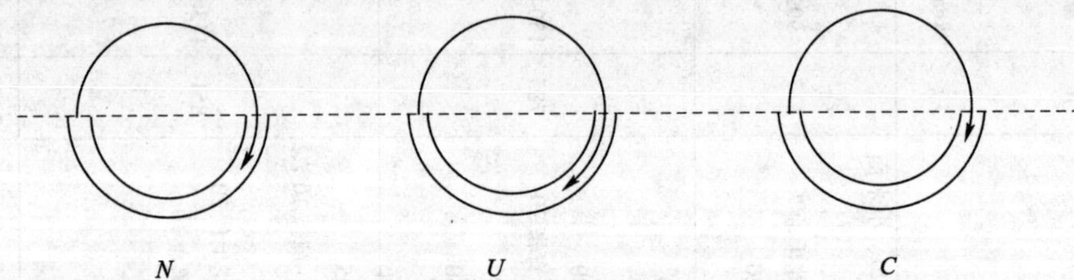

图 2－4－2　肥胖人常有的膳食平衡环

$$G=\text{身高}-105=170-105=65\mathrm{kg}$$

实际体重与标准体重之比为：

$$\frac{\text{实际体重}}{\text{标准体重}}=\frac{84}{65}=129\%$$

由此可知，该男士属轻度肥胖，需减肥健身，一方面增加中度体育锻炼，另一方面坚持吃减肥平衡膳食。参照表 2－4－2，按肥胖男性轻体力活动，取每天每公斤体重能量推荐量 0.84$T_{\text{轻}}$，计算每天所需能量：

$$Q=0.84T_{\text{轻}}\cdot G=0.84\times 40\times 65=2184\mathrm{kcal}$$

全天配餐食谱与营养计算见表 2－4－7。

表 2－4－7　　例 2－4－1 一天三餐食谱及营养计算

食谱	原料 g	食量 g	能量 kcal	蛋白质 g	脂肪 g	碳水化合物 g	维生素A μgRE	维生素B_1 mg	维生素B_2 mg	维生素C mg	钙 mg	铁 mg	锌 mg	丰度	能量% 蛋白质	能量% 脂肪	能量% 碳水化合物
茴香肉包 豆腐脑	富强粉 100　猪后臀肉 20 茴香 100　香油 6 豆腐脑 300	526	540	21.2	16.1	77.2	405	0.4	0.23	26	237	6.9	3.35	290	16	27	57
奶香馒头 香干炒芹菜 牛肉葱头 蚝油生菜 番茄肝片汤	富强粉 140　多维奶粉 10 香干 20　芹菜 70 红椒 15 牛肉 30　葱头 70 生菜 100 番茄 50　鸡肝 10 金针菇 20 香菜 3 植物油 18	556	854	32	25.6	124.0	1479	0.43	1.09	58	549	14	4.48	654	15	27	58
米饭 清蒸鱼块 炒四丁 银耳汤	大米 140 鲤鱼 100（合净肉 54） 猪肉 20　柿子椒 60　毛豆 20 玉米粒 20 银耳 3　枸杞子 3 植物油 10	330	730	28	15.6	118.8	108	0.36	0.20	53	83	6.3	4.84	280	15	19	66
	供给量	1412	2124	81.4	57.3	320.0	1992	1.19	1.52	137	869	27.2	12.67	1224	16	24	60
	推荐量	1365	2100	84	58.3	309.8	700	1.23	1.23	88	700	13.13	13.13	875	16	25	59

平衡环值为：

蛋白质 $$\frac{N}{N_{DRI}}=\frac{81.4}{84}=0.97$$

脂肪 $$\frac{U}{U_{DRI}}=\frac{57.3}{58.3}=0.98$$

碳水化合物 $$\frac{C}{C_{DRI}}=\frac{320}{309.8}=1.03$$

节能减食要循序渐进，不能操之过急，当趋近正常体重时，就要按成年男性轻体力活动者正常能量推荐量进食，即 $T_{轻}=40\text{kcal}/(\text{kg}\cdot\text{d})$

$$Q=T_{轻}\cdot G=40\times65=2600\text{kcal}$$

例 2-4-2 女，20 岁，身高 160cm，体重 53kg，轻体力活动者，如何从该女的膳食营养平衡环（图 2-4-3）中找出消瘦的诱因和膳食调整方法？

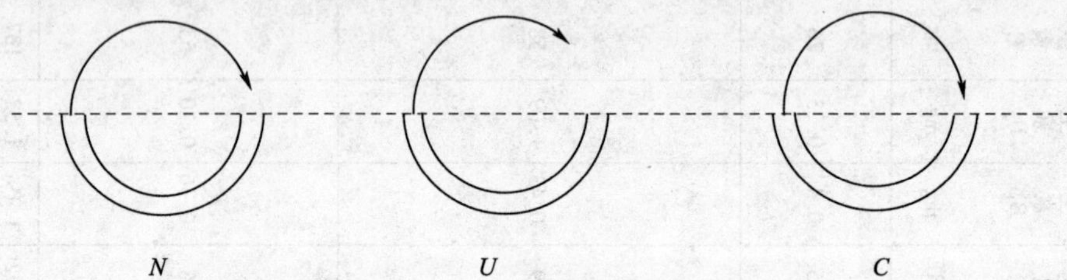

图 2-4-3 供能营养素平衡环

从膳食平衡环上看，该女所摄入的膳食能量小于所需的推荐能量，爱美之心人人有，可是节能瘦身过头，平时节食，吃油水少，只吃些水果，素食，日子长了，逐渐消瘦，过犹不及，反而不美了。经查标准体重为：

$$G=\text{身高}-100=160-100=60\text{kg}$$

实际体重与标准体重之比为：

$$\frac{\text{实际体重}}{\text{标准体重}}=\frac{53}{60}=88\%$$

由此可知，该女士属偏瘦，需增重健美，一方面增加文体活动，另一方面坚持吃平衡膳食，不要节食，参照表 2-4-2 按偏瘦女士轻体力活动，取每天每公斤体重能量推荐量 $1.16T_{轻}$，女性能量推荐量为男性的 90%，计算每天所需能量：

$$Q=1.16\times40\times90\%\times60=2506\text{kcal}$$

全天配餐食谱与营养计算见表 2-4-8。

平衡环值为：

蛋白质 $$\frac{N}{N_{DRI}}=\frac{95.1}{100}=0.95$$

脂肪 $$\frac{U}{U_{DRI}}=\frac{69.5}{69.4}=1$$

碳水化合物 $$\frac{C}{C_{DRI}}=\frac{386.3}{368.8}=1.05$$

增能保健，要循序渐进，由过度节食转变到正常饮食，当趋近正常体重时，就要按成年女性轻体力活动者正常能量进食，其能量为：

$$Q=T_{轻}\cdot G\cdot90\%=40\times60\times90\%=2160\text{kcal}$$

表 2-4-8 一天2500kcal食谱及营养计算

食谱	原料 g	食量 g	能量 kcal	蛋白质 g	脂肪 g	碳水化合物 g	维生素A μgRE	维生素B_1 mg	维生素B_2 mg	维生素C mg	钙 mg	铁 mg	锌 mg	供能比%		
														蛋白质	脂肪	碳水化合物
发面饼 菜肉烫饭 杏仁拌西兰花	富强粉 80 芝麻酱 15 大米 50 猪瘦肉 20 大白菜 50 香油 3 大杏仁 40 西兰花 50	283	701	24.7	20.2	105.1	623	0.39	0.48	45	271	12.6	4.03	14	26	60
红豆饭 水炒鸡蛋 香干炒胡萝卜 排骨萝卜汤	大米 150 红小豆 40 鸡蛋 40 韭菜 70 虾皮 5 小香干 20 胡萝卜 75 香菜 10 猪小排 30 白萝卜 40 植物油 13	493	1001	37.7	27.1	150.5	802	0.42	0.39	40	409	15.3	6.15	15	24	61
馒头 肉片焖豆角 炝炒油麦菜 瓜香肝片汤	富强粉 150 猪瘦肉 50 四季豆 100 油麦菜 125 猪肝 15 黄瓜 50 植物油 16	506	815	32.7	22.2	120.7	886	0.61	0.66	38	189	12.4	4.73	16	25	59
	供给量	1282	2517	95.1	69.5	376.3	2311	1.42	1.53	123	869	40.3	14.91	15	25	60
	推荐量	1625	2500	100	69.4	368.8	800	1.4	1.4	100	800	15	15	16	25	59

第三章　宴会配餐

第一节　宴谱与营养分析

一、制定宴谱的营养素标准

（1）营养师根据就餐对象确定所需能量标准，见表 1－1－1。

（2）制定出推荐摄入量的标准，包括供能营养素、维生素和矿物质。

（3）确定本餐在一天中的能量分配和三大供能营养素的能量分配。每餐能量分配：早餐 25%～30%，午餐 40%，晚餐 30%～35%。三大供能营养素的能量分配：蛋白质 14%～19%，脂肪 24%～26%，碳水化合物 56%～61%

（4）通常宴会或聚餐每人的能量为 1000kcal，根据营养宴谱中的就餐人数确定总能量。

二、制定宴谱的食物结构

（1）根据季节变化及当地市场原料的品种、价格等情况来选择所需食物，以便调剂好饭菜的品种与口味。在设计菜单时应充分考虑时令、应季菜点以及地域特色菜。做到供应充足，质量上乘，价格合理。

（2）在设计同一份宴谱中不重复使用主料，在同一道菜中尽可能避免味道或颜色的重复。做到原料、调料、色泽、口感的巧妙搭配，使食物的色、香、味、形、器、营养达到最佳水平。

（3）菜名和所用原料、烹饪方法、口味联系起来。顾客从菜名含义将所选菜肴与本人的意愿与爱好挂上钩。

（4）确定主食。主食以大米、白面制品为主，辅以薯芋、杂豆、杂粮。

（5）确定副食。副食包括：冷菜、热菜、汤等，副食的选配应参照食物量化表（见表 1－5－1 和表 1－3－3）、食物分类查询表（见表 1－3－1）和食物半度表（见表 1－3－2～表 1－3－32）。选其物，论其质，做到宴会美食与营养的有机结合。

（6）宴会食物按能量分配、核算各类食物重量见表 1－3－5，宴会中一般豆奶类较少，通常把肉蛋类和豆奶类合在一起计算重量。

三、宴谱与营养计算的协调

在进行宴谱制定与营养计算结果的调整时，以膳食营养素推荐量（表 1－1－1）和食物量化表（表 1－4－1）为基准，进行反复食谱调整和营养复核计算，直到满意为止。

营养宴谱设计与营养计算列举了三个例子，见表 3－1－1～表 3－1－6。看表 3－1－1，10 人量的宴谱有 4 冷菜、6 热菜、1 汤、2 主食、1 果点，人物营养素的供给量，全面符合推荐量的要求。

表 3－1－1　　宴会（1000）10 人量

4 冷菜　6 热菜　1 汤　2 主食　1 果点

	食谱	原料 g
冷菜	金针拌海蜇	海蜇 150、金针菇 100、香油 4
	红油肚丝	熟猪肚 150、香菜 15、葱丝 15、辣椒油 10 白糖 10、香油 4
	三色杏仁	大杏仁 60、长豇豆 100、枸杞 10、香油 4
	酸辣海带丝	水发海带 100、青椒 25、红椒 25、蒜泥 20、醋 20、香油 4
热菜	糟熘鱼片	生鱼片 200、水发木耳 40、香糟酒 50、鸡蛋清 20、白糖 10
	三杯翅中	鸡翅中 500（净肉 343）、红葡萄酒 100、白糖 10
	虾仁芥蓝	河虾 200、芥蓝 250、鸡蛋清 10
	肉丝蒜苗	猪瘦肉 250、鸡蛋清 20、蒜苗 200
	香干西兰花	香干 60、西兰花 200
	锦绣三鲜	柿子椒 50、藕 50、鲜豌豆 100、胡萝卜 50
汤	鲜蘑番茄汤	鲜蘑 80、番茄 100、水发木耳 15、黄花菜 15
主食	二米饭	大米 650、小米 380
	担担面	切面 600、芝麻酱 50、小白菜 100
果点	果盘	小叶橘 500、猕猴桃 500
纯能调味		植物油 90

人均营养素		供给量	推荐量
食量	g	60	650
能量	kcal	1000	1000
蛋白质	g	44.1	42.5
脂肪	g	27.6	27.8
碳水化合物	g	139.7	145
维生素 A	μgRE	525	333
维生素 B_1	mg	0.76	0.58
维生素 B_2	mg	0.59	0.58
维生素 C	mg	88	42
钙	mg	438	333
铁	mg	15.9	6.25
锌	mg	6.52	6.25
胆固醇	mg	159	300
能量比 %	蛋白质	18	17
	脂肪	25	25
	碳水化合物	57	58
餐标		无	

表 3－1－2　　　　**表 3－1－1 按能量分配、核算各类食物重量**

食物分类	粮薯		蔬果		肉蛋			豆奶	纯能调味			合计
	粮谷	薯芋	蔬菜	果品	畜禽	鱼虾	蛋	豆奶	油脂	糖	调味品	
重量　g	163		278		134			22	12			60g
重量比%	26.8		45.7		22			3.6	1.9			100
能量比%	53.1		11		16.2			9.3	10.4			100

表 3－1－3　　　　**营养宴谱举例（1020）10 人量**

4 冷菜　7 热菜　1 汤　2 主食　2 果点

	食谱	原料　g
冷菜	香辣鱿鱼丝	鱿鱼丝 100、芦笋 50
	拌猪肝菠菜	猪肝 50、菠菜 100
	三色杏仁	大杏仁 40、芹菜茎 100、枸杞子 10
	糯米藕片	鲜藕 200、糯米 50、糖桂花 15
热菜	蟹粉豆腐盅	蟹肉 100、内酯豆腐 400
	清蒸鲈鱼	鲈鱼 500
	软炸里脊	猪里脊 200、面粉 30
	香辣魔芋花	兔肉 150、魔芋 200、青椒 10、红椒 15
	鸡丝粉皮	鸡脯肉 100、粉皮 400、黄瓜 100
	香干芥蓝	小香干 50、芥蓝 350
	锦绣玉米粒	鲜玉米粒 100、鲜豌豆 50、冬笋 50 鲜香菇 50、红椒 20
汤	酸辣乌鱼蛋汤	乌鱼蛋 50、香菜 10
主食	米饭	大米 800
	韭菜盒子	标准粉 500、韭菜 400、鸡蛋 100
果点	水果拼盘	葡萄 500、橙子 500
	香蕉酸奶羹	酸奶 1000、香蕉 200
纯能调味		植物油 130 香油 30

人均营养素		供给量	推荐量
食量	g	708	650
能量	kcal	1020	1000
蛋白质	g	43.9	42.5
脂肪	g	28.2	27.8
碳水化合物	g	147	145
维生素 A	μgkE	729	333
维生素 B_1	mg	0.58	0.58
维生素 B_2	mg	0.73	0.58
维生素 C	mg	96	42
钙	mg	394	333
铁	mg	12.8	6.25
锌	mg	7.31	6.25
胆固醇	mg	192	300
能量比%	蛋白质	17	17
	脂肪	25	25
	碳水化合物	58	58
餐标		无	

表3-1-4　　表3-1-3按能量分配、核算各类食物重量

食物分类	粮薯		蔬果		肉蛋			豆奶	纯能调味			合计
	粮谷	薯芋	蔬菜	果品	畜禽	鱼虾	蛋	豆奶	油脂	糖	调味品	
重量 g	156		272		115			149	16			708
重量比%	22		38.4		16.2			21	2.4			100
能量比%	50.4		11.3		12.4			11.9	14			100

表3-1-5　　营养宴会举例（1004）10人量

4冷菜　8热菜　1汤　2主食　1果点

	食谱	原料 g
冷菜	姜汁四条	芹菜茎70、柿子椒70、水发腐竹50
	酸甜藕片	莲藕100、圆白菜50、红椒30
	盐水猪肝	猪肝150
	酸辣莴笋	莴笋250、水发木耳20、辣椒丝10
		白糖30
热菜	兰花鲜贝	净鲜贝肉340、西兰花200
	果香猪排	猪通脊肉280、鲜菠萝100、香蕉100
	清炒虾仁	明虾350（虾仁200）、黄瓜50、红椒20
	西湖醋鱼	鲤鱼（净肉300）、香菇（干）20、香菜20
	葱烧海参	水发海参300、大葱白100
	鲜蘑豆腐	豆腐200、鲜蘑150
	二色豌豆	鲜嫩豌豆300、猪瘦肉100、口蘑50
	酒香芥蓝	芥蓝300、曲酒10
汤	酸辣汤	豆腐50、鸡蛋50、水发海带150、水发木耳20、香菜10
主食	米饭	大米1000
	奶香馒头	富强粉850、多维奶粉50、白糖40
果点	果点	哈密瓜200、猕猴桃200
纯能调味		植物油180、香油50

人均营养素		供给量	推荐量
食量	g	671	650
能量	kcal	1004	1000
蛋白质	g	43.7	42.5
脂肪	g	27.4	27.8
碳水化合物	g	145	145
维生素A	μgRE	1078	333
维生素B_1	mg	0.61	0.58
维生素B_2	mg	0.86	0.58
维生素C	mg	70	42
钙	mg	386	333
铁	mg	14.7	6.25
锌	mg	10.29	6.25
胆固醇	mg	203	300
能量比%	蛋白质	17	17
	脂肪	25	25
	碳水化合物	58	58
餐标		无	

表3-1-6　　　　**表3-1-5 按能量分配、核算各类食物重量**

<table>
<tr><td rowspan="2">食物分类</td><td colspan="2">粮　薯</td><td colspan="2">蔬　果</td><td colspan="3">肉　蛋</td><td>豆奶</td><td colspan="3">纯能调味</td><td rowspan="2">合计</td></tr>
<tr><td>粮谷</td><td>薯芋</td><td>蔬菜</td><td>果品</td><td>畜禽</td><td>鱼虾</td><td>蛋</td><td>豆奶</td><td>油脂</td><td>糖</td><td>调味品</td></tr>
<tr><td>重量　g</td><td colspan="2">185</td><td colspan="2">256</td><td colspan="3">168</td><td>32</td><td colspan="3">30</td><td>671</td></tr>
<tr><td>重量比%</td><td colspan="2">27.5</td><td colspan="2">38</td><td colspan="3">25</td><td>4.8</td><td colspan="3">4.7</td><td>100</td></tr>
<tr><td>能量比%</td><td colspan="2">53.4</td><td colspan="2">9.9</td><td colspan="3">12.8</td><td>4.5</td><td colspan="3">19.4</td><td>100</td></tr>
</table>

看表3-1-2，膳食按能量分配、核算各类食物重量，粮薯、蔬果的比例合适，肉蛋偏高，豆奶偏低。这餐宴会没有奶制品，只有少量的豆制品，这是传统宴谱中常出现的弊端，在膳食中肉蛋和豆奶同属高优质蛋白食物，有一定的互补作用，如果把肉蛋豆奶合并在一起计算，其总重量比适中。

看表3-1-3，10人量的宴谱有4冷菜、7热菜、1汤、2主食、1果点，人均营养素的供给量完全符合推荐量的要求。

看表3-1-4，膳食按能量分配、核算各类食物重量，五大类食物一应俱全，豆奶类的比例提高，是因为香蕉酸奶羹中的酸奶水分含量达84.7%。香蕉酸奶羹是甜品，可穿插在热菜间上席。

表3-1-5中，10人量的宴谱4冷菜、8热菜、1汤、2主食、1果点，人均营养素的供给量，全部达到设计要求。

表3-1-6膳食按能量分配、核算各类食物重量，五大类食物与预定的推荐量相当符合，蔬果的供给重量比偏低，肉蛋豆奶的供给重量比适中。

四、营养宴谱与传统宴谱

传统的宴会经常运用的10人量有4冷菜、8热菜、1汤、1主食、1果点的模式与食量。经过大量的统计和长期的实践考核，这相当于营养宴会12人量。传统宴会的动物性食物和用油量偏多，主食量偏少。传统宴会的三大供能比，通常蛋白质20%左右，脂肪30%左右，而碳水化合物只有50%左右。

大家都知道不合理的膳食是促使心脑血管病和代谢性疾病发生的罪魁祸首，膳食对这些疾病的形成有渐进或突进两种形式。营养宴会的特点是运用营养配餐的科学方法，在满足吃好的基础上确保人体健康不受负面影响。

传统宴谱怎样向营养宴谱过渡与衔接呢?

（1）挑选、采用传统宴谱和习惯的制作方法。

（2）在宴谱食物结构的编制中，适当增加大豆制品、壳果、种子制品、奶制品、健身减肥的食物和主食的量。

（3）10人量的宴谱在不影响食物结构合理和传统菜肴烹饪方法的前提下，如果食量过大，可将传统的4冷菜、8热菜适当减少，譬如一共10道冷菜和热菜，再配上汤、主食、果点。即满足人体习惯的食量，每人每餐650克左右，又满足人体的营养需求，同时简化了烹饪操作。

(4) 这里特别提出，烹饪用油量、菜肴中的油含量和摄入油量是不同的概念，摄入油是吃进口中的油量，它参照推荐量制定，确保人体健康，预防各种心脑血管病和代谢疾病的产生。烹饪用油根据食物原料和烹饪方法的不同出入很大，由厨师掌握用油量，当然营养师在设计宴谱时，要细致地选择食物和烹饪方法。

宴谱中的胆固醇推荐量是300mg，考虑到宴谱中选用的鱼虾贝类、肉禽蛋类，内脏较多，宴会中每人每餐的胆固醇供给量要控制在300mg以内。这相当于每人每天胆固醇的推荐量。

用盐重量与菜肴重量比一般为0.7%为宜，相当于每人每天摄入盐6g左右。汤的用盐量比例适当降低为好。

(5) 也许有人担心习惯了传统宴会的人能否接纳营养宴会配餐?

营养宴会配餐是在人体生理学、营养学、科学配餐、平衡膳食的基础上，有一整套科学合理的计算方法，一路顺水顺风走来。吃营养宴可避免心脑血管疾病、代谢性疾病、肥胖症，确保人体的健康，试想传统的宴会，蛋白质高达20%，脂肪高达30%，又如何保证人体所需的各种营养素的需求？只要真正理解其内涵的重大差异，就自然而然地会接纳营养宴会配餐而摒弃传统宴会的弊端，无需硬性强调传统宴会改革。

(6) 不同情况的供能比推荐量

① 宴会上主人盛情接待嘉宾贵客，配餐食物有质量较好的美味佳肴，宴会的供能比推荐量以蛋白质17%、脂肪25%、碳水化合物58%为宜。

② 聚会套餐，过年过节，亲朋好友喜庆聚会进餐，配餐食物相对丰盛，聚会套餐的供能比推荐量也可高于日常标准，常用蛋白质17%、脂肪25%、碳水化合物58%。

第二节 宴会配餐

宴谱与营养计算是一套使用方便，营养计算完整的资料，宴谱特征，一目了然。分以下几步说明：

(1) 宴谱的标题，如宴会(997) 10人量，其内涵是宴会为10人用餐，人均就餐能量997kcal。

(2) 宴谱按就餐人数来编排，其顺序为冷菜、热菜、汤、主食、果点。

(3) 宴谱营养计算表。宴谱营养计算表的左半部分包括每一食谱的名称和食谱中的主要食物原料。纯能调味一栏中，只统计油脂和糖，调味品因种类繁多而量少通常忽略不计。这里的油脂是指吃进嘴里的，在菜肴制作过程中由厨师掌控烹饪用油量和损耗的油量。

宴谱营养计算表的右半部分是人均营养素计算表，包括：食量、蛋白质、脂肪、碳水化合物、维生素A、维生素B_1、维生素B_2、维生素C、钙、铁、锌、胆固醇、三大营养素的供能比。计算出的供给量和推荐量相邻，很容易看清本次宴会的设计质量。

(4) 按能量分配、核算宴谱中各类食物重量，先统计每人平均五大类食物的重量，合计值为人均食量。再计算每一分类食物占总食量中重量百分比和每一分类食物的能量占总能量的百分比。只要营养计算符合推荐量标准的要求，至于地理自然环境、历史传统、宗教信仰所形成的食物结构，不必强求按膳食指南的食物结构模式。但如果在计算中发现食物结构不科学，有明显的缺陷，还需要重新调整、设计宴谱。

一、宴会（997）10人量（表3-2-1、表3-2-2）

冷菜

酥鲫鱼

原料：活鲫鱼400克（净肉216克），（白萝卜200克，醋150克，酱油50克，香油50克，葱段100克，姜片50克，八角、花椒、盐、白糖、味精各适量。）

制作：（1）将鲫鱼破腹去内脏、腮，不去鱼鳞洗净。白萝卜切成0.5厘米厚的片。葱用刀一一拍扁。酱油、醋、白糖、香油、盐、味精兑成汁。

（2）锅刷净后，将萝卜片均匀地铺在锅底，撒上一层葱、姜，放入鲫鱼和八角、花椒，倒上对好的汁，盖严锅盖，文火烧三四个小时，凉后即可食用。

特点：颜色红亮，鱼体完整、骨酥，是佐酒佳肴。

芥末肚丝

原料：熟牛肚200克，黄瓜50克，甜红辣椒50克，芥末油3克，醋10克，盐2克，香油5克，味精1克，葱、姜丝各5克。

制作：（1）将熟牛肚切成细丝。黄瓜、辣椒切成与牛肚相似的丝，放入开水中一汆捞出过凉，控净水分，与牛肚丝一起盛入盆中。

（2）将芥末油等调料兑成汁，浇淋在牛肚上拌匀即可。

特点：酸辣爽口，鲜咸味美。

珊瑚藕片

原料：鲜藕300克，红干椒2个，葱、姜丝各5克，醋10克，香油10克，盐2克，味精1克。

制作：（1）将鲜藕去皮，顺条一切两半，顶刀切成片，投入开水中烫熟，捞出控净水，放入盆中。红干椒顶刀切成圈状的丝，放在藕片上。

（2）把香油放在勺中烧热，浇淋在藕的干椒上烫熟。另外把其他调料放在藕中拌匀即可。

特点：藕片脆嫩，酸咸微辣。

海米芹菜

原料：嫩芹菜200克，水发海米25克，葱、姜丝各10克，酱油5克，盐2克，料酒10克，味精2克，白糖5克，花椒油15克。

制作：（1）将芹菜洗净后切成3厘米长的段，投入开水中一烫捞出用冷水过凉，除去水，放盆内待用。将葱、姜丝、酱油等调料兑成汁。

（2）将花椒油烧热，浇在芹菜上，随即倒入兑好的汁，放上海米拌匀即可。

特点：素雅清香，黄绿相间。

麻酱海参

原料：水发海参350克，芝麻酱30克，蒜泥30克，酱油10克，醋40克，味精1克，精盐1克。

制作：(1) 将海参顺长片成长抹刀片，投入开水中氽一下，捞出控净水分。

(2) 把芝麻酱、蒜泥等调料放入碗中调匀。

(3) 将2/3的海参放入平盘中，加入调好的麻酱汁，把剩余的海参盖在麻酱上，上桌后由食者自己调拌。

特点：口味酸辣咸鲜，佐酒佳肴。

热　菜

蒸仔鸡

原料：净雏鸡一只500克（净肉330克），水发冬菇15克，水发玉兰片15克，火腿15克，菜心两棵50克，清汤1000克，精盐3克，料酒30克，味精2克，葱段、姜片各10克。

制作：(1) 将鸡放入冷水中大火烧开，捞出放入冷水中洗去血污，放入盆中，加上葱、姜、清汤、盐、料酒上笼蒸烂取出，挑去葱姜不用，汤汁滗入勺中。

(2) 将冬菇、玉兰片切成长片、菜心一劈两半，用沸水氽过捞出，火腿切长方形片，均匀地摆在鸡上。

(3) 将清汤烧开，撇去浮沫，调好味浇在鸡盆中即可。

特点：肉烂脱骨，汤鲜味醇。

杏仁豆腐

原料：烤好的杏仁50克，豆腐400克，酱油50克，花生油100克，大蒜5克，青葱15克，红椒50克，芹菜50克，荸荠50克，姜末5克，鸡清汤适量，精盐5克，料酒、香油、味精各少许，湿淀粉适量。

制作：(1) 把豆腐洗净切成2厘米的片或丁，用酱油、花生油、葱末、蒜末腌2小时。

(2) 用花生油把豆腐煎成黄色待用。

(3) 红椒切方块，葱切成斜片，芹菜切斜片，荸荠切片。

(4) 起锅烧热花生油，把蔬菜炒至脆嫩时放清汤、湿淀粉，汁稠时放入豆腐和杏仁，再放精盐、味精、料酒、香油调好口味，混匀后即可装盘。

扒三样

原料：火腿150克，水发香菇100克，水发冬笋100克，精盐2克，味精1克，料酒15克，清汤100克，水淀粉15克。

制作：(1) 将火腿、冬笋顺长切成薄片，香菇去蒂，按扇形摆在碗中一圈，其他剩余的放在碗的中间。

（2）将清汤、精盐等兑成汁，浇在碗中，入笼蒸30分钟取出。把汤滗在勺中，将碗中的原料翻扣平盘中，汤开，撇去浮沫，用水淀粉勾芡，淋明油，浇在盘中即可。

特点：整齐美观，鲜香味醇。

多味西兰花

原料：西兰花400克，素油30克，醋30克，白糖30克，花椒0.5克，干红辣椒、姜、盐、味精、湿淀粉各少许。

制作：（1）将西兰花洗净，掰成小朵，用清水洗净，入沸水中加透，干辣椒、姜洗净切细丝。

（2）锅上火放油烧热，投入花椒炸香，捞去后再放辣椒丝姜丝煸出香味，随即加料酒、醋、糖、盐、味精调好口味，倒入西兰花炒匀入味。

（3）烧好的西兰花整齐码入盘内，再将锅内汤汁淋上湿淀粉勾芡，浇入盘内即成。

特点：翠绿诱人，甜酸辣麻。

酸辣莲花白

原料：水发木耳50克，圆白菜250克，胡萝卜50克，红辣椒5克，醋、白糖、精盐、番茄酱、味精、湿淀粉、植物油各适量。

制作：（1）木耳洗净挤干水分；圆白菜洗净去老叶，削成大片；胡萝卜切片；红辣椒切末。

（2）炒锅置旺火上，加植物油浇热，投入红辣椒末略炸，即放入木耳、圆白菜、胡萝卜煸炒，加精盐、白糖，烧至将熟时放醋、番茄少量，再翻炒，最后用湿淀粉勾芡，加味精拌匀即可起锅。

海带丝汤

原料：水发海带250克，猪肉50克，胡萝卜50克，油、盐、酱油、花椒水、葱、姜丝、蒜片、味精适量。

制作：（1）将海带洗净，卷成卷，切成细丝；猪肉、胡萝卜洗净，切成细丝；海带丝、胡萝卜丝分别用沸水氽一下，捞出，沥净水。

（2）锅中加底油烧热，放入葱、姜丝、蒜片炝锅，再放入肉丝煸炒，待肉丝变白，即放入酱油、花椒水，添汤，加精盐，放入海带丝、胡萝卜丝，烧沸，撇去浮沫，加味精，即可出锅。

主　食

红豆米饭：大米600克、红小豆150克。

贴饼子：标准粉280克、玉米面200克、小米面300克。

水果拼盘

草莓400克，荔枝400克，菠萝400克。

表3－2－1　　　　宴会（997）10人量

4冷菜　6热菜　1汤　2主食　1果盘

	食谱	原料　g
冷菜	酥鲫鱼 芥末肚丝 珊瑚藕片 海米芹菜 麻酱海参	鲫鱼400（216）、白萝卜200 熟牛肚200、黄瓜50、红椒50 鲜藕300、红椒30 嫩芹菜茎200、海米25 水发海参350、芝麻酱30、大蒜30
热菜	蒸仔鸡 杏仁豆腐 扒三样 多味西兰花 酸辣莲花白	仔鸡500（330）、水发冬菇15、水发玉兰片15、火腿15、菜心50 烤杏仁50、豆腐400、芹菜茎50、 荸荠50、柿子椒50 火腿150、水发香菇100、水发冬笋100 西兰花400、白糖30 水发木耳50、圆白菜250、胡萝卜50
汤	海带丝汤	水发海带250、猪肉50、胡萝卜50
主食	红豆米饭 贴饼子	大米600、红小豆150 标准粉280、玉米面200、小米面300
果点	果盘	草莓400、荔枝400、菠萝400
纯能调味		植物油110、香油30

人均营养素		供给量	推荐量
食量	g	690	650
能量	kcal	997	1000
蛋白质	g	43.5	42.5
脂肪	g	27.2	27.8
碳水化合物	g	142.6	145
维生素A	μgRE	649	333
维生素B_1	mg	0.63	0.58
维生素B_2	mg	0.56	0.58
维生素C	mg	113	42
钙	mg	424	333
铁	mg	14.3	6.25
锌	mg	6.38	6.25
胆固醇	mg	120	300
能量比%	蛋白质	17	17
	脂肪	25	25
	碳水化合物	58	58
餐标		无	

表3-2-2　　表3-2-1按能量分配、核算各类食物重量

食物分类	粮薯		蔬果		肉蛋			豆奶	纯能调味			合计
	粮谷	薯芋	蔬菜	果品	畜禽	鱼虾	蛋	豆奶	油脂	糖	调味品	
重量 g	153		345		127			48	17			690
重量比%	22.2		50		18.4			7	2.4			100
能量比%	52.7		13.7		13			13.8	6.8			100

二、西餐宴会（978）10人量（表3-2-3、表3-2-4）

火腿番茄沙拉

原料：火腿50克，番茄50克，鲜豌豆150克，菠萝100克，生菜50克，柠檬汁、蛋黄酱、盐各适量。

制作：(1) 番茄去蒂、去皮、去子，切成块；鲜豌豆洗净，放入开水锅中焯断生，捞出控净水；火腿和菠萝切成小块；生菜择洗干净，切成块。

(2) 取一大碗放入火腿、番茄、鲜豌豆、菠萝、生菜、柠檬汁、蛋黄酱、盐，搅拌均匀，整齐地码放于盐中即成。

特点：红黄绿相间，清新鲜香，适度酸咸。

西式泡菜

原料：圆白菜50克，胡萝卜50克，菜花50克，葱头50克，青椒50克，香叶、丁香、胡椒粒、干辣椒、糖、白醋、盐各适量。

制作：(1) 将洗净的圆白菜切方块，胡萝卜切片，菜花掰成小朵，葱头切块，青椒去蒂、子切块，一起放入滚沸开水中煮烫2分钟左右，立即捞出，放入冷水浸泡，凉透后控干，放入瓷盆内。

(2) 再将香叶、丁香、胡椒粒、干辣椒放入锅内，加水1公斤，煮开，30分钟左右，然后放糖、白醋、盐搅拌均匀，调好口味，凉透后倒入装有蔬菜的瓷盆内，压实，存放在5℃左右的环境中，腌渍一天一夜（24小时），装盘即成。

特点：色泽鲜艳，质地脆爽，开胃解腻。

果蔬沙拉

原料：油麦菜丝150克，苹果150克，葱头100克，香油，胡椒粉、白糖、醋、精盐各适量。

制作：(1) 将苹果去核、蒂、皮，切成丝，放入清水中浸泡，以免锈黑。

(2) 再将葱头去皮，洗净，切成丝，用少许盐腌渍片刻；油麦菜洗净，切成丝。

(3) 捞出苹果丝，控干水，与葱头丝一起放入盘内，加胡椒粉，精盐搅拌均匀，再放入油麦菜丝，倒上香油、白糖、醋拌匀，装盘成丘形，即成。

特点：呈白色，咸酸甜香，味鲜清口。

填馅鱿鱼

原料：鱿鱼200克（净肉100克），胡萝卜50克，猪瘦肉100克，草莓酱50克，葱头50克。黄油、精盐、胡椒粉、鸡清汤各适量。

制作：(1) 把整条鱿鱼洗净，去内脏，剁去腕足，用凉水冲洗浸泡干净。

(2) 把鱿鱼腕足切碎末；葱头去皮，切末；胡萝卜去皮，切小丁；猪瘦肉切小丁。

(3) 炒勺放黄油，煸炒葱头末，炒出香味，放瘦肉丁，胡萝卜末，炒八成熟时，放入调好的草莓酱、盐、胡椒粉，搅拌均匀，炒熟后，晾凉。

(4) 把晾凉的馅料灌入鱿鱼中，把口封好，放入鸡清汤中小火煮焖，焖20分钟，捞出，煮汤过滤，待用。

(5) 食用时，切成香肠似的圆瓣，浇上过滤后的冷清汤，即成。

特点：鱿鱼脆嫩，馅料鲜香，味美诱人。

炸大虾

原料：对虾330克（净肉300克）、面粉50克、鸡蛋30克、盐、泡打粉、番茄沙司、炸土豆条、胡椒粉、植物油各适量。

制作：(1) 把大虾除去虾头，剥去虾皮，用刀在脊背剖割开（腹部连着）成片，除去砂肠，用刀尖断其筋，撒盐、胡椒粉腌渍入味。

(2) 将面粉放入瓷盆内，加入打散的鸡蛋黄，泡打粉，合匀成面糊，再将鸡蛋清放入瓷碗内，用蛋抽子抽打起泡沫状，轻轻与面糊和匀。然后，将腌渍入味的大虾放入面糊内裹匀。

(3) 炸锅内放植物油，烧至八成热时，放入裹匀面糊的大虾，炸两面金黄色并熟透，迅速捞出，趁热入盘，盘一起配炸土豆条。

(4) 食用时，单配番茄沙司即可。

特点：质地鲜嫩，醇香味美，油而不腻。

奶汁烤猪排

原料：猪小排200克（净肉100克），富强粉50克，煮土豆100克，鲜豌豆100克，奶油、黄油、辣酱油、起司粉、精盐、胡椒粉、如油沙司、植物油各适量。

制作：(1) 将猪排肉切成3块，均拍成3毫米厚的片，剁断筋，撒上精盐和胡椒粉，均匀粘上面粉；煮土豆去皮，切3毫米厚的片。

(2) 平底锅内倒入植物油，大火烧至七成热，将猪排肉放油内，两面煎至呈浅黄色，滗出油，加入10克黄油，烹入辣酱油，停火。

(3) 奶油沙司放小锅内，小火加热，放奶油调均匀，待用。

(4) 取1/3奶油沙司倒在烤斗里，放上煎猪排（骨把朝上），撒上豌豆粒，四边整齐地码上煮土豆片，均匀浇上剩余的奶油沙司，撒上起司粉，淋上5克黄油，放入有水的烤盘内，入400℃的烤箱内，烤20分钟，烤至起司上色，取出，入盘，即可。

特点：呈乳白色，肉瘦细嫩，香鲜味美。

皮衣罗非鱼

原料：罗非鱼350克（净肉200克，番茄100克，苹果100克，白萝卜50克，盐、色拉油各适量。）

制作：（1）将罗非鱼刮鳞、去皮屑，洗净，控干，切成块，煮熟。

（2）番茄、白萝卜放入开水锅中焯烫、晾凉去皮，切成碎粒；苹果去蒂、核、皮，切成碎粒。

（3）汤盘中放二分之一鱼块、二分之一的番茄、白萝卜、苹果，倒入色拉油，上面码上余下的鱼块，再放上余下的番茄、白萝卜、苹果和色拉油即成。

特点：鱼香苹果甜，鲜爽味美。

什锦豆腐

原料：南豆腐300克，水发香菇100克，冬笋50克，胡萝卜100克，鲜蘑50克，水发木耳30克，黄瓜50克，植物油、辣椒粉、柠檬片、葡萄酒、鲜汤、盐2克、味精1克、湿淀粉各适量。

制作：（1）豆腐、笋、胡萝卜都切成小方丁，分别用开水焯一下，胡萝卜焯到七成熟。香菇、鲜蘑、黄瓜洗净切成小方丁，木耳撕成单片。

（2）锅上火烧热，注入油，用辣椒粉煸锅，炒出香味，放入豆腐、香菇、笋、胡萝卜、鲜蘑和鲜汤，烧开后加入木耳、黄瓜，加盐、味精、柠檬片、葡萄酒，勾湿淀粉，装盘即成。

特点：色泽多彩，咸鲜多味。

番茄酸奶汤

原料：水发海带150克，虾皮20克，鸭肝70克，番茄酱50克，酸奶400克，盐、味精、植物油各适量。

制作：（1）水发海带放入开水锅中煮熟，捞出切成细丝。鸭肝放入开水锅中煮熟，捞出剁成碎粒。

（2）锅上火烧热放油，虾皮炸一下，放入番茄酱、肝碎粒、水发海带丝炒匀，加入盐、味精烧开后，装入汤碗，加上酸奶即成。

特点：汤汁乳白，酸咸适口，营养丰富。

可可排

原料：全麦粉400克，玉米面500克，鸡蛋50克，牛奶250克，黄油、鲜奶油、白糖、可可粉、香草粉、小苏打各适量。

制作：（1）把黄油砸软，与白糖、鸡蛋、香草粉、小苏打调匀，放入面粉和匀后擀成一个圆片，放入排盘内入炉烤熟作排底。

（2）把玉米面、鸡蛋、白糖、可可粉、香草粉、牛奶放入锅内调匀，煮熟，倒在排底上，摊平、晾凉。

（3）鲜奶油、白糖用蛋抽打起，在排上抹一层，再挤上花，切成12块即成。

特点：色泽金黄、皮酥馅软，香甜可口。

表 3－2－3　　　　西餐宴会（978）10 人量

3 冷菜　5 热菜　1 汤　2 主食　1 果盘		
餐次	食谱	原料 g
	火腿番茄沙拉	火腿 50、番茄 50、鲜豌豆 150、菠萝 100、生菜 50
	西式泡菜	圆白菜 50、胡萝卜 50、菜花 50、柿子椒 50、葱头 50
	果蔬沙拉	油麦菜 150、葱头 100、苹果 150
	填馅鱿鱼	鲜鱿鱼 200（净肉 100）、猪瘦肉 100、胡萝卜 50、葱头 50、草莓酱 50
	炸大虾	对虾 330（净肉 200）、富强粉 50、鸡蛋 30
	奶汁烤猪排	猪小排 200（净肉 100）、富强粉 50、煮土豆 100、鲜豌豆 100
	皮衣罗非鱼	罗非鱼 350（净肉 200）、番茄 100、苹果 100、萝卜 50
	什锦豆腐	南豆腐 300、香菇（干）20、冬笋 50、胡萝卜 100、鲜蘑 50、水发木耳 30、黄瓜 50
	番茄酸奶汤	水发海带 150　虾皮 20、鸭肝 70、番茄酱 50、酸奶 400
	可可排	全麦粉 400、玉米面 500、鸡蛋 50、牛奶 250
	奶油蛋糕	奶油蛋糕 500、色拉油 30、奶油 50、黄油 20、白糖 30
	果盘	猕猴桃 500、橙 500、梨 500

人均营养素		供给量	推荐量
食量	g	685	650
能量	kcal	978	1000
蛋白质	g	39.1	40
脂肪	g	27.3	27.8
碳水化合物	g	141.8	147.5
维生素 A	μgRE	460	333
维生素 B_1	mg	0.81	0.58
维生素 B_2	mg	0.58	0.58
维生素 C	mg	84	42
钙	mg	309	333
铁	mg	12.7	6.25
锌	mg	6.73	6.25
胆固醇	mg	285	300
能量比 %	蛋白质	16	16
	脂肪	25	25
	碳水化合物	5g	5g

表 3－2－4　　　　表 3－2－3 按能量分配、核算各类食物重量

食物分类	粮薯		蔬果		肉蛋			豆奶	纯能调味			合计
	粮谷	薯芋	蔬菜	果品	畜禽	鱼虾	蛋	豆奶	油脂	糖	调味品	
重量 g	150		337		90			95	13			685
重量比 %	21.9		49.2		13.1			13.9	1.9			100
能量比 %	54.1		13.7		15.4			6.8	10			100

三、素斋宴会（995）10人量（表3－2－5、表3－2－6）

炒素什锦

原料：鲜口蘑350克，冬笋片100克，腐竹50克，花生仁50克，胡萝卜50克，青椒200克，植物油、湿淀粉、料酒、盐、酱油、味精各适量。

制作：(1) 将口蘑去蒂洗净，剞上十字花刀，每只剖两瓣呈腰形。胡萝卜去皮洗净，切成片。青椒去子洗净，切成方丁。腐竹温水发好，切片。

(2) 将淀粉、盐、料酒、少许水调匀，放入口蘑上浆。

(3) 锅上旺火，放油烧热，投入上浆的口蘑，略炸一下捞出，控净油。花生仁也炸一下，捞出。

(4) 锅中留余油，放入笋片、胡萝卜片煸炒，加少许水烧开，放进腐竹片、青椒片、口蘑、花生仁、盐、料酒、酱油，翻炒均匀，放入味精、湿淀粉勾芡，装盘即可。

特点：花色各异，口味鲜香。

卤煮豆腐

原料：豆腐800克，香菜50克，芝麻酱50克，桂皮、辣椒油、精盐、熟素油、清汤各适量。

制作：(1) 豆腐切成1.5厘米见方小块；芝麻酱放适量精盐，用凉开水调稀；香菜洗净切成小段。

(2) 锅置中火上，下油烧热，放入豆腐，炸至呈浅金黄色，捞出，沥去油。

(3) 锅内倒入清汤，将豆腐、桂皮一并放入，沸后，用微火再焖烧至豆腐入味，盛入汤碗，撒上香菜段，跟上芝麻酱、辣椒油即可。

烧熘海带

原料：水发海带400克，冬笋25克，油菜梗25克、蒜片、段葱、植物油、酱油、食盐、味精、料酒各适量

制作：先将海带切成3厘米长、2厘米宽的片，用盐、味精、料酒调料拌渍，挂水粉糊，然后投入七成熟油锅中炸透。另起小油锅，用葱段、蒜片爆锅，加水、冬笋、油菜梗、清汤调料用湿淀粉勾成浓溜芡，加入炸好海带翻匀即成。

特点：色金黄、味鲜香。

生煸豆苗

原料：豌豆苗500克，植物油、白糖、盐、味精、料酒各适量。

制作：(1) 把鲜嫩豌豆苗择洗干净，沥去水。

(2) 锅上旺火放油烧至八成熟，下入豌豆苗，烹入料酒，翻炒几下，放入盐、白糖、味精，炒匀装入盘中即成。

特点：色泽翠绿，口感鲜嫩。

素四喜丸子

原料：豆腐250克，水发冬菇50克，冬笋50克，鲜藕75克，胡萝卜50克，料酒、精盐、淀粉、五香粉、鲜汤、香油、姜末各适量。

制作：(1) 将豆腐切成蓉状；将冬菇、冬笋、鲜藕、胡萝卜切成豆粒状。豆腐蓉放入小盆，加入精盐、料油、淀粉搅拌均匀。

(2) 炒锅置火上，放入香油烧热，下姜末煸炒出香味，下入冬菇丁、冬笋丁、藕丁、胡萝卜丁、煸炒，加精盐、料酒、五香粉炒拌成馅。

(3) 取小汤碗4个，抹上香油，放入豆腐蓉（约是碗容量的2/5）抹平，在豆腐上平铺一层素馅，再将余下的豆腐蓉平铺在馅上，上笼用中火蒸20分钟，取出反扣在盘中，即为四喜丸子。

(4) 另取炒锅一只，下入香油烧热，放姜末炒出香味，冲入鲜汤，加精盐、味精、料酒，调好味，沸后，用湿淀粉勾芡浇在四喜丸子上即成。

鱼香豌豆

原料：鲜豌豆400克，胡萝卜100克，辣椒、葱、姜、蒜、白糖、醋、酱油、料酒、精盐、味精、水淀粉、植物油各适量。

制作：(1) 辣椒去蒂去子，切成丁；胡萝卜洗净，刮去表皮，切成和豌豆粒大小相似的丁。豌豆和胡萝卜丁同放沸水中炸熟，捞出。葱、姜、蒜切末；用白糖、醋、酱油、料酒、精盐、味精、水淀粉各适量，调成汁。

(2) 锅中放油，烧温热，把胡萝卜先下锅，再把豌豆放入稍炸，待酥嫩时，捞出。

(3) 锅烧热放油，把葱、姜、蒜一同放入锅中煸炒出香味，把辣椒、豌豆、胡萝卜放入锅中炒匀，装盘即可。

特点：色泽亮丽，清香微辣。

锅贴青蚕豆

原料：豆腐衣4张，青鲜蚕豆瓣250克，熟土豆100克，精盐、味精、料酒、白糖、干面粉、淀粉、植物油各适量。

制作：(1) 将青鲜蚕豆瓣放入沸水锅内煮一下捞出，用冷水过凉，再用刀按压成泥，放入碗内。熟土豆去皮，也制成泥，和蚕豆泥放在一起，加入精盐、味精、白糖、料酒、淀粉拌匀。

(2) 将面粉放入碗内，加入清水调成厚面糊。豆腐衣剪成长宽均为12厘米的正方形，抹上长5厘米、宽4厘米的蚕豆、土豆泥，然后将豆腐衣四边包起，用面糊封口，并在一面抹平面糊，制成锅贴青蚕豆生坯。

(3) 将炒锅置火上烧热，放入植物油滑锅，再加入油，把生坯抹面糊的一面朝锅底，用小火煎成金黄色，翻身煎另一面，约2分钟后起锅装盘即成。

特点：外脆里软，味香适口。

玉 兔 贺 春

原料：糯米粉250克，糯米100克，葵瓜子仁50克，核桃仁50克，黑芝麻25克，白糖50克，青红丝20克，金糕100克

制作：（1）将糯米粉用温水搅拌成较软的面团，再分成10～12等份，制成面饼。

（2）将白糖、瓜子仁、核桃仁、黑芝麻、青红丝拌成馅料，包入糯米面饼中，揉成长圆形，码在盘中，入笼蒸30分钟；同时，糯米洗净，加水，煮至十成熟捞出。

（3）糯米包取出后，趁热将捞出的糯米均匀地粘附在表面，另用金糕小块做成眼，粘在糯米包上，使成毛茸茸玉兔立于盘中。

（4）将白糖撒在糯米团上，金糕切丁也撒在盘中，此菜即成。

特点：红白相映，软糯香甜。

菜叶土豆汤

原料：芹菜叶150克，土豆150克，圆白菜50克，胡萝卜片50克，鲜姜末、精盐、味精、香油各适量。

制作：（1）把芹菜叶择洗干净，用开水烫一下，再用清水反复漂几次，捞出攥净浮水。土豆切片用开水烫一下，投凉待用。

（2）锅放火上，倒入水，调入姜末、精盐、味精，下圆白菜片、胡萝卜片，加热至汤沸，放土豆片、芹菜叶，汤再沸，淋入香油即可装碗。

小 枣 发 糕

原料：玉米面250克，小米面300克，黄豆粉50克，小红枣50克，红糖50，酵母，小苏打粉各适量。

制作：（1）酵母用温水澥开，放入盆内，加入玉米面、小米面、黄豆粉、适量温水和匀，揉成面团，待其发酵。小红枣泡洗干净，待用。

（2）面团发酵好，放入小苏打粉，红糖揉匀，稍醒。

（3）笼屉内铺上纱布，将醒好的面倒入屉内铺平，并将小红枣插嵌在上面。置沸水锅上，用大火蒸15分钟。

（4）将蒸好的发糕放案板上晾凉，切成6厘米见方的发糕即成。

特点：松泡柔软，香甜可口。

团 圆 果 盘

原料：荔枝150克，草莓150克，香蕉150克，菠萝150克。

制作：将荔枝、草莓、香蕉、菠萝洗净、收拾好，有的切成块，将四种水果分别码放盘中即成。

特点：色泽艳丽，酸甜爽口。

表 3－2－5　　素斋宴会（995）10 人量

7 菜　1 甜食　1 汤　1 主食　1 果盘

食谱	原料　g
炒素什锦	鲜口蘑 350、冬笋片 100、腐竹 50、花生仁 50、胡萝卜 50、青椒 200
卤煮豆腐	豆腐 800、香菜 50、芝麻酱 50
烧煟海带	水发海带 400、冬笋 25、油菜梗 25
生煸豆苗	豌豆苗 500
素四喜丸子	豆腐 250、水发冬菇 50、冬笋 50、鲜藕 75、胡萝卜 50
鱼香豌豆	鲜豌豆 400、胡萝卜 100
锅贴青蚕豆	豆腐衣　青鲜蚕豆瓣 250　土豆 100
玉兔贺春	糯米粉 250、糯米 100、葵瓜子仁 50、核桃仁 50、黑芝麻 25、白糖 50、青红丝 20、金糕 100
菜叶土豆汤	芹菜叶 150、土豆 150、圆白菜 50、胡萝卜 50
小枣发糕	玉米面 250、小米面 300、黄豆粉 50、小红枣 100、红糖 50
团圆果盘	荔枝 150、草莓 150、香蕉 150、萝卜 150

人均营养素		供给量	推荐量
食量　g		712	650
能量　kcal		995	1000
蛋白质　g		38.5	40
脂肪　g		27.3	27.8
碳水化合物　g		145.7	147.5
维生素 A μgRE		621	333
维生素 B_1　mg		0.99	0.58
维生素 B_2　mg		0.55	0.58
维生素 C　mg		105	42
钙　mg		524	333
铁　mg		18.4	6.25
锌　mg		7.11	6.25
胆固醇　mg		0	300
能量比/%	蛋白质	16	16
	脂肪	25	25
	碳水化合物	59	59

表 3－2－6　　按能量分配、核算各类食物重量

食物分类	粮薯		蔬果		肉蛋			豆奶	纯能调味			合计
	粮谷	薯芋	蔬菜	果品	畜禽	鱼虾	蛋	豆奶	油脂	糖	调味品	
食物重量　g	135		413		0			142	22			712
重量比/%	19		58		0			19.9	3.1			100
能量比/%	38.6		21.8		0			27.7	11.9			100

四、素斋宴会（1000）10 人量（表 3－2－7、表 3－2－8）

黄瓜拌腐竹

原料：水发腐竹 120 克，黄瓜 150 克，烤杏仁 50 克，胡萝卜 50 克，香菜段 50 克，酱油、米醋各 50 克，辣椒油、芝麻酱、芥末糊、蒜泥各 25 克，精盐、味精各适量。

制作：(1) 把腐竹切成3.5厘米长的段，加酱油、精盐、味精，放蒸锅蒸好，控汁晾凉，放入盘中。胡萝卜切条，放开水锅中焯一下，捞出。黄瓜洗净切去根，用刀拍松切成块，放在盘中，烤杏仁和香菜段放在盘上面。

(2) 把各种调料放在大碗内，对成汁浇在盘上即成。

特点：酸辣，咸鲜，清脆爽口。

芝麻芹菜段

原料：芹菜茎400克，芝麻40克，精盐、味精、姜末、香油各适量。

制作：(1) 将芹菜择去叶和老茎洗净，切成3.5厘米长的段，用盐腌24小时控出盐水，把芝麻炒熟。

(2) 芹菜段放入盆内，加入芝麻、味精、姜末、香油调好口味，装盘即可。

特点：脆嫩、爽口、鲜香。

拌生菜

原料：生菜400克，芝麻酱50克，甜面酱20克，味精、精盐、蒜末、辣椒油各适量。

制作：(1) 将生菜择去根和老叶，用凉开水洗净，控净水，顶刀切成3.5厘米长段。再把芝麻酱加少许盐和适量水搅开。

(2) 把切段的生菜装入盘中，再把芝麻酱、甜面酱、味精、精盐、蒜末、辣椒油调匀，浇在生菜叶上即成。

特点：鲜嫩色美，清香爽口。

糖醋脆皮

原料：豆腐皮50克，鲜藕100克，番茄100克，香菇100克，面粉、湿淀粉、白糖、料酒、醋、酱油、盐、味精、植物油各适量。

制作：(1) 豆腐皮切成菱形片；鲜藕切成片；番茄切成滚刀块；香菇去蒂，每朵切成长条片3片。

(2) 面粉、酱油搅成糊，放入豆皮片搅拌均匀。锅上火烧热，放油烧至七成热，下入挂糊的豆腐片炸黄，捞出控净油。

(3) 锅中留底油烧热，下葱姜丝煸香，放入酱油、盐、白糖、料酒、鲜藕片、香菇、番茄、炸好的豆腐片，用旺火烧沸，改中火烧至豆腐片发软，放入醋和味精，汁浓时勾芡，装盘即成。

特点：腐皮软绵、鲜藕脆嫩，汁浓味厚。

百叶炒蚕豆

原料：百叶150克，蚕豆250克，榨菜500克，酱油、味精、白糖各适量。

制作：(1) 百叶切片，浸入温水中，泡软，捞出洗净，沥干水分；榨菜洗净，切片；蚕豆洗净，沥干备用。

(2) 锅烧热倒入油，放入蚕豆炒熟，加入百叶、榨菜、酱油、味精、白糖炒匀，盛入盘中即可。

(3) 炒蚕豆时宜加入少量的水使之熟透，但一熟就要熄火盛出，以免变软，失去清脆的口感。

特点：风味清爽，久食不腻。

韭菜炒豆腐丝

原料：韭菜300克，豆腐丝50克，植物油、盐、味精各适量。

制作：(1) 将豆腐丝切成3厘米长的条，放入开水锅中焯一下，捞出，沥干水。

(2) 择去韭菜的老叶、茎衣，清洗后控净水，切成3厘米长的段。

(3) 锅上旺火，放油烧热，倒入韭菜、豆腐丝，翻炒均匀，放盐、味精，炒匀装盘即成。

特点：青白分明，清香脆嫩。

油豆腐烧青菜

原料：油豆腐100克，油菜300克，金针菇100克，植物油、花椒、湿淀粉、葱、姜、盐、酱油、味精各适量。

制作：(1) 把油豆腐切成长块，油菜和金针菇分别择洗干净，切成段。

(2) 锅上火烧热放油，加入葱、姜丝炝锅，随后放入油菜、金针菇、油豆腐、花椒水烧热，加酱油、盐、味精、湿淀粉勾芡，装盘即成。

特点：清爽适口，色泽分明。

麻香胡萝卜条

原料：胡萝卜250克，白芝麻（其他芝麻也可以，但成菜色泽欠佳）25克，面粉75克，发酵粉2克，植物油、辣酱油、干淀粉、精盐、味精各适量。

制作：(1) 将胡萝卜洗净去皮，切成1厘米厚、1.5厘米宽、5厘米长的条形，用精盐略腌，轻轻压出部分水分，拌入味精。芝麻用文火炒香。

(2) 把芝麻、面粉、发酵粉、植物油、调成酥糊。

(3) 勺放旺火上，放入油，油温达六成热时，把胡萝卜条沾上一层干淀粉后，逐个挂蛋酥糊放入油中，炸至定型捞出，再炸一次，即可蘸辣酱油食用。

特点：外酥脆，里糯软，味美适口。

红烧口蘑

原料：水发口蘑300克，冬笋30克，油菜心150克，水发木耳50克，湿淀粉、植物油、汤、酱油、料酒、味精、精盐、葱段、姜块、香油各适量。

制作：(1) 把口蘑切成大小相等的块，冬笋、油菜心均切成与口蘑相同的块，姜块用力拍一下。

(2) 炒勺内放油，加热倒入葱段、姜块炸出香味，放酱油、汤、泡口蘑的原汤、精盐、料酒和口蘑，用旺火烧开，去掉葱段、姜块、转用慢火煨至汁浓，再加味精调味，用湿淀粉调稀勾芡，淋明油盛入盘内即成。

特点：口蘑软嫩，咸鲜异香，汁浓味厚。

甜椒炒银芽

原料：绿柿子椒100克，红柿子椒100克，绿豆芽100克，盐、酱油、醋、味精各适量。

制作：(1) 绿豆芽择洗干净，柿子椒切丝。

(2) 锅上火烧热放油，放入柿子椒、绿豆芽，加入盐、酱油、醋、味精，翻炒均匀，断生而有脆感，装盘即成。

特点：三色映衬，清淡鲜香。

豆腐汤

原料：南豆腐120克，平菇100克，小白菜100克，植物油、盐、味精各适量。

制作：(1) 豆腐切成片，用开水氽烫一下；平菇、小白菜切成片。

(2) 锅上火烧热，放油、平菇、小白菜，翻炒几下，随后放鲜汤、盐，投入豆腐片，加味精调味，汤再沸时装入汤碗。

特点：菜鲜汤清，美味可口。

发糕

原料：全麦粉300克，黑米粉300克，小米粉300克，红枣、白糖、发酵粉各适量。

制作：红枣用热水泡开，洗净；将全麦粉、黑米粉、小米粉加发酵粉、白糖、清水搅拌均匀，屉上铺好湿布，放入发酵的面团，展平放上红枣，上笼用旺火蒸熟，取出切块装盘即成。

特点：松软甜糯，外形美观。

瓢蒸窝瓜饼

原料：老窝瓜600克（选熟烂后甘面起沙的窝瓜），糯米粉200克，橘饼、红枣各100克，瓜条、青梅、葡萄干、核桃仁各10克，淀粉、荷花叶、白糖、香蕉精各适量。

制作：(1) 把南瓜洗净，去皮去瓢蒸至熟烂捣成泥，拌入糯米粉，加适量水，揉匀，揪成20个剂子。

(2) 把核桃仁去皮，红枣去核和瓜条，青梅、葡萄干、橘饼都切成小方丁，拌入白糖和淀粉、香蕉精调和成馅，分成20等份，包入剂子内，做成棋子形圆饼，放铺有荷叶的平盘上，上笼蒸熟取出，摆入另一平盘内即成。

特点：色泽橙色，味美可口，风味独特。

表 3-2-7　　素斋宴会（1000）10 人量

3 冷菜　7 热菜　1 汤　2 主食　1 水果

	食谱	原料　g
冷菜	黄瓜拌腐竹	水发腐竹 120、黄瓜 150、烤杏仁 50、胡萝卜 50、香菜段 50
	芝麻芹菜段	芹菜茎 400、芝麻 40
	拌生菜	生菜 400、芝麻酱 50、甜面酱 20
	糖醋脆皮	豆腐皮 50、藕 100、番茄 100、香菇 100
热菜	百叶炒蚕豆	百叶 150、蚕豆 250、榨菜 50
	韭菜炒豆腐丝	韭菜 300、豆腐丝 50
	油豆腐烧青菜	油豆腐 100、油菜 300、金针菇 100
	麻香胡萝卜条	胡萝卜 250、白芝麻 25、面粉 75
	红烧口蘑	水发口蘑 300、冬笋 30、油菜心 150、水发木耳 50
	甜椒炒银芽	柿子椒 200、绿豆芽 100
汤	豆腐汤	豆腐 120、平菇 100、小白菜 100
主食	发糕	全麦粉 300、黑米粉 300、小米粉 300
	瓤蒸窝瓜饼	老窝瓜 600、糯米 200、橘饼 100、红枣 100、葡萄干 10、核桃仁 10
果点	水果	香蕉 250
纯能调味		植物油 90

人均营养素		供给量	推荐量
食量	g	666	650
能量	kcal	1000	1000
蛋白质	g	45.9	45
脂肪	g	26.3	27.8
碳水化合物	g	143.8	142.5
维生素 A	μgRE	626	333
维生素 B_1	mg	0.58	0.58
维生素 B_2	mg	0.58	0.58
维生素 C	mg	73	42
钙	mg	438	333
铁	mg	24.4	6.25
锌	mg	9.11	6.25
胆固醇	mg	0	300
供能比 %	蛋白质	18	18
	脂肪	24	25
	碳水化合物	58	57

表 3-2-8　　表 3-2-7 按能量分配、核算各类食物重量

食物分类	粮薯		蔬果		肉蛋			豆奶	纯能调味			合计
	粮谷	薯芋	蔬菜	果品	畜禽	鱼虾	蛋	豆奶	油脂	糖	调味品	
重量　g	120		456		0			81	9			666
重量比%	18		68.5		0			12.2	1.4			100
能量比%	45		25.1		0			25.9	8			100

五、清真宴会（1000）10人量（表3－2－9、表3－2－10）

煎黄鱼

原料：去皮去骨黄鱼肉10块（每块约30克），鸡蛋50克，面粉50克，植物油、料酒、精盐、胡椒粉各适量。

制作：（1）鱼肉上撒精盐、胡椒粉，蘸上面粉，打入鸡蛋拌匀。

（2）锅热放油，下鱼块，煎成两面金黄色，滗出余油，加料酒，略熬片刻，鱼熟装盘，浇上煎鱼原汁，有条件者配上1块柠檬和1只煮土豆。一般一盘装1块鱼。

特点：色金黄，味鲜香，质嫩软。

鸡丝扒豆苗

原料：净豌豆苗500克，鸡脯肉100克，蛋清15克，精盐、味精、香油、胡椒面、料酒、姜汁、清汤、湿淀粉，植物油各适量。

制作：（1）将鸡肉切成长50毫米、宽3毫米、厚3毫米的丝，用盐、蛋清拌匀，加湿淀粉抓匀。

（2）锅置旺火上，加油、净豌豆苗、姜汁、料酒、盐炒至七成熟，取出沥干水分。再将炒勺置火上加油，放豆苗，用清汤加香油、胡椒面、湿淀粉调匀后倒入锅中勾芡，翻炒后装盘。

（3）锅置旺火上加油，烧至五成热时放入鸡丝划散，取出沥油。锅中留底油，加姜汁、清汤、盐、味精、香油、胡椒面、鸡丝，烧开后用湿淀粉勾芡，淋少许熟油，铺于豆苗盘中即可。

特点：鸡丝滑润，豆苗嫩爽，口味鲜美。

干煸牛肉丝

原料：牛瘦肉100克，芹菜250克，豆瓣酱、辣椒面、花椒、料酒、白糖、盐、酱油、葱、姜、味精、花生油各适量。

制作：（1）牛肉切丝，葱姜去皮切丝，芹菜切丝待用。

（2）炒锅内倒入花生油、花椒，待油温升高花椒炸黄时，立即捞出，擀碎待用。

（3）炒锅加油烧热，入牛肉丝反复煸炒（掌握火候不可太大太小），等肉丝快炒干时，加入葱姜丝、豆瓣酱，炒片刻后，加辣椒面再煸炒，加入全部调料，炒至肉丝成棕红色，入口即碎时加入芹菜丝，翻炒两下，出锅盛盘，撒上花椒面即成。

芥蓝虾仁

原料：芥蓝300克，鲜虾仁100克，料酒、味精、精盐、蒜片、姜片、植物油各适量。

制作：（1）芥蓝择洗干净，切成段，入沸水中焯一下。

（2）锅放油烧热，下芥蓝，用旺火快炒，加精盐、料酒，炒入味装盘。

（3）锅放油烧热，加入蒜片、生姜片煸香，倒入虾仁煸炒，加入盐、料酒、味精，待虾仁变白入味，倒在芥蓝上即成。

特点：味道鲜美，润肤健美。

牛肉末烧豆腐

原料：豆腐300克，鲜牛肉50克，榨菜25克，白芝麻10克，酱油、白糖、红辣椒、蒜、大葱、味精、湿淀粉、素油各适量。

制作：（1）豆腐切成小方丁，在沸水中烫一下，捞出，沥去水分；牛肉切成小丁；大葱切丁；辣椒切指甲片；蒜、榨菜剁成末；芝麻炒熟，压碎。

（2）锅置于旺火上，加油，放入牛肉丁煸炒至水分近干，散发出香味时，放入酱油、白糖、水，在小火上炖烧10分钟，投入榨菜末、豆腐丁略加翻炒，放入精盐，再炖5分钟，加辣椒片、味精、用湿淀粉勾芡，撒上葱丁、蒜末、白芝麻出锅装盘。

草菇扒菜心

原料：菜心400克，草菇200克，盐、白糖、姜、料酒、花生油、香油各适量。

制作：（1）菜心洗净切成寸段，草菇切成块用开水氽一下。

（2）将花生油烧热，放姜煸炒，放入菜，炒透，放草菇、料酒、白糖、盐、味精颠翻几下，淋入香油即成。

蛋丝菜汤

原料：鸡蛋50克，菠菜250克，枸杞25克，油、精盐、汤、味精适量。

制作：（1）将菠菜洗净，切成2厘米长的段，用沸水焯过，捞出沥干；鸡蛋磕入碗内搅匀；枸杞用温水泡发好。

（2）锅中加少许油烧热，滑锅后倒出余油，放入蛋液，摊成蛋皮，取出后切成7厘米长的细丝。

（3）锅中放入汤烧沸，加精盐、味精、菠菜段、枸杞烧沸后再将蛋丝放入锅中，分盛在每个碗中即可。

特点：黄绿相间，汤味鲜美。

面条

原料：全麦粉600克，鸡蛋50克，精盐、鸡清汤、味精各适量。

制作：（1）将面粉放入瓷盆内，留50克面粉做铺面用；把鸡蛋打入碗内，放精盐调开，倒入面盆，和成一块硬面，再用手多揉几遍，醒半小时，把面擀成薄片，将面片划成6厘米宽的条，然后，叠起切成均匀的细条。

（2）锅内放入清水，烧开，下人面条烧两个开，捞出，控干，放入凉水中过凉，然后倒入箩内把水控净。

（3）锅内放入鸡清汤，烧开，加盐、味精、面条，烧开，出锅，入碗，连汤带面条。

特点：面条蛋黄色，汤清淡鲜香。

油酥火烧

原料：面粉1000克，酵面200克，植物油、椒盐、碱面各适量。

制作：（1）将面粉200克放入盆内，用温水稀释酵面，和成稀粥状，加入面粉中，和匀成发面团，待发起后，加入适量碱水揉匀，稍醒。

（2）把剩余的面粉放入碗内，加入植物油拌匀，擦成干油酥。

（3）把面团放在案板上，擀成中间厚两头薄的长方形面片，把干油酥均匀地铺在面片中间，上下包严，再擀成长方形面片，然后从上向下卷成筒状，按照50克1个揪成面剂。

（4）将面剂按成中间稍厚、边缘稍薄的圆皮，取1小块面丸，先蘸植物油，再粘椒盐，放入皮内，收严剂口呈馒头状，擀成直径7.5厘米的饼坯。

（5）将烤箱烧热，把饼坯码入烧盘，烤制上色后翻个儿，再烤约3分钟，待火烧鼓起呈金黄色即可。

特点：酥脆咸香。

表3-2-9　　清真宴会（1000）10人量

6菜　1汤　3主食　1果点			人均营养素		供给量	推荐量
热菜	煎黄鱼	黄鱼肉300、鸡蛋50、面粉50	食量　g		632	650
	鸡丝扒豆苗	豌豆苗500、鸡脯肉100、鸡蛋清15	能量　kcal		1000	1000
	干煸牛肉丝	牛瘦肉100、芹菜250	蛋白质　g		44.5	42.5
	芥蓝虾仁	芥蓝300　鲜虾仁100	脂肪　g		26.4	27.8
	牛肉末烧豆腐	豆腐300、鲜牛肉50、榨菜25、白芝麻10	碳水化合物　g		145.6	145
	草菇扒菜心	菜心400、草菇200	维生素A μgRE		1092	333
			维生素 B_1　mg		1.08	0.58
汤	蛋丝菜汤	菠菜250、鸡蛋50、枸杞25	维生素 B_2　mg		0.58	0.58
主食	面条	全麦粉600、鸡蛋50	维生素C　mg		83	42
	蒸红薯	红薯500	钙　mg		383	333
	油酥火烧	全麦粉1000	铁　mg		18.6	6.25
			锌　mg		7.66	6.25
果点		小叶橘750	胆固醇　mg		142	300
纯能调味		植物油185	能量比%	蛋白质	18	17
				脂肪	24	25
				碳水化合物	58	58

表3-2-10　　表3-2-9按能量分配、核算各类食物重量

食物分类	粮薯		蔬果		肉蛋			豆奶	纯能调味			合计
	粮谷	薯芋	蔬菜	果品	畜禽	鱼虾	蛋	豆奶	油脂	糖	调味品	
食物重量g	235		268		81			30	18			632
重量比%	37.2		42.4		12.8			4.8	2.8			100
能量比%	63.8		7.8		9			3	16.4			100

六、宴会（1034）10人量（表3-2-11、表3-2-12）

冷　菜

五香熏鱼

原料：草鱼去头尾300克（净肉100）葱、姜、酱油、白糖、味精、卤汁、油各适量。

制作：草鱼去头尾，再片去鱼肉，其余部分斩切成长方块，加酱油、糖、味精，浸1小时。起油锅，炸至金黄色。原油锅加卤汁、葱结、姜片烧开，再倒入鱼块回锅，汁干装盆。

特点：色黑味香。

掌上明珠

原料：鸭掌10个（150克）、樱桃50克，青菜叶50克，八角、花椒、酱油、小葱白、姜、白糖、高汤、味精、精盐、料酒各适量。

制作：(1) 将鸭掌洗净，用小刀沿掌背脊划开一条，将骨抽出去掉。然后将鸭掌放高汤中，加高汤、八角、花椒、小葱、姜、白糖、精盐、酱油、料酒、味精，用文火卤至七成烂。

(2) 将青菜叶切成细丝，入七成热的油锅中炸制，然后捞起沥油，制成菜松。

(3) 将樱桃分别放在卤鸭掌心上，鸭掌分别围在盘子四周，中间放上菜松。

特点：甜、咸、辣、香，色彩鲜艳协调，形似掌上明珠。

水晶蜜橘

原料：无核蜜橘500克，冻粉、糖桂花、白糖各适量。

制作：将橘子剥去皮和络，均匀地放在搪瓷方盘里；铝锅中加清水适量，加糖和冻粉熬化，稍加沉淀，滗入方盘中，让其冷却。另泡糖开水加入糖桂花，入冰箱中镇凉。食前将冻粉橘子切成小方块，倒入镇凉的糖水中，盛汤碗上桌即成。

特点：艳丽晶亮，清凉爽口，香气浓郁。

什锦三仁

原料：烤腰果40克、烤杏仁40克、烤豌豆100克、土豆100克、番茄100克、水发海带100克、植物油、盐、味精各适量。

制作：(1) 锅中放少许油，用中火将烤腰果、烤杏仁、烤豌豆略炒，脆香起锅装在盘中央。

(2) 土豆削皮洗净切片，用油中火炸至金黄色；番茄去皮去子，切片；水发海带放水煮片刻，放入盐、味精，捞出控去水分。

(3) 土豆片、番茄片、海带丝分三圈放在三仁的周边即成。

特点：配色装盘，色彩亮丽，口感酥香、清新爽口。

热 菜

鲜奶炖鸡

原料：光鸡1只（重约500克），鲜奶500克，精盐、姜片 、料酒、味精、上汤各适量。

制作：(1) 先将光鸡洗干净，取出胸骨，用开水漂净血水。

(2) 在炖钵内，放入鸡，加料酒、精盐及煮沸的上汤，隔水炖3个小时，滤去上汤，另加入鲜奶，加上姜片，再放回上汤，炖10～15分钟即可。

特点：肉嫩味鲜美，为滋补佳品。

糖醋排骨

原料：肋条骨300克，淀粉50克，白糖30克、醋、葱、姜、蒜、料酒、酱油、精盐、味精、植物油各适量。

制作：(1) 排骨洗净，剁成8厘米长的排骨块，加精盐浸入味，再用干淀粉揉匀待用。

(2) 锅内入油烧至五六成热，将排骨分次炸焦、炸透，捞出。

(3) 另取一锅入油，放入葱姜末、蒜末炝锅，加入白糖、醋、淀粉等调料做成糖醋汁，浇在炸好的排骨上即成。

特点：营养丰富，排骨含钙、磷丰富，加醋烹调，钙易溶解吸收。对骨质疏松的老年朋友和正在生长发育的儿童极为有益，可称为食疗保健品。

芹菜炒猪肝

原料：芹菜400克，猪肝100克，植物油、酱油、精盐、花椒粉、淀粉、味精、葱、姜末、香油各适量。

制作：(1) 将猪肝洗净，切成丝；芹菜去根叶，切成段。

(2) 锅中加水，烧沸，将猪肝、芹菜分别用沸水焯一下，迅速捞出，沥干（芹菜要投入冷水中冲凉后沥净水）。

(3) 锅烧热加底油，用葱、姜炝锅，放入芹菜、花椒粉、精盐、酱油，煸炒几下，加入猪肝，旺火快炒，加味精，用湿淀粉勾薄芡，淋香油，装盘即可。

特点：红绿相间，味道鲜美。

蒜蓉苋菜

原料：绿苋菜500克，蒜泥30克，盐、味精、植物油各适量。

制作：(1) 将苋菜择洗干净，切成4厘米长的段。

(2) 油烧热，放入苋菜翻炒，开锅后，放入盐、味精，拌和均匀，出锅前放蒜泥，装盘即成。

特点：色泽鲜绿，清香鲜嫩。

珍珠丸子

原料：糯米100克，瘦肉馅150克，鸡蛋50克、姜末、葱花、味精、淀粉、盐、酱料各适量。

制作：先将糯米洗净放置一会儿，再将肉馅、姜末、葱花、味精、淀粉、鸡蛋或蛋清、盐、酱油一齐拌匀。用一大汤匙肉馅反复在碗中摔成圆形肉丸，再粘满江米粒，上笼蒸半小时左右即可装盘。

特点：肉质鲜美，口感丰富。

香菇烧菜花

原料：西兰花400克，香菇50克，鸡汤200毫升，淀粉、味精、葱、姜、盐、鸡油、花生油各适量。

制作：(1) 西兰花洗净掰成小块，用开水焯透；小香菇洗净待用。

(2) 将花生油烧热后放入葱、姜煸出香味，放入盐、鸡汤、味精，烧开将葱、姜捞出，再将西兰花、香菇分别码入锅内，用微火稍㸆入味后，淋入湿淀粉、鸡油，翻勺装盘即成。

特点：色鲜味美，清淡适口。

汤

鲜菇紫菜汤

原料：鲜蘑菇片50g，水发海米20克，紫菜10克，香油、精盐、味精、葱各适量。

制作：水发海带、紫菜、鲜蘑菇片放入开水锅煮沸，加精盐、味精，淋上香油撒上葱花即可。

特点：紫、绿、白三色相间，汤清味鲜。

主　食

炒米饭

原料：大米饭700克，豆腐干50克，鲜豌豆100克，红柿椒50克，水发香菇50克，植物油、葱花、姜末、蒜片、盐、味精各适量。

制作：(1) 豆腐干切丁，投入沸水锅中煮去卤水味，冷水过凉，捞出控净水；鲜豌豆入沸水锅中焯透，捞出控净水；红柿子椒、水发香菇分别切成丁，葱切花，姜切末，蒜切片。

(2) 锅上旺火放油烧热，投入葱花、姜末、蒜片，炒出香味，放入红椒丁、香菇丁、豆干丁、鲜豌豆、盐、味精、翻炒均匀，再加入米饭，炒散热透，装盘即成。

特点：五光十色，鲜香可口。

表 3-2-11　　宴会（1034）10 人量

<table>
<tr><td colspan="3">4 冷菜　6 热菜　1 汤　2 主食　1 果盘</td><td colspan="2" rowspan="2">人均营养素</td><td rowspan="2">供给量</td><td rowspan="2">推荐量</td></tr>
<tr><td colspan="2">食谱</td><td>原料　g</td></tr>
<tr><td rowspan="4">冷菜</td><td>五香熏鱼</td><td>草鱼 300（100）</td><td colspan="2">食量　g</td><td>626</td><td>650</td></tr>
<tr><td>掌上明珠</td><td>鸭掌 10 个（150）、樱桃 50、青菜叶 50</td><td colspan="2">能量　kcal</td><td>1034</td><td>·1000</td></tr>
<tr><td>水晶蜜橘</td><td>蜜橘 500（375）</td><td colspan="2">蛋白质　g</td><td>46.4</td><td>42.5</td></tr>
<tr><td>什锦三仁</td><td>烤腰果 40、烤杏仁 40、烤豌豆 100、土豆 100、番茄 100、水发海带 100</td><td colspan="2">脂肪　g</td><td>28.8</td><td>27.8</td></tr>
<tr><td rowspan="6">热菜</td><td>鲜奶炖鸡</td><td>鸡 500、鲜牛奶 500</td><td colspan="2">碳水化合物　g</td><td>147.3</td><td>145</td></tr>
<tr><td>糖醋排骨</td><td>肋条骨 300（216）、淀粉 50、白糖 30</td><td colspan="2">维生素 A μgRE</td><td>1365</td><td>333</td></tr>
<tr><td>芹菜炒猪肝</td><td>芹菜茎 400、猪肝 100</td><td colspan="2">维生素 B_1　mg</td><td>6.1</td><td>0.58</td></tr>
<tr><td>蒜蓉苋菜</td><td>绿苋菜 500、大蒜 30</td><td colspan="2">维生素 B_2　mg</td><td>7.7</td><td>0.58</td></tr>
<tr><td>珍珠丸子</td><td>糯米 100、瘦肉馅 150、鸡蛋 50</td><td colspan="2">维生素 C　mg</td><td>76</td><td>42</td></tr>
<tr><td>香菇烧菜花</td><td>香菇 50、西兰花 400</td><td colspan="2">钙　mg</td><td>388</td><td>333</td></tr>
<tr><td>汤</td><td>鲜菇紫菜汤</td><td>干紫菜 10、海米 20、鲜蘑 50</td><td colspan="2">铁　mg</td><td>15.4</td><td>6.25</td></tr>
<tr><td rowspan="2">主食</td><td>炒米饭</td><td>大米 700、豆腐干 50、鲜豌豆 100、红柿子椒 50、水发香菇 50</td><td colspan="2">锌　mg</td><td>6.63</td><td>6.25</td></tr>
<tr><td>豆沙包</td><td>富强粉 500、豆沙馅 150</td><td colspan="2">胆固醇　mg</td><td>169</td><td>300</td></tr>
<tr><td>果点</td><td>果盘</td><td>西瓜 200、哈密瓜 200</td><td rowspan="3">能量比%</td><td>蛋白质</td><td>18</td><td>17</td></tr>
<tr><td rowspan="2">纯能调味</td><td rowspan="2"></td><td rowspan="2">植物油 80
香油 20
白糖 50</td><td>脂肪</td><td>25</td><td>25</td></tr>
<tr><td>碳水化合物</td><td>57</td><td>58</td></tr>
</table>

表 3-2-12　　表 3-2-11 按能量分配、核算各类食物重量

<table>
<tr><td rowspan="2">食物分类</td><td colspan="2">粮　薯</td><td colspan="2">蔬　果</td><td colspan="3">肉　蛋</td><td>豆奶</td><td colspan="3">纯能调味</td><td rowspan="2">合计</td></tr>
<tr><td>粮谷</td><td>薯芋</td><td>蔬菜</td><td>果品</td><td>畜禽</td><td>鱼虾</td><td>蛋</td><td>豆奶</td><td>油脂</td><td>糖</td><td>调味品</td></tr>
<tr><td>重量　g</td><td colspan="2">145</td><td colspan="2">271</td><td colspan="3">112</td><td>80</td><td colspan="3">18</td><td>626</td></tr>
<tr><td>重量比%</td><td colspan="2">23.2</td><td colspan="2">43.3</td><td colspan="3">17.9</td><td>12.8</td><td colspan="3">2.8</td><td>100</td></tr>
<tr><td>能量比%</td><td colspan="2">50.9</td><td colspan="2">9.5</td><td colspan="3">19.2</td><td>8.1</td><td colspan="3">12.3</td><td>100</td></tr>
</table>

豆 沙 包

原料：富强粉 500 克，豆沙馅 150 克，猪油、白糖、脂油丁、桂花、炒芝麻、面肥、食碱各适量。

制作：（1）将面肥用水调开后，倒入面粉中，搅拌揉和均匀，用湿布盖上，在 20～28℃的室温下发酵，发好的面团呈蜂窝状，稍有酸味。将发好的面团，摊在案板上，扒开成窝形，加碱水揣匀揉光，制成软硬合适的面团。

（2）将红小豆煮熟，过滤去皮取豆沙。锅上火，放入猪油、白糖、豆沙一起炒好，

晾凉，加入脂油丁、桂花、炒芝麻拌匀，制成豆沙馅。

(3) 将面团搓条、揪剂、擀成包子皮，包入豆沙馅，做成椭圆形（腰子形）。

(4) 铺好屉布，上笼蒸熟即成。

特点：皮暄软，馅香甜。

果　盘

西瓜200克、哈密瓜200克。

七、宴会（1018）10人量（表3－2－13、表3－2－14）

冷　菜

松子肉糕

原料：猪瘦肉150克，松子仁50克，鲜肉皮200克，酱油、料酒、盐、味精、白糖、葱、姜、大料（八角）、桂皮、陈皮各适量。

制作：(1) 猪肉切小块，洗净；葱、姜洗净，拍松，与大料、桂皮、陈皮同装入一布袋内待用；肉皮上刮去油脂洗净。

(2) 将猪肉丁、肉皮、香料袋同入清水锅中，上火烧开，撇去浮沫，加入酱油、盐、白糖、料酒、味精，再开后改中火，烧至酥烂时去香料袋和肉皮。

(3) 将锅中肉捞出，放入盘中，压平，锅中卤汁撇去浮油，倒入盘中，没过肉面为止。

(4) 松子仁用油滑熟，捞出后冷却，撒在盘中，待彻底晾凉后入冰箱冻凝，食用时取出。

特点：色泽淡红，清凉酥香，佐酒佳肴。

蒜泥海带丝

原料：水发海带400克，蒜泥30克，植物油、汤、白糖、盐、味精各适量。

制作：(1) 将水发海带洗净切成丝。蒜瓣捣碎成泥。

(2) 锅烧热放油，放入海带丝，翻炒均匀，加入盐、白糖、味精、少许汤烧2分钟，加入蒜泥炒匀，装盘即成。

特点：咸鲜味美。

酒醉银芽

原料：绿豆芽500克，青椒50克，生姜、葱、花椒、精盐、白酒各适量。

制作：(1) 取鲜嫩绿豆芽择洗干净；青椒去子，洗净，切丝。将二者同入沸水中焯一下，捞出，晾凉控净水。

(2) 炒锅加清水400克，放入葱（打结）、姜（拍松）、花椒（装入袋）烧开后倒在大碗中，至冷透掺入白酒，放入豆芽及青椒丝，用玻璃纸将碗口封住，2.5小时后即可食用。

特点：酒香四溢，脆嫩清鲜，爽口解腻。

木耳腐竹拌芹菜

原料：芹菜250克，水发木耳50克，水发腐竹100克，精盐、味精各适量。

制作：水发腐竹用凉开水洗净切斜条，撒精盐拌匀。芹菜去根叶，洗净后切斜条，用沸水汆过后用凉开水过一下，挤去水分。水发木耳洗净，用滚开水过一下，然后与芹菜一起加精盐拌匀。将腐竹、芹菜、木耳混合，加少量味精即可。

特点：清淡爽口。

热　菜

全喜丸子

原料：肉馅（猪肉、羊肉均可）300克，鸡肝50克，鲜藕100克，鸡蛋50克，植物油、葱、姜末、湿淀粉、料酒、酱油、盐、味精、香油各适量。

制作：（1）取一钵，放入肉馅、鸡蛋、葱末、姜末、料酒、酱油、盐、香油，搅拌上劲，放入切碎的鸡肝、鲜藕拌匀，分成10份，用手团成丸子。

（2）鸡蛋加较浓的湿淀粉，调成浓糊。

（3）旺火将油烧至七成熟，在丸子上均匀抹上鸡蛋糊，逐个下入油锅，炸成金黄色捞出。

（4）将丸子放入蒸碗，加入料酒、酱油、盐、味精，入屉蒸透，取出即成。

特点：色泽金黄，酥烂鲜香。

鲜蘑腐丝

原料：鲜平蘑150克，豆腐丝100克，牛奶250克，植物油、鲜汤、葱丝、姜丝、湿淀粉、料酒、盐、味精各适量。

制作：（1）鲜平蘑撕成片，豆腐丝切成9厘米长的条，分别放入沸水锅中焯一下，捞出控净水，放在盘的两边。

（2）旺火将油烧热，放入葱丝、姜丝炝锅，把豆腐丝、平蘑推入锅中，加料酒、盐、味精、鲜汤，用小火㸆透，加入牛奶，开锅后放入湿淀粉，勾成流芡，装入汤盆即成。

特点：腐蘑滑嫩，奶香味浓，咸鲜味美。

清蒸武昌鱼

原料：武昌鱼500克（净肉295克），熟火腿30克，香菇50克，冬笋50克，葱、姜、胡椒粉、料酒、盐、味精、鸡油各适量。

制作：（1）鱼去除鳞、鳃、内脏、鳍，洗净，沥干水，在鱼身两面片上花刀，抹上盐，放在汤盘中；香菇去柄切薄片，熟火腿切薄片，互相间隔摆放在鱼身上，冬笋切成梭形片，镶在鱼身两边，加入葱段、姜片、料酒。

（2）锅上旺火将水浇沸，将整鱼连盘上屉蒸至鱼肉松软，约15分钟出笼，拣去葱、姜。

（3）锅上火，放入鸡油，滗出蒸鱼的汤汁，放入味精，烧开后浇在鱼身上，撒上胡椒粉即成。

特点：肉质细腻，汤汁鲜香。

香辣蛤蜊肉

原料：蛤蜊肉300克，青椒100克，胡萝卜30克，香菜段、姜粒、葱末、醋、料酒、花生油、香油、味精、酱油各适量。

制作：(1) 蛤蜊肉用开水汆透，捞出投凉备用；青椒、胡萝卜切成丁。

(2) 炒锅上火，加少许花生油，放入葱、姜炒出香味，下青椒、胡萝卜丁稍煸炒至六成熟，再放入蛤蜊肉，随即下入料酒、酱油、盐、醋、味精颠翻均匀后，出锅前加入香油少许，出锅装盘后撒香菜段即成。

特点：香辣味浓，色泽红青黄分明。

油爆荷兰豆

原料：荷兰豆400克，植物油、料酒、葱丝、姜丝、盐、味精各适量。

制作：(1) 将荷兰豆择洗干净，沥净水；葱姜切丝。

(2) 锅上火烧热，放油烧至八成热，放入葱姜丝、荷兰豆，炒匀，烹入料酒、盐、味精，炒几下装盘即成。

特点：翠绿鲜嫩，清淡爽口。

奶味油菜

原料：油菜心500克，牛奶50克，火腿蓉5克，鸡汤200克，精盐、味精、水淀粉各适量。

制作：(1) 菜心洗净，根部削平，劈十字刀，深约3厘米，再削去上部松散菜叶，放盘中。

(2) 锅上火，放油，至三成热时放入菜心，加少许汤，烧透，盛出。

(3) 锅上旺火，放入菜心，加鸡汤、精盐、烧沸，放入味精后捞出菜心，在盘中排成扇形，锅中加入水淀粉勾芡，再加牛奶略烧沸，浇在盘中菜心上，撒火腿蓉即可。

特点：红绿白相映，造型美观，口味鲜美。

汤

明目银耳汤

原料：干银耳25克，鹌鹑蛋10个（88克），精盐、味精各适量，鸡清汤1500克。

制作：(1) 用温水泡银耳，涨发后洗净，加开水，使其发大，用小刀削去黄根，入开水中焯一下，放入清水中。

(2) 将鹌鹑蛋逐个打入抹了猪油的小碗内，上笼蒸约5分钟取出，放凉水中，蛋取出，用凉水泡上待用。

(3) 鸡汤烧开，放精盐、味精调好味，捞入银耳；鹌鹑蛋从凉水中捞出，用滚沸的汤烫热，放入大汤碗中，再盛上鸡汤银耳即可。

特点：汤清味鲜，银耳软糯，蛋如圆月，赏心悦目。

主　　食

绿豆米饭：大米750克、绿豆100克。

紫米发糕：标准粉250克、黑米面250克、小米面250克。

果　　盘

苹果200克、小叶橘200克、鲜枣200克。

表3－2－13　　　　宴会（1018）10人量

4冷菜　6热菜　1汤　2主食　1果盘

	食谱	原料　g
冷菜	松子肉糕	猪瘦肉150、松子仁50、鲜肉皮50
	蒜泥海带丝	水发海带400、大蒜30
	酒醉银芽	绿豆芽500、青椒50
	木耳腐竹拌芹菜	芹菜茎250、水发木耳10、水发腐竹100
热菜	全喜丸子	猪瘦肉馅300、鸡肝50、鲜藕100、鸡蛋50
	鲜蘑腐丝	鲜平蘑150、豆腐丝100、牛奶250
	清蒸武昌鱼	武昌鱼500（净肉295）、熟火腿30、香菇50、冬笋50
	香辣蛤蜊肉	蛤蜊肉300、青椒100、胡萝卜30
	油爆荷兰豆	荷兰豆400油菜心500、牛奶50、火腿蓉5
	奶味油菜	
汤	明目银耳汤	干银耳25、鹌鹑蛋100（净蛋液88）
主食	绿豆米饭	大米750、绿豆100
	紫米发糕	标准粉250、黑米面250、小米面250
果点	果盘	苹果200、小叶橘200、鲜枣200
纯能调味		植物油110 香油20

人均营养素		供给量	推荐量
食量	g	641	650
能量	kcal	1018	1000
蛋白质	g	46	42.5
脂肪	g	28.8	27.8
碳水化合物	g	141.4	145
维生素A	μgRE	853	333
维生素B_1	mg	0.82	0.58
维生素B_2	mg	0.63	0.58
维生素C	mg	96	42
钙	mg	397	333
铁	mg	16.5	6.25
锌	mg	8.24	6.25
胆固醇	mg	209	300
能量比%	蛋白质	18	17
	脂肪	25	25
	碳水化合物	57	58

表3－2－14　　　　表3－2－13按能量分配、核算各类食物重量

食物分类	粮薯		蔬果		肉蛋			豆奶	纯能调味			合计
	粮谷	薯芋	蔬菜	果品	畜禽	鱼虾	蛋	豆奶	油脂	糖	调味品	
重量　g	160		325		95			48	13			641
重量比%	25		50.7		14.8			7.5	2			100
能量比%	54.1		10.9		15			8.5	11.5			100

八、宴会（1021）10人量（表3-2-15、表3-2-16）

冷 菜

拼 三 样

原料：松花蛋100克，芹菜200克，胡萝卜50克，香油、花椒、味精、盐、白糖各适量。

制作：（1）松花蛋每个切成瓣；芹菜洗净择叶，用花椒炝过；胡萝卜切条用开水焯过。

（2）取平盘一个，在外围码放松花蛋，盘中空白处放入炝芹菜、胡萝卜即成。

特点：松花蛋、胡萝卜、芹菜三色对比，炝芹菜椒香绵长。

油 爆 虾

原料：河虾250克，面粉50克，油、盐、味精适量。

制法：（1）将虾洗净控干，放盐、味精拌匀，撒入干面粉，抖去余面备用。

（2）坐锅，放油500克至八九成热，将虾分几次炸至赤红，装盘。

特点：鲜香酥脆，延时不绵。

火腿肠藕夹

原料：鲜藕300克，火腿肠50克，面粉50克，油、酵母、盐、碱、花椒粉、味精各适量。

制作：（1）面粉加酵母和水搅成糊状，发酵1小时左右，加少量盐、味精、花椒粉搅匀成面糊。

（2）藕洗净去皮，切成1厘米厚两片相连的片。

（3）火腿肠切成与藕片大小相当的薄片，夹入藕片中。

（4）炒勺上火，放油，油五成热时，将藕夹挂糊逐个放油中炸至金黄色，捞出控油，装盘即成。

特点：外焦里嫩，咸香适口。

拌枸杞头

原料：枸杞头200克，香豆腐干30克，香油、姜末、白糖、精盐、味精各适量。

制作：（1）将枸杞的根、杂茎等去掉，洗净，在开水锅里氽一下捞出，挤去水分，再用刀切成细末，放入碗中待用。

（2）香豆腐干切成末，放入同一碗中。

（3）趁氽后的余热，将盐、糖、味精、姜末、香油放入，拌匀装盘即成。

特点：菜色清绿，味甜带微苦，具有清火利尿的功效。

热菜

油爆墨鱼卷

原料：墨鱼250克，玉兰片50克，红甜椒50克，黄瓜50克，醋、糖、盐、味精、料酒、香油、水淀粉、葱、姜丝、蒜末各适量。

制作：（1）墨鱼洗净，在光面剞麦穗花刀，斩成大块，用沸水焯至起卷；玉兰片、红甜椒、黄瓜顶刀切片备用。

（2）坐锅放油烧热，葱、姜炝锅，放墨鱼卷，烹料酒、醋，放盐、糖，倒入甜椒、黄瓜、玉兰片翻炒，放少许汤勾芡，放香油、蒜末出锅装盘。

特点：色白如玉，滑嫩清香。

炒鳝鱼丝

原料：鳝鱼400克，冬笋100克，葱丝、姜丝，味精、香油、料酒、酱油各适量。

制作：（1）鳝鱼去骨切横丝，笋切丝，放入盆中，加味精、香油、葱、料酒、姜丝拌匀，徐徐倒入酱油搅上劲备用。

（2）坐锅放油，待滚热后，倒入搅好的鳝鱼丝，爆炒至变色出锅装盘。

特点：鲜嫩无比，味醇滑爽，佐酒佳品。

咕噜豆腐煲

原料：豆腐200克，胡萝卜、青椒、红椒各50克，葱头粒、蒜蓉、番茄酱、糖、淀粉、油、盐各适量。

制作：（1）将青椒、红椒切成角片，胡萝卜切成片，豆腐切成小块。

（2）锅放入油烧热，放入豆腐，炸至呈金黄色。把青椒、红椒用开水汆一下。

（3）锅内放少许油烧热，下入蒜蓉、番茄酱、水、白糖、盐兑成的糖醋汁，放入炸好的豆腐块、青红椒片、胡萝卜片、葱头粒，汤开后勾芡，倒入砂锅内，上火煲4～5分钟即可。

特点：味道酸甜，色泽美观。

什锦蚕豆瓣

原料：青蚕豆瓣350克，豆腐干50克，鲜蘑60克，番茄60克，葱、姜、白糖、盐、味精、香油、植物油各适量。

制作：（1）豆腐干、鲜蘑、番茄均切成与蚕豆瓣大小的块。

（2）锅上火烧热放油，葱、姜丝炝锅，放入豆腐干、鲜蘑、番茄、白糖、盐，炒熟盛起。

（3）锅上火烧热放油，放入蚕豆瓣煸炒，沿锅边倒入清水，盖锅焖3～5分钟，再将炒好的配料倒入，加盐、味精翻炒均匀，淋香油，装盘即成。

特点：色泽绚丽，口味清淡。

芫爆里脊

原料：里脊肉300克，香菜50克，香油、水淀粉、蛋清、葱、姜、盐、味精、料酒、高汤各适量。

制作：(1) 猪肉切寸片，用蛋清、味精、料酒、淀粉、盐拌匀腌一下。

(2) 锅中放油烧热，下入肉片，拨散滑开，变色后盛出。

(3) 锅中放油，用葱、姜炝锅，倒入肉片，烹入料酒、高汤，放香菜段爆炒，放盐，味精、香油，装盘即可。

特点：菜脆肉嫩，口感咸鲜，清香沁人。

芥蓝腰果炒香菇

原料：芥蓝300克，腰果50克，香菇20克，红椒50克，盐、味精、鸡精、白糖、色拉油、湿淀粉、蒜片各适量。

制作：(1) 将芥蓝切段，红椒切小段。

(2) 将芥蓝、香菇分别焯水，腰果炸熟。

(3) 净锅入底油，原料倒入锅中翻炒调味，勾芡，淋上明油出锅即成。

特点：口感清香，色泽亮丽。

酸辣汤

原料：豆腐丝20克，水发冬菇丝25克，海参丝50克，鸡血丝30克，熟鸡肉丝20克，熟火腿丝10克，笋丝25克，鸡蛋1个，白汤750克，醋、酱油、精盐、料酒、香油、湿淀粉、胡椒粉、葱末适量。

制作：(1) 把鸡蛋磕入碗内打散；大汤碗中放入葱末、香油、味精。

(2) 锅放在旺火上，倒入白汤，同时放入冬菇丝、海参丝、鸡血丝、豆腐丝，加入酱油、精盐、料酒烧沸，用湿淀粉勾成流芡，淋入鸡蛋液，用手勺轻轻推几下，略烧，加胡椒粉、醋稍推几下，盛入大汤碗内，撒上熟火腿丝、鸡肉丝即成。

特点：上海风味。

主食

二米饭：大米500克，小米150克。

金银卷：玉米面350克，富强粉200克。

果盘

荔枝300克，菠萝500克，草莓300克。

表 3-2-15　　　　宴会（1021）10 人量

4 冷菜　6 热菜　1 汤　2 主食　1 果盘

	食谱	原料 g
冷菜	拼三样	松花蛋 100、芹菜茎 200、胡萝卜 50
	油爆虾	河虾 250（净肉 150）面粉 50
	火腿肠藕夹	鲜藕 300、火腿肠 50、面粉 50
	拌枸杞头	枸杞头 200、香豆腐干 30
热菜	油爆墨鱼卷	墨鱼 250（净肉 150）、玉兰片 50、红甜椒 50、黄瓜 50
	炒鳝鱼丝	鳝鱼 400（净肉 250）、冬笋 100
	咕噜豆腐煲	豆腐 200、胡萝卜 50、青椒 50、红椒 50
	什锦蚕豆瓣	青蚕豆瓣 350、豆腐干 50、鲜蘑 60、番茄 60
	芫爆里脊	里脊肉 300、香菜 50
	芥蓝腰果炒香菇	芥蓝 300　腰果 50、香菇 20、红椒 50
汤	酸辣汤	豆腐丝 20、水发冬菇 25、水发海参 50、鸡血 30、熟鸡丝 20、熟火腿丝 20、笋丝 25，鸡蛋 50
主食	二米饭	大米 500、小米 150
	金银卷	玉米面 350、富强粉 200
果点	果盘	荔枝 300、菠萝 500、草莓 300
纯能调味		植物油 130、香油 30
		白糖 42

人均营养素		供给量	推荐量
食量 g		614	650
能量 kcal		1021	1000
蛋白质 g		46.8	42.5
脂肪 g		27.5	27.8
碳水化合物 g		147	145
维生素 A μgRE		475	333
维生素 B_1 mg		0.66	0.58
维生素 B_2 mg		0.95	0.58
维生素 C mg		108	42
钙 mg		360	333
铁 mg		17.3	6.25
锌 mg		7.09	6.25
胆固醇 mg		214	300
能量比%	蛋白质	18	17
	脂肪	24	25
	碳水化合物	58	58

表 3-2-16　　　　表 3-2-15 按能量分配、核算各类食物重量

食物分类	粮薯		蔬果		肉蛋			豆奶	纯能调味			合计
	粮谷	薯芋	蔬菜	果品	畜禽	鱼虾	蛋	豆奶	油脂	糖	调味品	
重量 g	130		278		116			70	20			614
重量比%	21.2		45.2		18.9			11.4	3.3			100
能量比%	44.1		11		12.2			16.9	15.8			100

九、宴会（1039）10 人量（表 3-2-17、表 3-2-18）

冷　菜

果仁拌芹菜

原料：烤腰果 50 克，烤杏仁 50 克，芹菜茎 250 克，精盐、味精、香油各适量。

制作：（1）芹菜择去老叶（留嫩叶）和筋，洗净切丝，用沸水焯过，再用凉水冲一下，滤干。

（2）烤腰果、烤杏仁和芹菜丝一起加盐、味精、香油拌匀入盘。

特点：白绿相映，清脆爽口，四季均可食用，又有食疗作用。

五朵鲜花

原料：腰子200克，鱿鱼100克，黑白木耳各3克，西兰花50克，香菜15克，花椒油、精盐、味精、姜各适量。

制作：(1) 腰子去臊，切麦穗花，开水焯一下。

(2) 鲜鱿鱼洗净切成麦穗花，开水焯过入盘。

(3) 黑白木耳泡好，用开水煮一下。

(4) 西兰花掰成小朵，开水焯一下。

(5) 香菜去老根、叶，洗净放在盘周围。

(6) 姜末、精盐泡水，浸腰花和鱿鱼花半小时，滤去水后，再将黑白木耳、西兰花拌入。

(7) 调花椒油、盐、味精拌匀入盘，盘边镶嵌香菜。

特点：五朵鲜花，色彩诱人。

紫菜卷

原料：好紫菜3张，糯米75克，火腿80克，鲜豌豆50克，胡萝卜30克，干香菇5克，精盐、味精、生菜各适量。

制作：(1) 糯米蒸熟；火腿切条；豌豆煮熟；香菇先用水浸泡，再煮2分钟；胡萝卜切条，用开水焯一下。

(2) 将以上食物混合均匀，加盐、味精调好口味，再平铺在紫菜上，卷成卷儿。

(3) 将卷好的紫菜卷切成5厘米宽的段，盘底放生菜，紫菜卷摆放在盘中成型。

特点：此菜营养素较全面，尤其含碘丰富。

珠落玉盘

原料：嫩玉米粒300克，红绿柿子椒各50克，白糖、精盐、味精、花生油各适量。

制作：(1) 带浆的嫩玉米粒洗净，红绿柿子椒切小丁待用。

(2) 炒锅入油，烧至七八成热，加入玉米粒和少许精盐翻炒3～4分钟，加清水少许再炒2～3分钟，加入柿子椒翻炒片刻，放入白糖、味精，装盘即可。

特点：金黄色的嫩玉米与红绿柿子椒三色相映。

热菜

锅巴海参

原料：锅巴100克，水发海参200克，柿子椒25克，番茄50克，番茄酱50克，木耳3克，白糖20克，精盐、味精、黄酒、淀粉、葱、姜各适量。

制作：(1) 水发海参加入少许精盐、黄酒、水淀粉拌匀，滑炒待用；木耳水发待用。

(2) 锅巴分次炸酥脆至黄色，上桌时二次过油装盘。

(3) 炒锅上火入少量油，下葱姜末炝锅，再加番茄酱和少量水，翻炒3分钟，加入精盐、白糖、番茄、柿子椒、水发木耳，调匀加热之后，放入滑炒好了的海参。

（4）海参带汁与锅巴同时上桌，将汁倒在锅巴上，这时发出吱吱的响声，香味扑鼻，诱人食欲。

特点：酸甜适口，色泽桃红、香脆宜人。

香菇托肉

原料：香菇20克，瘦肉末50克，蛋清15克，海米5克，嫩油菜心250克，火腿15克，精盐、葱、姜、料酒、香油、味精、各适量。

制作：（1）瘦肉末加料酒、精盐、葱姜末、蛋清调匀待用。

（2）油菜心洗净，开水焯好，拌入适量精盐、味精、香油，油菜叶向外，根向盘心摆放均匀。

（3）香菇用开水浸泡15分钟，去蒂洗净，凹面放入肉泥，再撒上火腿末入盘蒸15分钟，取出，一棵棵均匀地摆放在油菜上、盘内的香菇汁水调成清汁浇在盘中，再蒸3分钟即成。

特点：形味俱佳。

鸡蛋豆腐

原料：鸡蛋150克，豆腐200克，番茄100克，味精、酱油、精盐、葱花、姜末、植物油、湿淀粉、香油各适量。

制作：（1）鸡蛋磕在碗内打散；番茄去皮去子后切成薄片；豆腐切成小片，用沸水氽一下，捞出沥尽水。

（2）锅上火放油烧热，放入葱花、姜末炒出香气，放入鸡蛋液，拨散滑开，放入豆腐片，番茄、酱油、盐，焖烧后，加味精，再浇上香油，盛入盘内即可。

特点：色泽亮丽，口味鲜香。

蚝油彩球

原料：鸡肉150克，胡萝卜40克，莴笋100克，酱油、盐、味精、料酒、糖、蛋清、淀粉、植物油各适量。

制作：（1）鸡肉切小丁，用蛋清、水淀粉和盐揉成小球，上油锅滑透待用。

（2）胡萝卜、莴笋均切成大小均匀的小丁，用开水焯一下。

（3）炒锅上火，入少量油，烧至七成热，加入胡萝卜丁、莴笋丁，烹入芡汁，再将鸡丁放入锅中，加入酱油、料酒、糖、味精炒匀装盘即成。

特点：色艳味鲜，开胃健脾。

红烩牛肉

原料：牛腱子肉250克，胡萝卜150克，水发海带300克，番茄酱、白糖、胡椒面、香叶、味精、精盐、花生油、葡萄酒各适量。

制作：（1）牛肉切3厘米方块，加水煮烂待用。

（2）炒锅上火入油，加番茄酱，放适量水，放入水发海带片、胡萝卜丁，与牛肉、香叶加盐合炖至肉烂汁浓，之后加白糖、胡椒粉、盐、味精、葡萄酒，装盘即成。

特点：牛肉与蔬菜同烩，营养丰富。

肉丝苦瓜

原料：猪瘦肉丝 80 克，苦瓜 250 克，红绿柿椒各 25 克，白糖、醋、精盐、味精、姜、料酒、淀粉、植物油各适量。

制作：（1）猪瘦肉切丝，用湿淀粉浆好；苦瓜去蒂洗净切丝，用温水泡 15 分钟去苦味，捞出。

（2）炒锅入油烧至七成热，将肉丝滑好盛出。

（3）锅内留底油，放入红绿柿椒、苦瓜煸炒，加入精盐，再将滑好的肉丝倒入锅内翻炒，加入姜丝、白糖、料酒、味精即可。

特点：此菜开胃利湿，清热解毒，增进食欲。

肉丁炒茭白毛豆

原料：猪瘦肉 100 克，茭白 100 克，毛豆 150 克，红柿子椒 50 克，葱、姜、盐、味精、料酒、淀粉、植物油各适量。

制作：（1）猪瘦肉切丁、上浆，过油滑好待用。

（2）茭白去皮及老根切丁，毛豆去皮，红柿子椒切丁。

（3）锅中留底油，先下茭白后再下毛豆，最后加柿子椒，翻炒，取出。

（4）炒锅上火，加少量油，葱、姜稍煸，立即加入肉丁、茭白、毛豆、柿子椒、料酒翻炒，加水淀粉勾薄芡，放味精炒匀入盘。

特点：色香味美，常食佳肴。

什锦汤

原料：胡萝卜 10 克，水发玉兰片 30 克，菜花 50 克，水发香菇 50 克，水发粉丝、水发木耳各 50 克，菠菜 150 克，清汤 750 克，葱、植物油、味精、精盐、料酒、胡椒粉、香油各适量。

制作：（1）胡萝卜去皮洗净，切成 3 厘米长薄片；水发玉兰片切成 3 厘米长的片；菜花掰成小朵；香菇切成小片，分别用沸水氽一下，捞出，投入冷水中过凉。

（2）将菠菜去老叶，洗净，切成 5 厘米长段，入沸水中焯去涩味，捞出待用；粉丝、黑木耳洗一下。

（3）将锅置火上，加植物油，烧热后放入葱花煸炒，倒入清汤，下入所有原料，再加入精盐、胡椒粉、料酒、味精，待汤沸后撇去浮沫，调好味，淋入香油即可盛碗。

特点：色彩艳丽，营养丰富。

主 食

二米饭：大米 500 克，小米 200 克。

奶香馒头：富强粉 550 克，多维奶粉 30 克。

果盘：苹果 300 克，鲜枣 300 克。

表 3－2－17　　宴会（1039）10 人量

4 冷菜　7 热菜　1 汤　2 主食　1 果盘

	食谱	原料 g
冷菜	果仁拌芹菜	烤腰果 50、烤杏仁 50、芹菜茎 250
	五朵鲜花	猪腰 200、鱿鱼 100、黑木耳 3、白木耳 3、西兰花 50、香菜 15
	紫菜卷	紫菜 10、糯米 75、火腿 80、鲜豌豆 50、胡萝卜 30、干香菇 5
	珠落玉盘	嫩玉米粒 300、红椒 50、青椒 50
热菜	锅巴海参	锅巴 100、水发海参 200、柿子椒 25、番茄 50、番茄酱 50、木耳 3、白糖 20
	香菇托肉	香菇 20、瘦肉馅 50、蛋清 15、海米 5、油菜心 250、火腿 15
	鸡蛋豆腐	鸡蛋 150、豆腐 200、番茄 100
	蚝油彩球	鸡肉 150、胡萝卜 40、莴笋 100
	红烩牛肉	牛腱子肉 250、胡萝卜 150、水发海参 300
	肉丝苦瓜	猪瘦肉 80、苦瓜 250、红椒 25、绿椒 25
	肉丁炒茭白毛豆	猪瘦肉 100、茭白 100、毛豆 150、红柿子椒 50
汤	什锦汤	胡萝卜 10、水发玉兰片 30、菜花 50、水发香菇 50、水发木耳 50、水发粉丝 50、菠菜 150
主食	二米饭	大米 500、小米 200
	奶香馒头	富强粉 550、多维奶粉 30
果盘		苹果 300、鲜枣 300
纯能调味		植物油 110
		香油 25

人均营养素		供给量	推荐量
食量 g		679	650
能量 kcal		1039	1000
蛋白质 g		46.8	42.5
脂肪 g		29.1	27.8
碳水化合物 g		146.3	145
维生素 A μgRE		473	333
维生素 B_1 mg		0.74	0.58
维生素 B_2 mg		0.97	0.58
维生素 C mg		146	42
钙		392	333
铁 mg		14.2	6.25
锌 mg		7.95	6.25
胆固醇 mg		254	300
供能比%	蛋白质	18	17
	脂肪	25	25
	碳水化合物	57	58

表 3－2－18　　表 3－2－17 按能量分配、核算各类食物重量

食物分类	粮 薯		蔬 果		肉 蛋			豆奶	纯能调味			合计
	粮谷	薯芋	蔬菜	果品	畜禽	鱼虾	蛋	豆奶	油脂	糖	调味品	
重量 g	182		309		139			33	16			679
重量比%	26.8		45.5		20.5			4.9	2.3			100
能量比%	51		13.2		14.2			8.6	13			100

第四章　套餐、快餐、全天餐

把营养配餐贯彻到套餐、快餐、全天餐中去，广大民众有不同的反响。有的人富裕了，想吃什么就吃什么，享受生活每一天，何必苦了自己；有的人手头紧，图个节省，有什么就吃什么，不讲营养；有的人认为吃营养配餐有道理，但按营养计算过的食谱，太受约束，有的食物量明显不够。各种想法都有，为营养配餐的推广应用竖起了层层壁垒。

营养配餐本身是科学配餐、平衡膳食，关键在于如何宣传、如何理解、如何应用。举例说：有的就餐者，餐标高，什么好吃就吃什么；觉得物有所值，对美味佳肴，情有独钟，每年一到体检，三高一胖（血脂高、胆固醇高、血压高、肥胖）的人大量出现，要求吃营养配餐的呼声雀噪一时，可是时间一长，美食的兴趣又占了上风，却忘了病来如山倒，病去如抽丝。有的人经济并不宽裕，不等于不需追求营养配餐，吃的是餐桌上的食物，身体健康是自己的。要记住：健康是家庭和社会最珍贵的财富，健康是事业成功和生活美满的基础，健康虽不代表一切，但没有健康就失去一切；有的烹饪工作者，怀疑有的品种食物量少，满足不了需要，往往忽略了配餐中的食物量与市场食物量的差异，例如买一个西瓜约5000g，去皮、去子，食部56%，实际只能吃到2800g；买一条鲤鱼约1000g，去鳞、去鳃、去鳍、去内脏、去骨刺，吃到嘴里的鱼肉只有540g（食部54%）；又譬如焦炸里脊，经过两次油炸，以及贴在炊具、餐盘上的油耗，吃进嘴里的油只剩下烹饪用油量的25%左右。不过食物丰度表中，大多数食物的食部是100%。就餐者对吃饱各有己见，有的人认为要吃到胃满腰圆，有的肥胖者以福态得意。这牵涉到民众的营养知识和健康意识。膳食提供的能量和各种营养素只要符合人体的实际需要，并不要求每一餐乃至一天与食谱营养计算的推荐量丝毫不差。每天小平衡，一周大平衡（生理周期），基本达到全面、均衡、适量的营养素指标就合格。

第一节　套餐配餐

套餐是营养配餐的一种形式，有完整的应用食谱和相应的套餐营养计算，表中有食谱及其食物构成，还有人均营养素计算值，操作起来得心应手，合理方便。以表4－1－1为例，按4人量制定的食谱，直接用于4人量配餐；如果想应用于1人量的就餐，食谱中的食物量乘以$\frac{1\text{人}}{4\text{人}}$；如果想用于100人量的就餐，食谱中的食物量乘以$\frac{100\text{人}}{4\text{人}}$；还有一种情况，如果150人的人均供给能量是900kcal，运用膳食营养素组合标准，食谱中的食物量乘以$\frac{100\text{人}\times 900\text{kcal}}{4\text{人}\times 1000\text{kcal}}$，不仅食量满足要求，膳食中的各种营养素也满足要求。

套餐广泛应用于家庭、快餐店、饭店、宾馆、集体食堂、餐饮配餐公司等用餐单位。选定某一套餐要完整地运用，以表4－1－1为例，4菜1汤1主食（套餐4人量），不能只取其中的某些部分，这样人均营养素供给量就失衡。但套餐可以合并用，例如8人的套餐可以选用5人的套餐和3人的套餐合并用，使食物的品种更加丰富多彩。

一、套餐（1001）4人量（表4-1-1）

麻辣鳝鱼

原料：活鳝鱼500克，葱段、姜片、料酒、酱油、白糖、精盐、花椒、熟芝麻、辣椒油、干辣椒、味精、植物油各适量。

制作：（1）将鳝鱼宰杀，剖腹去内脏，去骨去皮，入清水中漂洗干净，捞出沥尽水分待用；干辣椒去蒂、子，切成1厘米长的节。

（2）鳝鱼用葱、姜、盐、料酒腌1小时后，切成3.5厘米的段。

（3）油烧至七成热时，下入鳝鱼段，将鳝段炸干水分，倒入漏勺。锅内留底油，把花椒炸煳捞出，下入干辣椒炸成紫黑色时，加葱、姜煸炒一下，加入汤，放入酱油、白糖、料酒、味精、鳝鱼，用中火收汁，汁烧尽时浇上辣椒油，撒上芝麻翻匀，装盘即成。

特点：色泽红亮、麻辣酥香，回味悠长。

豆腐烩虾仁

原料：豆腐250克、鲜虾仁50克，葱花、姜末、盐、味精、胡椒粉、料酒、湿淀粉、植物油各适量。

制作：（1）豆腐切成块，放入开水锅中焯去浆水味，捞出沥水；鲜虾仁中放入盐、料酒、淀粉搅拌均匀。

（2）锅上火烧热油，葱花、姜末炝锅，放入虾仁，拨散滑开，待虾仁半熟，放入豆腐块，加入清汤、盐煮沸，放入味精、胡椒粉，用湿淀粉勾芡，装盘即成。

特点：色美味鲜，滑而不腻。

柿椒炒蚕豆

原料：红柿子椒100克，鲜蚕豆250克，葱花、姜丝、料酒、盐、味精、湿淀粉、植物油各适量。

制作：（1）鲜蚕豆剥成瓣，放入开水锅中焯断生，捞出沥水。红柿子椒收拾干净，切成豆瓣大小的片。

（2）锅上火烧热油，用葱花、姜丝炝锅、放入柿子椒、蚕豆瓣、鲜汤、料酒、盐，翻炒均匀，开锅后放入味精、湿淀粉勾芡，装盘即成。

特点：色彩亮丽，鲜嫩适口。

脆炒生菜

原料：生菜500克，蒜泥、酱油、盐、味精、植物油各适量。

制作：（1）生菜择去老茎，洗净，切成3厘米长的段。

（2）锅烧热放油，放入蒜泥炒香，倒入生菜，加鲜汤少许，旺火急炒，加入盐、酱油，味精，炒匀，装盘即成。

特点：碧绿脆嫩。

酸辣海带汤

原料：水发海带丝250克，火腿丝20克，葱丝、香菜段、食盐、味精、胡椒粉、醋、酱油、清汤各适量。

制作：锅内加清汤烧开，放进海带丝、火腿丝、食盐、味精、醋、酱油烧开。撒上葱丝、香菜、胡椒粉烧开盛入汤碗即。

特点：酸辣鲜香。

表4－1－1　　套餐（1001）4人量

4菜1汤1主食		人均营养素			供给量	推荐量
食谱	原料g					
麻辣鳝鱼	黄鳝500（净肉350）	食量		g	626	650
豆腐烩鲜虾	豆腐250、鲜虾仁50	能量		kcal	1001	1000
柿椒炒蚕豆	红柿子椒100、鲜蚕豆250	蛋白质		g	42.1	42.5
脆炒生菜	生菜500	脂肪		g	27.9	27.8
酸辣海带汤	水发海带250、方火腿20	碳水化合物		g	145.1	145
米饭	大米650	维生素A		μgRE	487	333
	植物油88	维生素 B_1		mg	0.63	0.58
		维生素 B_2		mg	1.18	0.58
		维生素C		mg	58	42
		钙		mg	384	333
		铁		mg	13.2	6.25
		锌		mg	7.3	6.25
		胆固醇		mg	140	300
		能量比%	蛋白质		17	17
			脂肪		25	25
			碳水化合物		58	58

二、套餐（990）4人量（表4－1－2）

辣子肉丁

原料：瘦猪肉200克，鲜青椒75克，鸡蛋清15克，酱油、精盐、料酒、水淀粉、葱、姜、高汤、花生油各适量。

制作：（1）将猪肉切成1厘米见方的丁；青椒去蒂、子，洗净，切成同样大小的丁；葱切丁。

（2）将葱、姜、酱油、料酒、精盐、水淀粉、高汤放入碗内，兑成芡汁。

（3）将肉丁先用酱油、蛋清、水淀粉拌匀上浆，用六七成热的油，滑散，炒至变色，倒入青椒丁同炒，倒入芡汁翻炒几下，装盘即成。

特点：色泽美观，味道鲜嫩。

三鲜瓤豆腐

原料：北豆腐400克，海参（水发）20克，虾仁80克，冬笋50克，精盐、淀粉、蛋清、香菜、鸡汤、味精、料酒、酱油、葱、姜、香油、植物油各适量。

制作：(1) 豆腐切成5厘米长、3厘米宽、2厘米厚的长方形块，用热油炸呈金黄色捞出，在豆腐块侧边片一刀，葱片断。

(2) 海参、冬笋切成小丁，用开水汆过入碗。

(3) 虾仁洗净切成丁入碗，加蛋清、淀粉、精盐拌匀浆好，用温油滑透。

(4) 将海参、冬笋、虾仁三丁放入碗中加入精盐、味精、葱末、姜末、香油拌匀，分别填入豆腐片内。

(5) 将豆腐盒封好，上屉蒸10分钟取出，滗出汤汁，码入盘中。

(6) 炒勺上火加入鸡汤、调料，见开后加入淀粉勾成薄芡，淋入明油，浇在豆腐盒上，再撒上少许香油、香菜即成。

特点：色泽金黄，口味咸鲜。

辣味海带萝卜

原料：水发海带120克，白萝卜50克，红椒10克，香菜10克，酱油、盐、味精、醋、料酒、辣椒油各适量。

制作：(1) 将煮软的海带、白萝卜、红椒切成丝，香菜切段。

(2) 将海带、白萝卜丝、红椒丝、香菜段放入盘中，加入酱油、盐、味精、醋、料酒、辣椒油拌匀即可。

特点：色泽美观，口感鲜香。

菠菜猪肝汤

原料：猪肝50克，菠菜200克，精盐、料酒、淀粉、味精、香油各适量。

制作：(1) 先将猪肝洗净，切成薄片，加入料酒、淀粉拌匀上浆。

(2) 汤锅上火，加水烧开，将猪肝分散下锅，烧开后捞出猪肝，放入碗内。菠菜洗净沥去水，切段，用开水焯烫后放入滚开的汤锅中，同时加精盐、味精，除去浮沫，淋上少许香油，倒入放有猪肝的汤碗中即成。

特点：汤鲜味美，补肝明目，养血润燥。

什锦菠萝饭

原料：稻米300克，苹果100克，鸭梨100克，葡萄干20克，杏脯10克，青梅10克，香蕉100克，菠萝100克，金糕50克，白糖80克，植物油适量。

制作：(1) 把苹果、鸭梨去皮和核，香蕉去皮，然后把苹果、鸭梨、香蕉、菠萝、杏脯、青梅果脯、金糕切成小丁。

(2) 稻米洗净、蒸熟。

(3) 炒锅放油烧热后，把米饭和切好的果料、葡萄干及白糖一同放入炒勺里，左手翻动炒勺，右手用铲不断翻炒约1分钟，使饭熟透即成。

特点：色泽美观，味道清香，甜而不腻。

表4-1-2　　套餐（990）4人量

3菜1汤2主食		人均营养素		供给量	推荐量
食谱	原料 g				
辣子肉丁 三鲜瓤豆腐 辣味海带萝卜 菠菜猪肝汤 什锦菠萝饭 发面火烧	鲜青椒75、猪瘦肉200、鸡蛋清15 豆腐400、鲜虾仁80、水发海参20、冬笋50 水发海带120、白萝卜50、红辣椒10、香菜10 菠菜200、猪肝50 大米300、菠萝100、苹果100、梨100、香蕉100、葡萄干20、金糕50、青梅果脯10、杏脯10、白糖80 富强粉160 植物油75	食量	g	577	650
		能量	kcal	990	1000
		蛋白质	g	37.5	40
		脂肪	g	28.8	27.8
		碳水化合物	g	143.6	147.5
		维生素A	μgRE	949	333
		维生素 B_1	mg	0.61	0.58
		维生素 B_2	mg	0.58	0.58
		维生素C	mg	50	42
		钙	mg	410	333
		铁	mg	14.7	6.25
		锌	mg	6.55	6.25
		胆固醇	mg	127	300
		能量比%	蛋白质	15	16
			脂肪	26	25
			碳水化合物	59	59

三、套餐（952）2人量（表4-1-3）

冬瓜蒸饺

原料：富强粉275克，金华火腿15克，猪肉馅60克，水发香菇50克，冬瓜450克，葱姜末、精盐、味精、香油、植物油各适量。

制作：(1) 将猪肉洗净、沥水，绞成肉馅；香菇洗净去蒂，切碎；火腿剁成末；冬瓜去皮、洗净，切成大块，放开水锅中煮至七成熟捞起，切成小丁。

(2) 炒锅置火上，放植物油烧热，下猪肉馅、精盐、味精煸炒，至七成熟时，再放入火腿末、香菇丁、葱姜末，淋上香油，拌匀成馅心。

(3) 将面粉加温水和好、揉透，搓成长条，做成大小均匀的面剂，擀成饺皮，包入馅心，捏成月牙形，摆入笼内，置沸水锅上，用大火蒸约10分钟即可，出笼装盘即可。

特点：鲜嫩爽口。

盐 水 鸭 肝

原料：鲜鸭肝60克，花椒、料酒、盐、葱、姜各适量。

制作：（1）鸭肝洗净入锅中，放入清水、花椒、料酒、盐、葱姜段，上火煮至鸭肝成熟，关火放凉。

（2）将鸭肝取出，在净板上切片，码盘即可。

特点：咸香鲜嫩。

雪里蕻拌豆腐

原料：豆腐175克，腌雪里蕻50克，红椒10克，鲜葱10克、味精、香油各适量。

制作：（1）豆腐洗净切小丁。

（2）腌雪里蕻在水中浸泡，去除部分盐分后，洗净切丁；红椒和鲜葱切小丁。

（3）雪里蕻、豆腐一起拌匀，红椒和葱丁放在上边，淋香油即成。

特点：咸鲜适口。

表4－1－3　　套餐（952）2人量

2菜1汤1主食	
食谱	原料g
盐水鸭肝	鸭肝60
雪里蕻拌豆腐	腌雪里蕻50、豆腐175、红椒10、鲜葱10
	植物油20
冬瓜蒸饺	富强粉275、金华火腿15、猪肉馅60、水发香菇50、冬瓜450
紫米粥	紫米80

人均营养素		供给量	推荐量
食量	g	604	618
能量	Kcal	952	950
蛋白质	g	38.4	38
脂肪	g	26.1	26.4
碳水化合物	g	140.3	140.1
维生素A	μgRE	366	316
维生素B_1	mg	0.68	0.55
维生素B_2	mg	0.62	0.55
维生素C	mg	54	40
钙	mg	318	316
铁	mg	16.5	5.94
锌	mg	6.33	5.94
胆固醇	mg	135	300
能量比%	蛋白质	16	16
	脂肪	25	25
	碳水化合物	59	59

四、西式套餐（994）5人量（表4－1－4）

海带芥末少司

原料：水发海带200克，牛奶100克，芥末粉、辣椒粉、柠檬汁、盐、糖、白醋、色拉油各适量。

制作：（1）水发海带洗净、控水，放入蒸锅中蒸半小时，取出切成菱形片。

（2）把芥末粉用开水冲一下，搅拌以酱，放盐、糖、白醋、辣椒粉、柠檬汁、色拉油、牛奶搅拌均匀，即成芥末少司。

（3）将切好的海带片放入芥末少司中，拌匀装盘即成。

特点：呈黄紫双色，酸辣咸甜开胃。

蔬菜烤鲑鱼

原料：鲑鱼肉200克，蘑菇50克，茄子50克，红辣椒25克，青椒25克，香菜5克，大蒜10克，酸橙汁、鸡汤、色拉油、盐、胡椒粉、辣椒粉各适量。

制作：（1）鲑鱼肉切成2厘米厚的片；茄子洗净，切成0.8厘米的片；红辣椒、青椒切成块；香菜切末，大蒜捣碎。

（2）取一碗放入香菜末、大蒜碎末、酸橙汁、鸡汤、色拉油、胡椒粉、辣椒粉、盐混合均匀，调成卤汁。

（3）将鲑鱼、蘑菇、茄子、辣椒放在大碗中，倒入卤汁浸泡1小时，放入烤盘中烤熟，装盘即成。

特点：色美味鲜，汁香肉嫩。

肉片炒西兰花

原料：猪瘦肉50克，西兰花300克，胡椒粉、番茄酱、盐、味精、植物油各适量。

制作：（1）猪瘦肉切成片；西兰花择洗干净，掰成小朵，用沸水焯烫、捞出控水。

（2）锅上火烧热放油，放入肉片翻炒均匀，加入西兰花、番茄酱、胡椒粉、盐、味精调味，掌握好火候，装盘即成。

特点：色泽美观，鲜香适口。

酸　辣　汤

原料：香菇20克，番茄50克，鸡蛋50克，虾仁40克，黄瓜50克，鲜汤、胡椒粉、辣椒粉、醋、淀粉、盐、味精、植物油各适量。

制作：（1）香菇洗净，切成片；番茄洗净，去蒂、去子，切成片；黄瓜洗净，切成片。

（2）锅上火烧热放油，放入辣椒粉略炒，放入鲜汤、虾仁、香菇、番茄、盐，烧开后放胡椒粉、味精、湿淀粉、醋、黄瓜，用打散的鸡蛋液转圈淋入汤中，盛入汤碗即成。

特点：酸辣适口，味浓顺气。

牛肉玉米饼

原料：牛瘦肉40克，玉米面400克，标准面50克，酸奶200克，葱头100克，菠菜

100 克，香菜 20 克，黑豆 70 克，孜然粉、辣椒粉、盐、味精、奶油、植物油各适量。

制作：（1）牛瘦肉切成丁；葱头、菠菜、香菜分别择洗干净，切碎；黑豆放开水锅中煮熟，捞出控净水。

（2）玉米面、面粉用开水烫，揉以面团。

（3）锅上火烧热放油，放入牛肉丁炒 3 ~ 5 分钟，加入煮黑豆、碎菠菜、碎香菜、碎葱头、孜然粉、辣椒粉、盐、味精，奶油调好味，烧熟，制成馅料盛入盘中。

（4）面团揉匀，揪成大小同样的面剂，按平擀成薄片，包上馅料，封口，擀以圆形饼坯，放入烤盘，入烤箱烤至饼面鼓起成熟，取出，每个饼上涂上酸奶装饰。

特点：香脆可口，色味俱佳。

香 蕉 面 包

原料：香蕉 300 克，标准面 300 克，鸡蛋 100 克，酸奶 200 克，核桃仁 15 克，白糖、植物油、酵母粉、香草精各适量。

制作：（1）用温水把酵母粉溶解。香蕉剥皮，压碎成泥。

（2）容器中放入面粉、酸奶、适量水和匀，揉成面团，上面盖上一块湿布，放在温暖避光的地方，使其发起后，加入鸡蛋液、核桃仁、香蕉泥、白糖、香草精，反复和匀，放到涂过油的面包模子里，用湿布盖好饧 40 分钟，入烤箱烤约 45 分钟，呈金黄色，取出装盘即成。

特点：色彩金黄，甜香味美。

表 4 -1 -4　　西式套餐（994）5 人量

3 菜 1 汤 2 主食		人均营养素			供给量	推荐量
食谱	原料 g					
海带芥末少司	水发海带 200、牛奶 100	食量		g	637	650
蔬菜烤鲑鱼	鲑鱼肉 200、蘑菇 50、茄子 50、红辣椒 25、青椒 25、香菜 5、大蒜 10	能量		kcal	994	1000
		蛋白质		g	43. 5	45
肉片炒西兰花	猪瘦肉 50、西兰花 300	脂肪		g	27. 2	27. 8
酸辣汤	香菇 20、番茄 50、鸡蛋 50、虾仁 40、黄瓜 50	碳水化合物		g	142. 4	142. 5
牛肉玉米饼	牛瘦肉 40、玉米面 400、标准面 50 克、酸奶 200、葱头 100、菠菜 100、香菜 20、黑豆 70	维生素 A		μgRE	1011	333
		维生素 B_1		mg	0. 69	0. 58
香蕉面包	香蕉 300、标准面 300、鸡蛋 100、酸奶 200、核桃仁 15、色拉油 47、白糖 20	维生素 B_2		mg	0. 71	0. 58
		维生素 C		mg	61	42
		钙		mg	412	333
		铁		mg	11. 3	6. 25
		锌		mg	6. 31	6. 25
		胆固醇		mg	256	300
		能量比%	蛋白质		18	18
			脂肪		25	25
			碳水化合物		57	57

五、套餐（1006）5人量（表4-1-5）

清蒸武昌鱼

原料：武昌鱼一条（约500克），葱、姜、红椒丝、盐、料酒、蒸鱼汁、植物油各适量。

制作：(1) 鲜武昌鱼去鳞、鳃和内脏，洗净。在鱼身上面剞出一字花刀，用盐、料酒、葱、姜块腌约30分钟。

(2) 蒸锅上火，加水煮沸后，将鱼蒸8分钟，关火。

(3) 取出鱼盘中的葱、姜，在鱼面上撒葱、姜、红椒丝。

(4) 锅上火加油烧热，淋在鱼身上即可。

特点：鱼肉鲜美，清淡咸鲜。

青椒炒肝丝

原料：猪肝80克，青椒280克，红椒20克，植物油、淀粉、酱油、白糖、料酒、香油、葱、姜、精盐各适量。

制作：(1) 猪肝洗净，切成0.5厘米粗的丝；青红椒也切成同样粗细的丝；葱、姜切末。

(2) 猪肝丝放入碗内，加入淀粉抓匀，放入五成热的油内滑散，捞出沥油。

(3) 锅内留油少许，加入葱末、姜末略煸，放入青椒、红椒丝，加入料酒、酱油、白糖、精盐炒匀，放入猪肝丝，淋入香油，翻炒出锅，装盘即可。

特点：鲜嫩可口，营养丰富。

烧素什锦

原料：鲜蘑50克，水发香菇50克，马蹄50克，胡萝卜50克，冬笋50克，水发腐竹50克，水发木耳50克，花生米25克，鸡汤、盐、白糖、姜、淀粉、料酒、香油各适量。

制作：(1) 腐竹切成寸段，花生米泡发煮熟，马蹄、冬笋、胡萝卜切片待用。蘑菇洗净切块，木耳洗净。

(2) 各种主配料分别用开水汆一下，捞出码盘。

(3) 炒勺内加入鸡汤，将主配料轻轻推入勺内，加调料，见开后去沫，再用文火煨，入味后收汁、淋芡，翻勺，淋入香油入盘即成。

炝拌芹菜

原料：嫩芹菜茎250克，胡萝卜50克，花椒油、味精、精盐各适量。

制作：(1) 将芹菜择去根叶，和胡萝卜分别洗净，切3.5厘米长的段，分别用开水烫至断生，捞出，控净水，装入碗内。

(2) 将精盐、味精、花椒油加入芹菜和胡萝卜中，拌匀即可。

特点：色泽翠绿，椒香味浓。

青菜肉片汤

原料：鸡毛菜100克，水发木耳20克，猪瘦肉40克，黄花菜、盐、味精、香油各适量。

制作：（1）木耳、黄花菜泡发洗净，鸡毛菜择洗干净，猪瘦肉切薄片。

（2）锅中放水500克，烧沸后放入肉片、木耳、黄花菜、鸡毛菜，再沸后放入盐、味精、香油略滚，盛入汤碗即成。

特点：色美味鲜。

表4-1-5　　套餐（1006）5人量

4菜1汤2主食		人均营养素			供给量	推荐量
食谱	原料g					
清蒸武昌鱼	武昌鱼500（净肉300）	食量		g	463	650
青椒炒肝丝	青椒280、红椒20、猪肝80	能量		kcal	1006	1000
烧素什锦	鲜蘑50、水发香菇50、冬笋50、水发木耳50、水发腐竹50、马蹄50、胡萝卜50、花生米25	蛋白质		g	41.5	40
		脂肪		g	27.9	27.8
炝拌芹菜	芹菜茎250、胡萝卜50	碳水化合物		g	147.8	147.5
青菜肉片汤	鸡毛菜100、猪瘦肉40、水发木耳20	维生素A		μgRE	1076	333
麻酱花卷	标准粉650、芝麻酱50	维生素 B_1		mg	0.66	0.58
双色汤圆	糯米粉75、紫糯米粉75、黑芝麻20、白糖80、植物油50	维生素 B_2		mg	0.69	0.58
		维生素C		mg	60	42
		钙		mg	336	333
		铁		mg	19.5	6.25
		锌		mg	6.08	6.25
		胆固醇		mg	100	300
		能量比%	蛋白质		16	16
			脂肪		25	25
			碳水化合物		59	59

六、套餐（1009）5人量（表4-1-6）

虾仁炒菜薹

原料：油菜薹250克，鲜虾仁80克，方火腿100克，姜末、料酒、姜末、清汤、精盐、味精、植物油各适量。

制作：（1）将油菜薹洗净，在菜基部剞十字刀纹，然后切成长约5厘米的小段，焯水。

（2）鲜虾仁上浆划油备用；方火腿切长方块。

（3）将锅置火上，加少许油，放入姜末略炸后，放入油菜薹、虾仁、方火腿，翻炒，加料酒、精盐、味精及清汤，颠翻几下，起锅盛盘即成。

特点：菜色翠绿，香鲜脆嫩。

香椿拌豆腐

原料：南豆腐300克，香椿芽50克，香油、精盐、味精各适量。

制作：（1）将豆腐切成5厘米长、2厘米宽、0.6厘米厚的长方块，放入沸水中烫透，用漏勺取出，沥干水分，装入盘中。

（2）香椿芽洗净，放入沸水锅内，加盖稍焖，捞出，沥尽水分，切末。

（3）将香椿芽撒于豆腐表面，将精盐、味精、撒在香椿芽上，倒上香油，食时自行调拌即可。

特点：时令蔬菜，清香爽口。

八宝海带羹

原料：水发海带100克，去皮花生仁50克，水发莲子50克，鲜口蘑30克，水发干贝30克，枸杞子15克，香菜段、香油、食盐、味精、鸡汤、水淀粉各适量。

制作：（1）将海带切成象眼块。

（2）鸡汤烧开，依次加入海带块、花生仁、莲子、干贝、口蘑、枸杞子、食盐、味精，去掉浮沫，炖烂，用水淀粉勾芡，盛入汤碗，撒上香菜段，淋入香油即成。

特点：汤鲜味美，营养全面。

糖拌番茄

原料：番茄300克，白糖15克。

制作：番茄洗净，在100℃的水中略泡，取出后撕去皮，在净板上切成块，投入盘中，撒上白糖，拌匀即可。

特点：色泽红艳，甜酸爽口。

盐水鸭肝

原料：鸭肝100克，花椒、料酒、盐、葱、姜各适量。

制作：（1）鸭肝洗净，放入有水、花椒、料酒、盐和葱、姜的锅中，上火煮熟。

（2）将鸭肝取出，在净板上切片，码放在盘中即可。

特点：肝香鲜嫩。

肉片双菇

原料：猪肉220克，鲜蘑75克，水发香菇75克，土豆100克，胡萝卜100克，葱花、姜丝、酱油、盐、味精、植物油各适量。

制作：（1）猪肉切片；鲜蘑、水发香菇择洗干净，切片；土豆、胡萝卜分别切成长方片。

（2）锅上火烧热，放油、葱花、姜丝煸出香味，放入肉片、盐，翻炒变色后盛出待用。

（3）锅上火，放入鲜蘑，水发香菇、土豆、胡萝卜、少许汤，烧沸后加入肉片，盐、酱油、味精，再烧沸装盘即可。

特点：色泽各异，肉片鲜嫩，双菇滑爽。

表 4－1－6　　　　套餐（1009）5 人量

5菜1汤1主食		人均营养素		供给量	推荐量
食谱	原料 g				
虾仁炒菜薹	鲜虾仁 80、方火腿 100、油菜薹 250	食量	g	545	650
香椿拌豆腐	南豆腐 300、香椿芽 50	能量	kcal	1009	1000
糖拌番茄	番茄 300、白糖 15	蛋白质	g	40.9	40
盐水鸭肝	鸭肝 100	脂肪	g	29.2	27.8
肉片双菇	猪肉 220、鲜蘑 75、水发香菇 75、土豆 100、胡萝卜 100	碳水化合物	g	144.9	147.5
八宝海带羹	水发海带 100、鲜口蘑 30、枸杞子 15、花生仁 50、水发莲子 50、干贝 30	维生素 A	μgRE	539	333
米饭	大米 800 植物油 50	维生素 B_1	mg	0.73	0.58
		维生素 B_2	mg	0.61	0.58
		维生素 C	mg	62	42
		钙	mg	317	333
		铁	mg	16.1	6.25
		锌	mg	7.37	6.25
		胆固醇	mg	156	300
		能量比%	蛋白质	16	16
			脂肪	26	25
			碳水化合物	58	59

七、套餐（965）6 人量（表 4－1－7）

西兰花虾球

原料：鲜虾仁 240 克，净西兰花 150 克，鸡蛋皮 30 克，净胡萝卜 50 克，精盐、味精、料酒、蛋清、淀粉、植物油各适量。

制作：（1）将虾仁从脊部剖开，使之成腹部相连的整虾（以便虾仁受热自然卷成虾球），放入碗内，加入精盐、蛋清、干淀粉拌匀水浆。西兰花掰成朵，放入沸水锅内焯一下捞出。胡萝卜切花形片，蛋皮切丝。

（2）将精盐、味精、料酒、水淀粉及少许水对成芡汁。炒锅置火上，放入植物油，烧至三成热，下入虾仁用筷子拨动滑散，待虾仁卷成球形时滗去余油，下入西兰花炒至断生，烹入芡汁翻炒均匀，把虾仁球摆入圆盘中呈橄榄形，西兰花镶在橄榄形的左右两侧，组合成扁圆形灯笼，胡萝卜齿轮摆在灯笼的上下方作灯笼的顶和底座，蛋皮丝放在底座下成灯笼穗。这样，一个完整的灯笼即组合而成。

特点：菜形美观，味道咸鲜。

鸭丝烹银芽

原料：鸭脯肉75克，绿豆芽300克，盐、味精、花椒、植物油、醋、姜丝各适量。

制作：(1) 熟鸭脯肉切成丝；绿豆芽掐去根部，洗净。

(2) 将油烧热入花椒炸香后捞出，加入姜丝，稍煸后，入鸭丝、豆芽菜，烹入醋、味精、精盐，快速翻炒，至豆芽菜无生味时，出勺入盘。

特点：咸鲜脆嫩、清淡味美。

炸豆腐藕夹

原料：富强粉25克，玉米粉25克，嫩藕400克，豆腐蓉50克，猪肉蓉20克，鸡肉蓉30克，鸡蛋50克，花椒粉、葱姜汁、花椒盐、料酒、味精、精盐、干淀粉、植物油各适量。

制作：(1) 豆腐蓉、猪肉蓉、鸡肉蓉、料酒、葱姜汁、花椒粉、味精、精盐、鸡蛋(1个)、淀粉搅和拌匀。

(2) 嫩藕洗净后去除节头，用沸水氽一下，捞出，冲凉，横切成藕夹片，撒上干淀粉，把蓉馅瓤入，成藕夹。

(3) 鸡蛋去壳打散，加入淀粉、面粉调成蛋糊，把藕夹均匀地挂上蛋糊。

(4) 油放入锅中，六成热时放入藕夹，炸至皮脆，表面呈金黄色，捞起盛入盘内，撒上花椒盐即成。

特点：色泽金黄，咸香适口，馅心鲜嫩。

蘑菇油菜心

原料：油菜心400克，蘑菇200克，鸡汤、精盐、味精、料酒、白糖、水淀粉、香油各适量。

制作：(1) 油菜心洗净，菜心头部削尖，再从尖部劈十字刀口。

(2) 锅置火上，依次加入鸡汤、精盐、味精、白糖和菜心煮制片刻，将菜心取出，整齐地码放在圆盘中。

(3) 炒锅再置火上，加入鸡汤、蘑菇、料酒、精盐、味精，烧开后用水淀粉勾芡，淋入香油，搅匀后出锅盛在菜心中央即成。

特点：色泽清雅，味道鲜美。

清 拌 莴 笋

原料：莴笋250克，花生米20克，红椒10克，橄榄油、盐、味精、糖、醋各适量。

制作：(1) 莴笋去叶、去根，削皮洗净，切成丁，放入碗中加盐腌5分钟；花生用温水泡涨去皮。红椒去蒂、去子，切成丁。

（2）花生米用油炸酥。

（3）莴笋丁滗去水分，加入炸花生米、红椒丁、香油和调料拌匀，装盘即成。

特点：三色相映，香辣酥脆。

白菜肉丸汤

原料：白菜叶200克、猪肉馅80克，粉丝、淀粉、葱花、姜末、盐、味精、香油各适量。

制作：（1）白菜叶洗净切块；肉馅中加入盐、葱花、姜末、香油、淀粉及少许水拌匀。

（2）锅内放水烧沸，放入白菜、粉丝、盐，汤沸后用小勺将肉馅拨成小丸子下锅翻滚，待丸子成熟，加入味精、香油，盛入汤碗即可。

特点：肉丸鲜嫩、汤味清香。

发　糕

原料：玉米面525克，富强粉300克，黄豆粉75克，干酵母8克，白糖60克。

制作：把玉米面、白面、黄豆面混合在一起，把糖、酵母放入20℃水中溶解，再加到混合的面粉中，和成面团，放在30℃的环境中发酵。把发好的面团下剂子，做成椭圆形的，醒制后上屉蒸15分钟左右，出屉即可食用。

表4-1-7　　套餐（965）6人量

5菜1汤1主食		人均营养素			供给量	推荐量
食谱	原料g					
西兰花虾球	鲜虾仁240、鸡蛋皮30、西兰花150、胡萝卜50	食量		g	597	618
鸭丝烹银芽	鸭脯肉75、绿豆芽300	能量		kcal	965	950
炸豆腐藕夹	鲜藕400、豆腐50、鸡脯肉30、猪后臀尖20、鸡蛋50、富强粉25、玉米粉25	蛋白质		g	39.2	38
		脂肪		g	27.8	26.4
蘑菇油菜心	油菜心400、鲜蘑200	碳水化合物		g	137.6	140.1
清拌莴笋	莴笋250，花生米20，红椒10	维生素A		μgRE	522	316
白菜肉丸汤	猪肉馅80、大白菜200	维生素 B_1		mg	0.76	0.55
发糕	玉米面525、富强粉300	维生素 B_2		mg	0.55	0.55
	黄豆粉75、白糖60、干酵母8					
	植物油80	维生素C		mg	85	40
		钙		mg	371	316
		铁		mg	12.3	5.94
		锌		mg	5.32	5.94
		胆固醇		mg	207	300
		能量比%	蛋白质		16	16
			脂肪		26	25
			碳水化合物		58	59

八、涮羊肉火锅（994）6人量（表4-1-8）

原料：鲜羊肉片400克，熟羊肚丝50克，鲜虾仁50克，白菜500克，茼蒿700克，鲜蘑200克，豆腐100克，腐竹20克，粉丝50克，芝麻酱70克，韭菜花50克，辣椒油35克，腐乳30克，高汤2000克，葱、姜、蒜、精盐、味精各适量。

制作：（1）葱切长段、姜切片、蒜拍碎。用芝麻酱、腐乳、韭菜花、盐、味精、辣椒油调制味料，以蘸涮品食用。

（2）把高汤倒入火锅中，放入葱段、姜片、蒜丁，点燃火锅，烧开后，鲜蘑、豆腐、鲜虾仁、腐竹、粉丝、白菜、茼蒿根据需要先后放入，放入羊肉片、熟羊肚随涮随吃。

（3）切面后下锅，煮熟和其他原料共同食用。

特点：味鲜肉香，富含营养。

表4-1-8　　涮羊肉火锅（994）6人量

1火锅2主食 g	人均营养素			供给量	推荐量
羊肉片400、熟羊肚丝50、鲜虾仁50、白菜500、茼蒿700、鲜蘑200 豆腐100、腐竹20、粉丝50 芝麻酱70、韭菜花50、辣椒油35 腐乳30 切面（标准粉500） 烧饼（标准粉600、芝麻酱60、白芝麻20） 小叶橘250	食量		g	614	650
	能量		kcal	994	1000
	蛋白质		g	46.3	45
	脂肪		g	26.3	27.8
	碳水化合物		g	143.3	142.5
	维生素A		μgRE	507	333
	维生素B_1		mg	0.87	0.58
	维生素B_2		mg	0.65	0.58
	维生素C		mg	48	42
	钙		mg	531	333
	铁		mg	26	6.25
	锌		mg	6.95	6.25
	胆固醇		mg	57	300
	供能比 %	蛋白质		18	18
		脂肪		24	25
		碳水化合物		58	57

九、清真套餐（996）6人量（表4-1-9）

豆瓣鱼

原料：草鱼500克、葱、姜、蒜、豆瓣酱、酱油、盐、味精、糖、醋、料酒、淀粉、清汤各适量。

制作：(1) 鱼去磷、鳃、鳍、内脏，撕去内腔中的一层黑膜，洗净血污，在鱼身两面剞一字刀；葱、姜、蒜均切碎末。

(2) 锅上火烧热油，将鱼两面炸至七成熟，捞出鱼，留底油，放入豆瓣酱炒酥，放入葱、姜、蒜爆香，加入清汤、酱油、盐、糖、料酒，开锅后放入鱼，煮熟透，放入味精、湿淀粉勾芡，淋入醋，盛入盘中即成。

特点：酸甜咸辣鲜，五味俱全。

肉片烩蚕豆

原料：羊后腿肉50克，鲜蚕豆300克，小香干80克，郫县辣酱、酱油、料酒、盐、味精、湿淀粉、清汤、植物油各适量。

制作：(1) 肉切片，用少许盐、料酒、湿淀粉上浆。

(2) 蚕豆瓣放入开水锅中稍煮，捞出沥水；小香干切片。

(3) 锅上火烧热油，肉片下锅炒散，郫县辣酱下锅炒出香味，烹入料酒、酱油、少许清汤，放入鲜蚕豆、豆腐干，盐、味精，烧开后放湿淀粉勾芡，装盘即成。

特点：肉片味厚，蚕豆清嫩。

油菜烧鲜蘑

原料：油菜250克，鲜蘑250克，葱花、姜片、盐、味精、清汤、湿淀粉、植物油各适量。

制作：(1) 油菜洗净，切段；鲜蘑洗净，剪去根部，切大片，放开水锅中焯一下，捞去沥水。

(2) 锅上火烧热油，葱花、姜片爆香，放入菜心，煸炒一下，加入清汤、鲜蘑烧开，放盐、味精，用湿淀粉勾芡，装盘即成。

特点：菜心翠绿，鲜蘑味美。

蒜 蓉 菠 菜

原料：菠菜400克，大蒜20克，酱油、盐、味精、植物油各适量。

制作：(1) 菠菜择洗干净，切成段，用开水焯一下，捞出沥水；大蒜剁成泥。

(2) 锅上火烧热油，放入菠菜、盐、味精炒匀，开锅后下入蒜泥拌匀，装盘即成。

特点：色泽秀丽，清淡爽口。

金针菇紫菜汤

原料：金针菇50克，紫菜5克，小葱、胡椒粉、盐、味精、香油各适量。

制作：(1) 金针菇去根洗净，切成段；紫菜撕成片。

(2) 锅上火加入鲜汤烧开，放入金针菇、紫菜、小葱花、胡椒粉、盐、味精、香油，盛入汤碗即成。

特点：汤味清醇，鲜美润口。

芝麻烧饼

原料：全麦粉600克，酵面100克，芝麻40克，麻酱、植物油、椒盐、碱面各适量。

制作：(1) 将面粉放入盆内，用温水稀释酵面，加碱面和成稀粥状，拌入面粉中揉成光滑面团，稍饧，擀薄成长方片，抹油和麻酱，撒上椒盐卷起，随卷随抻，以薄为好。卷好后，分别揪成剂子，逐一团成圆形，按扁，刷水粘上芝麻，即成饼坯。

(2) 将烤箱温度控制在160～170℃，在烤盘中擦少许油，把饼坯码入盘内，放入烤箱，烤10～15分钟，见饼鼓胀，两面金黄即成。

特点：层次分明，外酥内软，咸香可口。

红小豆米饭

大米350g、红小豆100g。

表4-1-9　　清真套餐（996）6人量

4菜1汤2主食		人均营养素		供给量	推荐量
食谱	原料g				
豆瓣鱼	草鱼500（净肉250）	食量	g	492	650
肉片烩蚕豆	羊肉50、蚕豆300、小香干80	能量	kcal	996	1000
油菜烧鲜蘑	油菜250、鲜蘑250	蛋白质	g	41.6	42.5
蒜蓉菠菜	菠菜400、大蒜20、植物油110	脂肪	g	27.3	27.8
金针菇紫菜汤	金针菇50、紫菜5	碳水化合物	g	145.7	145
芝麻烧饼	全麦粉700、白芝麻40	维生素A	μgRE	397	333
红小豆米饭	大米350、红小豆100	维生素B_1	mg	0.91	0.58
		维生素B_2	mg	0.62	0.58
		维生素C	mg	45	42
		钙	mg	359	333
		铁	mg	17.7	6.25
		锌	mg	7.14	6.25
		胆固醇	mg	43	300
		能量比% 蛋白质		17	17
		能量比% 脂肪		25	25
		能量比% 碳水化合物		58	58

十、套餐（1001）6人量（表4-1-10）

滑熘里脊

原料：猪里脊100克，玉兰片50克，黄瓜50克，胡萝卜50克，精盐、味精、料酒、水淀粉、蛋清、葱丝、青蒜段、姜水、植物油各适量。

制作：(1) 将里脊切成薄片；玉兰片、胡萝卜也切成片，再用开水焯一下；黄瓜切成象眼片。

(2) 将里脊片放入碗内，加入蛋清、水淀粉上浆；将精盐、味精、料酒、葱丝、青蒜段、姜水、玉兰片、胡萝卜、黄瓜、清水放入碗内，兑成芡汁。

(3) 将炒锅置火上，放油，烧至四五成熟时，下入里脊滑透，连油倒入漏勺内，锅内留底油，把里脊倒入，兑入芡汁搅匀，烧开后出勺装盘即成。

特点：里脊滑嫩，香鲜色白。

青椒炒鸡丁

原料：鸡脯肉 50 克，柿子椒 200 克，毛豆 150 克，藕 50 克，葱花、姜片，白糖，酱油、盐、味精、鲜汤、湿淀粉、植物油各适量。

制作：(1) 鸡脯肉切成 2 厘米长、1 厘米宽的丁。柿子椒和藕分别切成同样大小的丁。

(2) 柿子椒、藕、毛豆分别放入开水锅中，焯至断生，捞出控净水。

(3) 锅上火烧热油，放葱花、姜片煸出香味，放入鸡块，煸至五成熟，加盐、白糖、酱油，再放入柿子椒、藕、毛豆翻炒均匀，加鲜汤炒熟，放味精、湿淀粉勾芡，装盘即成。

特点：色彩分明，鲜嫩可口。

菠菜烧海蛎

原料：菠菜 300 克，海蛎肉 150 克，葱花、姜末、盐、味精、料酒、鲜汤、湿淀粉、植物油各适量。

制作：(1) 菠菜择洗干净，切成 4 厘米的段，放入开水锅中焯去涩味，捞出控净水；海蛎肉择洗干净，一切两块。

(2) 锅上火烧热油，用葱花、姜末炝锅，放海砺肉煸炒，加入鲜汤、料酒、盐，烧熟后放入菠菜，味精，用湿淀粉勾芡，装盘即成。

特点：海砺雅黄，菠菜翠绿，味道清爽，养血润燥，益肾强精。

炒 苋 菜

原料：红苋菜 500 克，植物油、蒜泥、盐、味精各适量。

制作：(1) 将苋菜择洗干净，切成 4 厘米长的段。

(2) 油烧热、放入苋菜翻炒，开锅后，放入盐、味精，拌和均匀，出锅前放蒜泥，装盘即成。

特点：色泽鲜红，清香鲜嫩。

油 酥 火 烧

原料：面粉 1000 克，酵面 100 克，植物油、椒盐、碱面各适量。

制作：(1) 将面粉 700 克放入盆内，用温水稀释酵面，和成稀粥状，加入面粉中，和匀成发面团，待发起后，加入适量碱水揉匀，稍饧。

（2）把剩余的面粉放入碗内，加入植物油拌匀，擦成干油酥。

（3）将面团放在案板上，擀成中间厚两头薄的长方形面片，把干油酥均匀地铺在面片中间，上下包严，再擀成方形面片，然后从上向下卷成筒形，按50克1个揪成面剂。

（4）将面剂按成中间稍厚边缘稍薄的圆皮，取一小块油酥丸，先蘸植物油，再粘椒盐，放入皮内，收严剂口呈馒头状，擀成7.5厘米的饼坯。

（5）将烤箱烧热，把饼坯码入烤盘，烤制上色后翻个儿，再烤约3分钟，待火烧鼓起呈金黄色，取出即可。

特点：酥脆咸香。

表4-1-10　　套餐（1001）6人量

4菜1汤1主食		人均营养素			供给量	推荐量
食谱	原料 g					
滑熘里脊	猪里脊100、胡萝卜50、玉兰片50、黄瓜50	食量		g	508	650
青椒炒鸡丁	鸡肉50、柿子椒200、毛豆150、藕50	能量		kcal	1001	1000
菠菜烧海蛎	菠菜300、海蛎肉150	蛋白质		g	42.7	42.5
炒苋菜	红苋菜500	脂肪		g	26.8	27.8
芸豆汤	虎皮芸豆180	碳水化合物		g	167.3	145
油酥火烧	全麦粉1100	维生素A		μgRE	530	333
	植物油120	维生素 B_1		mg	0.99	0.58
		维生素 B_2		mg	0.51	0.58
		维生素C		mg	95	42
		钙		mg	376	333
		铁		mg	17.5	6.25
		锌		mg	9	6.25
		胆固醇		mg	55	300
		能量比%	蛋白质		17	17
			脂肪		24	25
			碳水化合物		59	58

十一、清真套餐（966）7人量（表4-1-11）

炒鳝丝

原料：黄鳝500克（净肉350克），香菜梗30克，葱丝30克，姜丝30克，料酒、酱油、白糖、盐、味精、胡椒粉、湿淀粉各适量。

制作：（1）将黄鳝击昏，用钉子钉住鳝头，用小刀将黄鳝从背部剖开，除去骨及内脏，洗净，切成鳝丝。将料酒、酱油、湿淀粉、白糖、味精、胡椒粉调成汁。

（2）锅烧热放油，鳝丝下锅滑散，约1分钟盛出。

（3）锅上火放油、葱丝、姜丝、香菜梗、鳝丝，随即将调好的汁倒入，翻炒均匀，装盘即成。

特点：口感鲜香，滋阴养血，强筋壮骨。

金玉满堂

原料：青豌豆125克，玉米粒125克，山药125克，小香干100克，枸杞子25克，葱、姜末、精盐、白糖、味精、料酒、鸡汤、湿淀粉、植物油各适量。

制作：（1）净山药切粒。玉米粒、枸杞子、青豌豆、小香干粒放入开水锅焯水，倒入漏勺，沥干水分待用。

（2）炒锅上火，油烧至五成热，投入葱、姜末煸香，放进玉米粒、小香干粒、枸杞子、青豌豆、山药粒，烹入料酒，加鸡汤、精盐、白糖、味精大火烧开，撇去浮沫，用湿淀粉勾芡，装盘即可。

特点：色佳味鲜，健脾和胃。

西兰花炒牛肉

原料：西兰花300克，牛肉125克，胡萝卜15克，姜片、料酒、蒜、生抽、淀粉、糖、花生油各适量。

制作：（1）西兰花用盐水洗净，掰成小朵，过沸水焯熟。牛肉切薄片，加入调味料，腌10分钟。胡萝卜切成花片。料酒、生抽、淀粉、糖对成芡汁，备用。

（2）中火烧油锅，爆香蒜、姜片，将牛肉放入锅中划炒，炒至牛肉变色时，下入西兰花、胡萝卜煸炒片刻，倒入芡汁，待芡汁包住菜料时，即可盛出。

特点：牛肉滑嫩，菜色鲜艳。

瓤青椒

原料：青椒200克，北豆腐300克，冬笋50克，水发冬菇50克，姜米、葱末、花生油、酱油、白糖、香醋、香油、干淀粉、精盐、味精、湿淀粉各适量。

制作：（1）辣椒择洗干净，由根部去子去蒂后再次洗净，并在每个辣椒腔内沾上一点干淀粉，放在盘子里待用。

（2）豆腐放在砧板上，用刀背拓成泥，放在汤碗里待用。冬笋、冬菇切成细粒和姜米同放在豆腐里，加精盐、葱、干淀粉调和成馅。

（3）将调好的豆腐馅均匀地填瓤在辣椒腔内，腔口表面抹平，放在盘子里待用。

（4）炒锅洗净上火，锅内放花生油，烧热后用微火将辣椒焐约3分钟，至辣椒变色馅已熟时，即用漏勺捞起沥去油。

（5）倒去锅内油，上火，放清汤、酱油、味精、白糖，烧开后用湿淀粉勾芡，放入辣椒，淋上香醋、香油，颠翻几下，将炒好的辣椒整齐地堆放在盘子里即可。

特点：色泽翠绿，甜酸适中。

芝麻土豆丝

原料：土豆300克，芝麻10克，辣椒油、精盐、味精各适量。

制作：(1) 净土豆切细丝，放开水中焯烫后捞出控水。

(2) 芝麻炒熟备用。

(3) 土豆丝与调料拌匀后装盘，芝麻撒在上面即可。

特点：香辣适口。

肉片萝卜汤

原料：羊腿肉100克，白萝卜200克，蒜香菜10克，料酒、葱、姜、味精、花椒、鲜汤、酱油、香油各适量。

制作：(1) 鲜汤倒入锅中，煮沸后将洗净的羊腿肉投入锅中，加葱、姜、料酒、肉煮到七成熟时，捞起冷却，切成6厘米长、2厘米宽的肉片。

(2) 将香菜、葱花、酱油、味精、香油调成小料。

(3) 将萝卜片、肉片、花椒倒入汤锅内，烧沸后，撇去浮沫，加盖烧到汤汁呈奶白色，再加精盐、味精，即可盛起，上桌时，随带小料一碟。

表4-1-11　　清真套餐（966）7人量

5菜1汤2主食		人均营养素			供给量	推荐量
食谱	原料g					
炒鳝丝	黄鳝丝350、香菜梗30、葱丝30、姜丝30	食量		g	598	618
金玉满堂	青豌豆125、玉米粒125、山约125、小香干100、枸杞子25	能量		kcal	966	950
西兰花炒牛肉	牛瘦肉125、西兰花300、胡萝卜15	蛋白质		g	38.9	38
瓤青椒	青椒200、北豆腐300、水发香菇50、冬笋50	脂肪		g	25.7	26.4
芝麻土豆丝	土豆300、白芝麻10	碳水化合物		g	144.9	140.1
肉片萝卜汤	羊腿肉100、白萝卜200、香菜10	维生素A		μgRE	756	316
紫米发糕	紫米粉500、标准粉250、白糖100、小红枣100	维生素B_1		mg	0.72	0.55
蒸红薯	红薯700	维生素B_2		mg	1.47	0.55
	植物油100	维生素C		mg	98	40
		钙		mg	277	316
		铁		mg	9.5	5.94
		锌		mg	7.4	5.94
		胆固醇		mg	61	300
		能量比%	蛋白质		16	16
			脂肪		24	25
			碳水化合物		60	59

十二、套餐（993）8 人量（表 4－1－12）

玉脂鲈鱼

原料：鲜鲈鱼一尾（约 750 克），豆腐 200 克，料酒、酱油、白糖、盐、醋、葱段、姜片各适量。

制作：（1）鲈鱼去鳞，鳃、鳍、内脏，洗净，在两侧剞一字花刀，在热油锅内煎至两面金黄。

（2）豆腐洗净切厚片。

（3）炒锅上火放少量油烧热，放葱段、姜片炝锅，烹入料酒、酱油、醋，加白糖、盐和适量开水，将鱼和豆腐放入锅中烧开，改中小火烧至鱼熟透、豆腐入味即可装盘。

特点：咸香鲜嫩。

虾仁烩豌豆

原料：鲜豌豆粒 400 克，鲜虾仁 100 克，葱姜片、精盐、味精、水淀粉、植物油各适量。

制作：（1）鲜虾仁洗净上浆，鲜豌豆洗净放沸水中煮至断生捞出。

（2）炒锅烧热，放油划炒虾仁至变色。

（3）锅内放底油，用葱姜炝锅后，放入虾仁、豌豆炒匀，加少量水或鸡汤，加盐、味精烧开，勾芡，装盘即可。

特点：色泽宜人，口味咸鲜。

香椿炒鸡蛋

原料：鸡蛋 4 枚，香椿芽 250 克，植物油、盐、味精各适量。

制作：（1）香椿芽洗净，放碗中，倒入开水，盖盖，泡 5 分钟取出，切碎。

（2）鸡蛋磕入碗中，加入香椿碎和盐抽打均匀。

（3）锅上火加油烧至七成热时，下入蛋液，转动锅，使蛋液摊开成饼状，待底面完全凝固后翻身，煎另一面至熟。

特点：鲜嫩咸香，香椿味浓。

地 三 鲜

原料：茄子 200 克，土豆 200 克，青椒 60 克，红椒 20 克，大蒜 10 克，植物油、酱油、盐、味精、白糖、醋、水淀粉各适量。

制作：（1）土豆、茄子切块，青红椒切菱形片，大蒜切片备用。

（2）用酱油、盐、味精、白糖、醋、水淀粉调成芡汁。

（3）土豆块、茄子块放入热油中炸熟捞出，青红椒在油中氽一下迅速捞出。

（4）锅内留少量底油烧热后，爆香蒜片，加入调好的芡汁，待芡汁黏稠后放茄子、土豆充分翻炒挂芡，加青红椒片，炒匀即可装盘。

特点：色泽光亮美观，口味咸鲜适口。

拍 黄 瓜

原料：鲜黄瓜 400 克，大蒜 15 克，香油、盐、味精、醋、生抽各适量。

制作：黄瓜洗净，用刀拍酥，切成块放入盘中。大蒜剁碎放在瓜上，加生抽、盐、味精、醋和香油，拌均匀即可。

特点：色泽翠绿，清鲜爽口。

菠菜肝片汤

原料：猪肝 50 克，鲜菠菜 200 克，盐、味精、香油各适量。

制作：（1）菠菜洗净，切 3cm 长的段，在开水中焯烫后捞出控水。

（2）猪肝洗净切小薄片。

（3）锅放水烧开，加入猪肝、盐，加入菠菜和味精，待汤烧开后，淋香油出锅装汤碗。

特点：猪肝鲜嫩，菠菜滑爽，汤汁清淡。

麻酱花卷

表 4－1－12　　**套餐（993）8 人量**

5 菜 1 汤 2 主食 1 水果		人均营养素			供给量	推荐量
食谱	原料 g					
玉脂鲈鱼	豆腐 200、鲈鱼 750（净肉 425）	食量		g	563	650
虾仁烩豌豆	鲜虾仁 100、鲜豌豆 400	能量		kcal	993	1000
香椿炒鸡蛋	香椿 250、鸡蛋 4 枚	蛋白质		g	38.2	40
地三鲜	土豆 200、茄子 200、青椒 60、红椒 20、大蒜 10	脂肪		g	28.7	27.8
拍黄瓜	黄瓜 400、大蒜 15	碳水化合物		g	145.6	147.5
菠菜肝片汤	菠菜 200、猪肝 50	维生素 A		μgRE	681	333
米饭	大米 800	维生素 B_1		mg	0.65	0.58
麻酱花卷	标准粉 300、芝麻酱 80、红糖 80 植物油 130	维生素 B_2		mg	0.55	0.58
水果	柑橘 600	维生素 C		mg	70	42
		钙		mg	430	333
		铁		mg	16.7	6.25
		锌		mg	7.37	6.25
		胆固醇		mg	211	300
		能量比 %	蛋白质		15	16
			脂肪		26	25
			碳水化合物		59	59

十三、套餐（997）8 人量（表 4－1－13）

鲜蘑炖牛肉

原料：牛肉 500 克，鲜口蘑 125 克，胡萝卜 125 克，莴笋 125 克，酱油、葱、姜、蒜、大料、盐、味精各适量。

制作：（1）牛肉洗净，切成 3 厘米的块，用开水焯一下，去掉血污，捞出控水。

(2) 鲜口蘑、胡萝卜、莴笋择洗干净，切成块。

(3) 锅上火加油，爆香葱段、姜片、蒜片，烹入酱油，加水适量，大火烧开，放入牛肉、大料，烧开后转入小火慢煮，待牛肉熟透，放入鲜口蘑、胡萝卜、莴笋、盐、味精，烧熟后，盛入盘中，去掉大料、葱、姜即可。

特点：醇香味浓，色彩艳丽。

板栗扒白菜

原料：白菜心 500 克，去壳板栗 80 克，盐、味精、植物油各适量。

制作：(1) 将板栗放碗里加水上笼蒸熟。

(2) 白菜心洗净，用刀在中间劈成几瓣，放入开水锅中稍煮，捞出，控净水分。

(3) 将炒锅烧热，植物油下锅，添汤（水），稍多于菜心为宜，把白菜心和板栗同时下锅稍煮，随即把盐、味精放入，待菜心煮熟，捞出，码放于碟中。把板栗拣出放在菜心上，将原汤淋在菜上即可。

鱼香毛豆

原料：猪瘦肉 125 克，毛豆仁 150 克，胡萝卜 75 克，白糖 15 克，郫县辣酱、酱油、盐、糖、醋、料酒、味精、葱、姜、蒜、水淀粉、植物油各适量。

制作：(1) 毛豆仁洗净，胡萝卜切丁，分别焯水备用。

(2) 猪肉切丁，上浆滑油。

(3) 锅上火加油烧热，放入郫县辣酱煸出红油后，加葱、姜、蒜炝出香味，放酱油、盐、糖、醋、料酒炒匀，将肉丁、毛豆仁、胡萝卜放入锅中煸炒后，加入水淀粉勾芡，出锅装盘即成。

特点：香辣甜酸鲜。

蟹粉豆腐

原料：南豆腐 500 克，蟹粉 100 克，白糖、味精、精盐、料酒、湿淀粉、白汤、葱末、姜末、植物油各适量。

制作：(1) 南豆腐切成 6 厘米长、4 厘米宽的长方块。

(2) 锅置旺火上，倒入油，加入葱末煸出香味，立即下蟹粉、姜末，煸炒几下，加入白汤、料酒、豆腐、白糖、精盐、味精，用小火焖烧片刻，至汁浓入味后，用湿淀粉勾薄芡，出锅装盘即成。

杏仁拌芥蓝

原料：嫩芥蓝 200 克，烤杏仁 60 克，香油、白糖、盐、味精各适量。

制作：(1) 芥蓝洗净，切 1 厘米长的段，放入开水锅中焯一下，捞出控净水。

(2) 芥蓝、烤杏仁放入盘中，放白糖、盐、味精，浇入热香油拌匀即可。

特点：芥蓝脆嫩，杏仁酥香。

玉米紫甘蓝

原料：紫甘蓝200克，鲜玉米粒50克，白糖、醋、盐、味精、香油、植物油各适量。

制作：（1）紫甘蓝洗净、切丝；鲜玉米粒在沸水中焯透，捞出沥干。

（2）锅上火烧热放油，加入紫甘蓝、玉米粒、白糖、醋、盐、味精翻炒均匀，盛入盘中，淋上香油即成。

特点：甘蓝爽脆，甜酸开胃。

珊瑚菜花

原料：菜花250克，番茄酱50克，白糖20克，醋、盐、味精、香油各适量。

制作：（1）菜花洗净，掰成小朵，放入开水锅中烫熟捞出沥干，放入盘中。

（2）番茄酱放入小碗中，加少许凉开水、醋、白糖、盐、味精、香油拌匀，浇在菜花上即成。

特点：色彩鲜艳，酸甜爽口。

蘑菇菠菜汤

原料：金针菇50克，水发海带50克，菠菜100克，盐、鸡精、香油各适量。

制法：（1）金针菇择洗干净；净海带切片，沸水煮软；菠菜洗净焯水备用。

（2）锅上火放水煮沸，放盐和鸡精调味后，放入金针菇、海带稍煮后，最后放菠菜至沸，淋香油，盛入汤碗即可。

特点：清淡鲜香。

表4-1-13　　套餐（997）8人量

7菜1汤2主食	
食谱	原料g
鲜蘑炖牛肉	牛肉500、鲜口蘑125、胡萝卜125、莴笋125
板栗扒白菜	白菜心500、板栗80
鱼香毛豆	猪瘦肉125、毛豆150、胡萝卜75、白糖15
蟹粉豆腐	蟹粉100、南豆腐500
杏仁拌芥蓝	大杏仁60、芥蓝200
玉米紫甘蓝	鲜玉米粒50、紫甘蓝200
珊瑚菜花	菜花250、番茄酱50、白糖20
蘑菇菠菜汤	金针菇50、菠菜100、水发海带50
二米饭	大米650、小米250
红薯饼	红薯600、紫糯米粉125、红豆馅150、葵花子仁20
	植物油100

人均营养素		供给量	推荐量
食量	g	642	650
能量	kcal	997	1000
蛋白质	g	41.4	40
脂肪	g	27.4	27.8
碳水化合物	g	146.3	147.5
维生素A	μgRE	518	333
维生素B_1	mg	0.58	0.58
维生素B_2	mg	0.59	0.58
维生素C	mg	100	42
钙	mg	307	333
铁	mg	12.4	6.25
锌	mg	8.09	6.25
胆固醇	mg	65	300
能量比%	蛋白质	16	16
	脂肪	25	25
	碳水化合物	59	59

第二节 快 餐 配 餐

快餐分：定位式快餐、移动式快餐、自助餐。

一、定位式快餐

定位式快餐的特点是在固定的场合有快餐食品供就餐者食用。在固定的食堂或饭店里，有幽雅的环境，给人一种舒心的感觉，并能快速吃到食品或饭菜。从目前大中城市的餐饮业看，定位式快餐如雨后春笋、欣欣向荣，蓬勃发展起来。大型餐饮公司的员工成千上万，下属的餐饮部分布在各企事业单位、工厂，餐饮部有固定的厨房和餐厅，有稳定的就餐人群，有先进的快餐装置、科学的营养配方、先进的加工技术、现代化的经营管理模式，制造出的菜品是现做现吃、品种繁多、营养丰富，食用简便卫生。定位式快餐也有小型的街面快餐，如兰州拉面馆、狗不理包子铺、小吃快餐馆、豆浆油条早餐店、麦当劳快餐店、肯德基快餐店、三明治快餐店等。

二、移动式快餐

移动式快餐就是能移动的供餐，移动式快餐比定位式快餐有很多优越性：

（1）移动式快餐运送快捷、携带方便、省时省事、经济实惠、安全卫生，只要向营养快餐送餐公司定购就可以，不管是什么地方，都可以现送现吃。

（2）它能移动供餐，能满足现代快餐所具备的丰富多彩、随人而需的色、香、味、形、意、养、健、疗俱佳的优点。从目前市场看，移动式快餐已相当普及，如学生营养送餐、会议工作送餐，职工的营养午餐送餐、旅游营养送餐、饭店打包送餐、街巷游动小吃等。

（3）移动式快餐既提供营养丰富、美味可口的饭菜，又能快速方便地进餐，制作饭菜不受外界条件的限制，不受天气好坏的影响，在指定的地方都可以吃到新鲜味美的可口饭菜。

三、自助餐

自助餐是就餐者自己走进餐台，自由选取食物然后坐在餐桌边用餐的一种餐饮方式。由于自助餐具有价格低廉、菜式丰富、用餐者选取自由、方式灵活等特点，现在已成为比较普遍采用的就餐方式。自助餐遍及学校食堂、酒店、宾馆、车站、轮船餐厅等。

四、快餐的配餐方法

快餐配餐是为就餐者选餐提供方便，采用第二章第三节等能配餐与选餐的方法最为合适。根据就餐者所需的能量和营养素推荐量，合理分配各类食物重量，适当安排膳食品种，设计并制作出多种等能量的品种膳食（主食、荤、半荤、素、汤）。就餐者根据自己的需要和饮食爱好，可在同品种的膳食中自由选食，能满足科学的食物结构、平衡膳食的要求，对制作者来说是等能配餐，对就餐者来说可自主选餐。

五、快餐食谱

本节中的快餐食谱分：早点（表4－2－1）、一主食二菜一汤（表4－2－2）、一主食三菜一汤（表4－2－3）、一主食四菜一汤（表4－2－4）、二主食二菜一汤（表4－2－5）、二主食三菜一汤（表4－2－6）等多种形式，供广大配餐者和就餐者选用。每一食谱

表 4-2-1　早点食谱与营养计算

餐型	食谱	原料 g	食量 g	能量 kcal	蛋白质 g	脂肪 g	碳水化合物 g	维生素A μgRE	维生素B_1 mg	维生素B_2 mg	维生素C mg	钙 mg	铁 mg	锌 mg	供能比% 蛋白质	供能比% 脂肪	供能比% 碳水化合物
早点	夹肉烧饼 小白菜豆腐汤	标准粉 50、白芝麻 5、方火腿 20、辣椒 5、香菜 3 小白菜 30、豆腐 30、鲜蘑 10、香油 2	155	271	13	7	39.6	93	0.29	0.17	13	128	4.5	2.15	19	23	58
	煎饼卷菜 豆腐脑（带卤）	标准粉 20、黑米粉 20、鸡蛋 40、柿子椒 30、香菜 5 豆腐脑 200（带卤）	315	297	15	8	40.8	121	0.2	0.2	24	641	5.5	2.51	20	24	56
	烤馒头片 酱牛肉 菠菜豆腐汤	富强粉 50、芝麻酱 10 酱牛肉 20 菠菜 40、豆腐 20	140	312	16	9.1	41.4	199	0.15	0.14	13	194	8.8	2.86	21	26	53
	贴饽 馄饨	玉米面 15、小米面 20、黄豆粉 15 富强粉 20、瘦肉馅 15、紫菜 5、虾皮 5、香菜 10、香油 3	108	316	16.3	7.8	44.8	48	0.29	0.16	5	119	7	1.99	21	22	57
	面条卧鸡蛋 黄豆拌盖菜	标准粉 75、鸡蛋 40 黄豆 6、芥菜 30、辣椒 10、香油 3	164	324	14.4	8.8	46.6	204	0.33	0.23	36	55	3.7	1.6	18	24	58
	肉菜包 紫菜虾皮汤	富强粉 70、肉馅 20、茴香 60、花生油 4 紫菜 2、虾皮 3、鸡蛋 10、小葱 3、香油 2	174	366	15.5	9.2	55	283	0.29	0.16	16	155	4.8	1.97	17	23	60

续表

餐型	食谱	原料 g	食量 g	能量 kcal	蛋白质 g	脂肪 g	碳水化合物 g	维生素A μgRE	维生素B_1 mg	维生素B_2 mg	维生素C mg	钙 mg	铁 mg	锌 mg	供能比% 蛋白质	供能比% 脂肪	供能比% 碳水化合物
早点	桃仁包 小米粥 凉拌菜	富强粉 40、核桃仁 5、芝麻 5、白糖 5 小米 25、胡萝卜 50 虾米 10、花生米 10、菜花 30、水发木耳 10	190	410	16.1	11	61.5	352	0.28	0.13	25	141	5.9	2.09	16	24	60
	饼干 酸奶 苤蓝拌干丝	饼干 75 酸奶 200 苤蓝 50、小香干 30、胡萝卜 30、香油 2	336	498	18.2	14	74.7	236	0.13	0.22	28	602	8.9	2.38	15	25	60
	火烧夹肉 甜豆浆	标准粉 80、芝麻酱 10、芝麻 5、酱肉 25、紫甘蓝 20、黄瓜 20 豆浆 250、白糖 20	430	555	21.3	15.5	83.3	189	0.42	0.2	12	222	10.6	3.1	15	25	60
	馒头 小米豆粥 凉拌菜	馒头 75、芝麻酱 10、白糖 5 小米 15、虎皮芸豆 5 火腿肠 25、胡萝卜 20 芹菜茎 40、腐竹 10、香油 4	249	572	21.3	15.7	85.8	192	0.31	0.26	9	232	12.1	2.93	15	25	60
	蛋糕 瘦肉粥 咸鸭蛋 凉拌西兰花	蛋糕 100 大米 20、猪瘦肉 20 咸鸭蛋 30 西兰花 80、胡萝卜 20、香油 5	275	580	21.5	15.8	87	1235	0.35	0.33	43	138	5.8	3.15	15	25	60
	发糕 牛奶蛋花 拌鲜蘑油菜	标准粉 60、紫米面 30、白糖 10 鲜牛奶 250、鸡蛋 30 鲜蘑 30、油菜 50、香油 4	469	590	22.7	16.5	88.5	183	0.41	0.68	21	357	5.1	3.97	15	25	60

表 4-2-2 一主食二菜一汤与营养计算

餐型	食谱	原料 g	食量 g	能量 kcal	蛋白质 g	脂肪 g	碳水化合物 g	维生素A μgRE	维生素B_1 mg	维生素B_2 mg	维生素C mg	钙 mg	铁 mg	锌 mg	供能比% 蛋白质	供能比% 脂肪	供能比% 碳水化合物
早点	汉堡包 牛奶	圆面包 100、沙拉酱 5、方火腿 20、生菜 50、番茄 20 牛奶 250、白糖 10	465	593	20. 1	17. 9	87. 5	236	0. 25	0. 5	13	332	4. 1	2. 6	14	27	59
早点	麻酱抹馒头片 杏仁拌苋菜 牛奶	富强粉 75、芝麻酱 10 杏仁 20、苋菜 80 牛奶 250	375	859	31. 5	24. 3	128. 9	260	0. 39	0. 65	32	570	12. 5	4. 33	15	25	60
一主食二菜一汤	紫米馒头 三色螺片 魔芋烩鸭血 火腿菠菜汤	面粉 50、紫米面 100、白糖 20 螺肉 50、胡萝卜 10、青椒 30、香菇 10 鸭血 50、魔芋 40、青蒜 15、猪肉馅 10 菠菜 50、火腿 5、金针菇 10、植物油 15	465	876	33. 9	23. 2	132. 9	360	0. 59	0. 55	42	435	24. 6	8. 13	15	24	61

续表

餐型	食谱	原料 g	食量 g	能量 kcal	蛋白质 g	脂肪 g	碳水化合物 g	维生素A μgRE	维生素B_1 mg	维生素B_2 mg	维生素C mg	钙 mg	铁 mg	锌 mg	供能比% 蛋白质	供能比% 脂肪	供能比% 碳水化合物
一主食二菜一汤	二米饭 软炸虾仁 蒜苗炒鸡蛋 肝片鸡毛菜汤	大米100、小米50 虾仁60、芝麻5、面粉15 蒜苗50、红椒15、鸡蛋40 猪肝15、鸡毛菜40 植物油15	415	892	32. 8	25. 2	133. 5	1047	0. 5	0. 65	57	315	14. 2	5. 98	15	25	60
	米饭 四季豆烧肉片 豆腐干炒芥兰 鲜蘑菠菜汤	大米175 猪肉60、四季豆100 芥兰80、豆腐干25、红椒10 鲜蘑20、菠菜40 植物油10	520	963	33. 1	28	144. 7	728	0. 51	0. 43	94	457	15. 7	6. 43	14	26	60
	馒头 海带烧肉 清炒西兰花 鸡杂汤	富强粉200 水发海带80、猪肉60、毛豆30 西兰花85、红椒15 鸡肝5、鸡心5、鸡肫5、平菇10、黄瓜片15 植物油8	488	1076	40. 6	31. 8	156. 9	1671	0. 68	0. 49	75	289	11	4. 49	15	27	58

表 4-2-3　一主食三菜一汤营养计算

餐型	食谱	原料 g	食量 g	能量 kcal	蛋白质 g	脂肪 g	碳水化合物 g	维生素A μgRE	维生素B_1 mg	维生素B_2 mg	维生素C mg	钙 mg	铁 mg	锌 mg	供能比% 蛋白质	供能比% 脂肪	供能比% 碳水化合物
一主食三菜一汤	二米饭 鱼香猪肝 鸡粒鲜豌豆 麻酱拌豇豆 番茄鸡蛋汤	大米100、小米50 猪肝30、柿子椒50、水发木耳15 鸡胸肉30、鲜豌豆50、胡萝卜10 豇豆80、大蒜10、芝麻酱15 番茄50、鸡蛋10 植物油15	525	962	35.4	29.3	139.2	1708	0.67	0.96	75	288	23.2	7.06	15	27	58
	饭豇豆 烤鸭 柿椒木须肉 香干西兰花 金针苋菜汤	大米160、饭豇豆30 麻鸭65 猪肉25、鸡蛋30、红椒10、柿子椒40、黄花菜10、水发木耳10 香干15、西兰花60 金针菇10、苋菜50、植物油12	527	1076	41.6	32.4	154.5	1150	0.51	0.48	99	391	16.9	7.88	15	27	58
	玉米发糕 干炸带鱼 香干炒盖菜 三色杏仁 海带丝汤	黄玉米面100、面粉75、白糖20 带鱼90 香干15、盖菜100、红椒10 胡萝卜10、芹菜50、大杏仁10 水发海带30、豆腐15、瘦肉15、香菜3、植物油15	558	1085	40.2	30.2	163.1	459	0.53	0.55	96	401	14.1	4.93	15	25	60
	麻酱花卷 粉蒸鸡 奶汁扒菜花 炝拌三丝 河蚌豆苗汤	面粉18、麻酱15 鸡块90、火粉20 菜花60、胡萝卜28、水发木耳10、多维奶粉15 土豆60、青椒15、胡萝卜10 河蚌15、豌豆苗15、植物油12	545	1150	44.8	32.2	170.3	369	0.68	1.42	79	594	23.2	6.93	16	25	59

表 4－2－4　　一主食四菜一汤与营养计算

<table>
<tr><th rowspan="2">餐型</th><th rowspan="2">食谱</th><th rowspan="2">原料
g</th><th rowspan="2">食量
g</th><th rowspan="2">能量
kcal</th><th rowspan="2">蛋白质
g</th><th rowspan="2">脂肪
g</th><th rowspan="2">碳水化合物
g</th><th rowspan="2">维生素A
μgRE</th><th rowspan="2">维生素B_1
mg</th><th rowspan="2">维生素B_2
mg</th><th rowspan="2">维生素C
mg</th><th rowspan="2">钙
mg</th><th rowspan="2">铁
mg</th><th rowspan="2">锌
mg</th><th colspan="3">能量比
%</th></tr>
<tr><th>蛋白质</th><th>脂肪</th><th>碳水化合物</th></tr>
<tr><td rowspan="3">一主食四菜一汤</td><td>金银卷
豆腐鱼块
豉椒肉片

芝麻苋菜
鲜蘑烧冬瓜
番茄蛋花汤</td><td>标准粉 100、玉米面 80
鲤鱼 50、豆腐 20
猪肉 15、柿子椒 20、红椒 10、豆豉 20、葱头 20
芝麻 5、苋菜 75
鲜蘑 20、冬瓜 60
番茄 50、鸡蛋 10
植物油 12</td><td>567</td><td>940</td><td>36.2</td><td>26.7</td><td>138.7</td><td>396</td><td>0.68</td><td>0.48</td><td>86</td><td>315</td><td>13.3</td><td>5.55</td><td>15</td><td>26</td><td>59</td></tr>
<tr><td>红豆米饭
土豆烧牛肉
肉丝炒芹菜

肝片油菜
糖醋藕片
玉米面粥</td><td>红小豆 25、大米 100
牛肉 40、土豆 30、水发海带 20
猪瘦肉 25、香干 20、芹菜 40、红椒 10
鸡肝 10、水发木耳 10、油菜 70
藕 50、白糖 5
黄玉米面 40
植物油 12</td><td>507</td><td>957</td><td>35.8</td><td>27.2</td><td>142.3</td><td>1186</td><td>0.47</td><td>0.48</td><td>73</td><td>440</td><td>16.5</td><td>6.23</td><td>15</td><td>26</td><td>59</td></tr>
<tr><td>发面饼
红烧鸡块
木须肉

双色圆白菜
蒜苗妙香干
枸杞银耳汤</td><td>面粉 200
鸡块 70、松蘑 10
后臂尖 15、鸡蛋 25、水发木耳 10、黄瓜 30
圆白菜 50、胡萝卜 25
蒜苗 50、香干 15
枸杞子 3、银耳 3、白糖 10
植物油 12</td><td>528</td><td>1107</td><td>43.7</td><td>30.5</td><td>164.4</td><td>337</td><td>0.74</td><td>0.58</td><td>45</td><td>295</td><td>23</td><td>5.96</td><td>16</td><td>25</td><td>59</td></tr>
</table>

表 4-2-5　**二主食二菜一汤与营养计算**

餐型	食谱	原料 g	食量 g	能量 kcal	蛋白质 g	脂肪 g	碳水化合物 g	维生素A μgRE	维生素B_1 mg	维生素B_2 mg	维生素C mg	钙 mg	铁 mg	锌 mg	供能比% 蛋白质	供能比% 脂肪	供能比% 碳水化合物
二主食二菜一汤	馒头 煮鲜玉米 鱼香四丁 麻酱拌茄泥 虾皮菠菜汤	面粉 130 鲜玉米 220 猪肉 50、豌豆 30、柿子椒 15、胡萝卜 15 麻酱 15、茄子 150、大蒜 5 虾皮 3、菠菜 50 植物油 12	475	930	37.1	26.3	118.8	405	0.86	0.42	57	329	17.2	5.63	16	25	59
二主食二菜一汤	米饭 蒸红薯 海带炖肉 清炒芥蓝 酸辣汤	大米 125 红薯 100 猪肉 65 水发海带 50、虎皮芸豆 20 芥蓝 125、红椒 10 豆腐 20、鸡蛋 10、水发木耳 10、鸭血 10、香菜 3 植物油 10	558	945	34.2	28.7	137.5	938	0.55	0.45	137	402	13.3	5.94	14	27	59

续表

餐型	食谱	原料 g	食量 g	能量 kcal	蛋白质 g	脂肪 g	碳水化合物 g	维生素A μgRE	维生素B_1 mg	维生素B_2 mg	维生素C mg	钙 mg	铁 mg	锌 mg	供能比 % 蛋白质	供能比 % 脂肪	供能比 % 碳水化合物
二主食二菜一汤	米饭 奶香馒头 牡蛎烧豆腐 肉片青椒 丸子汤	大米125 富强粉50、多维奶粉10 牡蛎肉40、豆腐40、香菜10 肉片30、青椒60、红椒10 猪肉25、猪肝10、小白菜30、植物油10	460	986	34.9	27.9	148.8	695	0.56	1.18	74	397	13.9	10.07	14	25	61
	二米红豆饭 煮芋头 红烩牛肉 鳝丝香干炒蒜苗 肉片氽雪里蕻	红花豆25、大米110、小米40 芋头100 牛肉50、土豆40、胡萝卜30、葱头20 黄鳝丝15、香干15、蒜苗60 肉片20、雪里蕻20 植物油15	560	1059	39.1	28.4	161.8	304	0.59	0.66	46	348	14.2	7.05	15	24	61

表 4－2－6　　二主食三菜一汤营养计算

餐型	食谱	原料 g	食量 g	能量 kcal	蛋白质 g	脂肪 g	碳水化合物 g	维生素A μgRE	维生素B_1 mg	维生素B_2 mg	维生素C mg	钙 mg	铁 mg	锌 mg	供能比% 蛋白质	供能比% 脂肪	供能比% 碳水化合物
二主食三菜一汤	红豆米饭 麻酱花卷 鲜蘑熘肉片 烩四样 虾皮油菜 南瓜豆腐汤	大米 80、红小豆 15 标准粉 40、芝麻酱 8 猪瘦肉 30、鲜蘑 40 土豆 20、胡萝卜 25、芹菜 20、葱头 10 虾皮 10、油菜 90 南瓜 10、豆腐 15 植物油 12	425	759	29.4	20.7	113.8	324	0.51	0.44	50	398	12.9	4.95	15	25	60
	米饭 奶香馒头 双红炖鸭块 豆干烧豌豆 珊瑚菜花 紫菜海米汤	大米 90 富强粉 40、多维奶粉 10 胡萝卜 30、红枣 10、鸭块 40 小香干 20、鲜豌豆 60 菜花 50、柿子椒 20、番茄 30 紫菜 2、鸡蛋 5、小海米 5、香菜 1 植物油 10	423	851	31.9	23.8	127.3	306	0.57	0.98	64	493	13.4	4.79	15	25	60
	二米饭 金银卷 红烧肉 烩三丁 粉丝菠菜 酸辣汤	大米 100、小米 30 富强粉 20、玉米面 20 猪后臀 40、水发海带 80 鸡胸肉 20、鲜蘑 30、藕 20 菠菜 100、干粉丝 5、海米 5 豆腐 25、鸡蛋 5、水发木耳 5、香菜 1 植物油 10	536	952	33.2	27.7	142.5	561	0.52	0.51	42	384	13.7	5.5	14	26	60

续表

餐型	食谱	原料 g	食量 g	能量 kcal	蛋白质 g	脂肪 g	碳水化合物 g	维生素A μgRE	维生素B_1 mg	维生素B_2 mg	维生素C mg	钙 mg	铁 mg	锌 mg	供能比% 蛋白质	供能比% 脂肪	供能比% 碳水化合物
	米饭 糖三角 五彩肉丝 鲜蘑烧豆腐 烧菊花菜 肉片白菜汤	大米80、小米30 富强粉50、红糖10 猪肉50、胡萝卜15、青笋25、水发香菇15 鲜蘑40、豆腐80、豌豆25 菊花菜100 肉片15、大白菜50 植物油15	560	962	36.6	26.7	143.8	321	0.78	0.52	66	355	12.7	6.36	15	25	60
	米饭 紫米馒头 葱椒牛柳 鱼香两样 清炒小油菜	大米125 紫米面30、标准粉20、白糖10 牛瘦肉50、葱头25、青椒10、红椒10 猪肉20、猪肝20、水发木耳10、黄瓜30 小油菜125	543	971	34.8	25.4	150	1345	0.43	0.77	41	281	16.8	8.14	14	24	62
二主食	米饭 麻酱花卷 酥炸小黄鱼 肝片青红椒 姜汁藕片 鲜蘑豌豆汤	大米100 标准粉50、麻酱10 小黄鱼120 猪肝20、青椒50、红椒15、水发木耳10 鲜藕60、鲜姜10 鲜蘑15、鲜豌豆20 植物油18	498	985	37.3	28.5	144.8	1068	0.51	0.69	91	259	18	5.68	15	26	59

三菜一汤	米饭 窝头 宫保鸡丁 家常豆腐 蒜蓉菊花菜 番茄鲜蘑汤	大米 120 黄玉米面 40、黄豆粉 8、红糖 10 鸡腿肉 50、花生米 15、胡萝卜 30、大葱 20 猪肉 15、豆腐 50、水发木耳 10 菊花菜 80、大蒜 10 番茄 20、鲜蘑 10 植物油 10	498	1007	38.4	29.6	146.8	377	0.56	0.42	48	323	10.8	5.27	15	26	59
	米饭 枣豆发糕 油爆河虾 肉片炒荷兰豆 蒜蓉木耳菜 口蘑枸杞菜汤	大米 120 面粉 50、红豆 15、小枣 5 河虾 60 猪肉 50、水发木耳 10、胡萝卜 10、荷兰豆 50 木耳菜 100、蒜蓉 10 干口蘑若干、枸杞菜 25 植物油 10	520	1041	39.3	29.2	155.3	628	0.5	0.51	59	421	20.2	5.60	15	25	60

续表

餐型	食谱	原料 g	食量 g	能量 kcal	蛋白质 g	脂肪 g	碳水化合物 g	维生素A μgRE	维生素B_1 mg	维生素B_2 mg	维生素C mg	钙 mg	铁 mg	锌 mg	供能比% 蛋白质	供能比% 脂肪	供能比% 碳水化合物
	红豆米饭 蒸红薯 尖椒炒肉丝 荷芹炒鸡片 彩塘嫩豆腐 螺片苋菜汤	大米125　红豆25 红薯125 猪肉40、尖椒50、红椒10 鸡腿肉30、荷兰豆30、芥菜茎30 南豆腐60、胡萝卜15、玉米粒15、黄瓜15、鲜蘑15 螺肉15、苋菜40、植物肉15	655	1044	37.9	31.3	152.7	528	0.52	0.49	110	385	12.5	5.99	15	27	58
	紫米面馒头 川香回锅肉 爆炒四丝 鲜蘑油菜 紫菜蛋花汤	紫米粉30、标准粉20、白糖10 猪肉80、葱头25、蒜苗25 青椒20、胡萝卜20、土豆20、豆腐干25 鲜蘑40、油菜60 紫菜2、虾皮3、鸡蛋15、香菜3、植物油8	536	1056	35.7	33.8	152.3	306	0.69	0.53	57	424	15.2	6.66	14	29	57
二主食	米饭 奶香馒头 香芹牛柳 炖肉海带 蒜蓉菠菜 酸辣汤	大米150 富强粉50、多维奶粉10 牛肉50、芹菜40、胡萝卜10 猪肉30、水发海带60 菠菜100、大蒜10 豆腐20、水发木耳5、鸡蛋10、香菜3 植物油15	563	1085	39.1	31.4	161.5	655	0.46	1.10	40	513	13.3	7.32	14	26	60

三菜一汤	米饭 果酱包 菠萝咕噜肉 肉片粉丝炒小白菜 尖椒三丝 猪肝瓜片汤	大米 125 富强粉 50、果酱 10 猪肉 60、菠萝 50、胡萝卜 20 猪肉 20、粉丝 6、小白菜 70 尖椒 15、土豆 40、豆腐干 20 猪肝 15、黄瓜 20 植物油 15	526	1095	37. 7	32. 8	162. 3	1053	0. 67	0. 61	55	330	17. 4	6. 43	14	27	59
	二米饭 果酱包 干烧鱼块 青椒鸡蛋 双色菜花 红薯粥	大米 100、小米 40 富强粉 40、果酱 15 鲫鱼 100 青椒 40、豆腐干 5、肉片 20、胡萝卜 15 菜花 50、西兰花 50、杏仁 10 红薯 30、紫米 20 植物油 15	570	1170	40. 7	32. 9	177. 8	787	0. 57	0. 55	97	423	15. 1	6. 86	14	25	61

都有原料、食量、营养计算。

第三节 全 天 配 餐

一、全天配餐

全天餐与宴会餐、套餐、快餐只考虑一餐不同，全天餐配餐更多考虑三餐（或更多餐）的搭配和互补，甚至考虑一周内各天食谱的变化，既不重复，又要确保规定的营养素供应和食物结构平衡。这就要运用定营养素理论，按定组织配餐。

我们将在下面列出 20 多个这样的全天配餐营养计算表作为例子，其营养计算都基本满足营养素推荐摄入量的要求，膳食按食物量化表分配，食谱全面考虑，妥当调整，达到科学合理配餐、均衡营养的要求。

定的灵活运用是多方面的，如上述用于全天配餐，定数可以适当分配于全天各餐，按食物量化表的范围酌定食谱，达到要求。等定数的食谱可以互换，用于食堂使大家不断变着花样吃，伙食既不单调，又都能确保营养充足，食物结构平衡。分别按 2300 定、2400 定和 4700 定要求制作的营养配餐，其前两者合起来也是可以与后者互换的。实际运用中，等定数或接近等定数的全天餐、早餐、午餐、晚餐都可以根据需要和爱好，进行对换。当然实际营养配餐食谱尽管有推荐摄入量作为参照，供给量很接近若干定的标准营养素组合要求，还是会有一定的偏差，所以不是严格意义上的等定互换，而是接近等定要求的类等定互换或等能互换，但它与未考虑其他营养素的纯等能互换在要求标准上是有区别的。

按定组织配餐非常适用、灵活、方便。例如一家 7 口人，各人每天所需营养标准：爷爷 2100d、奶奶 1900d、父亲 2700d、母亲 2300d、儿子 2500d、儿媳 2200d、孙子 1700d，相加在一起共 15400d，根据家庭烹饪操持人的意愿选择，例如在列出的表中选表 4－3－17 的 3 人量和表 4－3－18 的 3 人量组合起来。

$$2500 \times 3 + 2684 \times 3 = 15252\text{d}$$

这二份食谱各做 3 人食量,完全满足一家七口人一天所需营养素的要求,而且食物丰富多彩。

又如 8 人聚一次餐，选择表 4－3－12 和表 4－3－13 的午餐各 4 人食量。

$$996 \times 4 + 992 \times 4 = 7952\text{d}$$

二份食谱各做 4 人食量，组合起来自助选食，很容易满足每人午餐平均 1000d 的需求，利用现成的食谱，免去了繁琐的食谱设计和营养计算。

再举一个实例，一家三口人，父亲轻体力活动，每天需 2400d；母亲轻体力活动，每天需 2100d；儿子是小学生，每天需 2100d。三人组合起来每天需

$$2400 + 2100 + 2100 = 6600\text{d}$$

选择表 4－3－5 的食谱做 3 人食量的膳食就能满足平衡膳食的需求，为了每天食不重样，明天选择表 4－3－4 的食谱，后天选择 4－3－6 的食谱制作膳食，同样能满足各种营养素的需求，而且饮食丰满多彩、多滋多味。

二、全天配餐食谱与营养计算表

这里列出的全天食谱与营养计算共有 24 个见表 4－3－1 ~ 表 4－3－24，每人全天能量从 1700d 到 3200d 各不相同，供读者参考、选用。

表4-3-1 全天食谱与营养计算表（1747d）

餐型 %	食谱	原料 g	食量 g	能量 kcal	蛋白质 g	脂肪 g	碳水化合物 g	维生素A μgRE	维生素B_1 mg	维生素B_2 mg	维生素C mg	钙 mg	铁 mg	锌 mg	供能比% 蛋白质	供能比% 脂肪	供能比% 碳水化合物
早 27	紫米馒头 牛奶 甜椒鲜豌豆	标准粉25、黑米粉40 鲜牛奶200 柿子椒50、鲜豌豆100、香油4	419	479	20.5	12.2	72.2	113	0.7	0.45	52	249	4.3	4.17	17	23	60
午 38	米饭 肉丝炒芹菜 鸡片菜花 虾皮苋菜汤	大米120 猪肉20、猪肝10、豆腐干10、芹菜茎70 鸡胸肉10、芥蓝80、蘑菇30 虾皮5、苋菜50 色拉油13	418	659	25.3	17.6	99.4	1186	0.33	0.59	92	426	14.1	5.55	15	24	61
晚 35	贴饼 卤煮鸡 素炒三片 大麦枸杞粥 水果	玉米面30、黄豆粉25、小米30 卤煮鸡30 青椒50、红椒25、魔芋精粉10 大麦糁40、枸杞子5 色拉油6 番茄100	351	609	29.1	16	97.3	305	0.51	0.36	93	152	10.4	5.61	19	24	57
		供给量	1188	1747	74.9	45.8	258.9	1604	1.54	1.4	238	827	28.8	15.33	17	24	59
		推荐量	1105	1700	68.0	47.4	250.8	568	0.99	0.99	71	568	10.6	10.6	16	25	59

表 4－3－2　全天食谱与营养计算表（1825d）

餐型 %	食谱	原料 g	食量 g	能量 kcal	蛋白质 g	脂肪 g	碳水化合物 g	维生素A μgRE	维生素B_1 mg	维生素B_2 mg	维生素C mg	钙 mg	铁 mg	锌 mg	供能比% 蛋白质	供能比% 脂肪	供能比% 碳水化合物
早 30	烧饼夹肉 青菜汤面 水果	标准粉70、芝麻10、蛋清肠20 标准粉20、小白菜75、虾仁15、香油4 柑橘100	314	546	22.7	14.8	80.3	365	0.53	0.25	49	281	8.3	3.19	17	24	59
午 40	米饭 肉丝炒蒜苗 香菇油菜 豉椒牛肉片 番茄鸡蛋汤	大米120 猪瘦肉20、蒜苗60、小香干10 油菜80、干香菇5 牛肉30、柿子椒25、小红辣椒10、葱头25 番茄40、鸡蛋20、香菜2、植物油14	461	727	28.3	20.4	106.9	247	0.42	0.42	93	262	10.4	5.47	16	25	59
晚 30	麻酱花卷 生菜沙拉 草菇西兰花 酸奶	标准粉90、芝麻酱10 生菜50、圆白菜20 草菇25、西兰花60 酸奶200	455	552	21.2	12.6	88.3	926	0.42	0.59	47	452	10.5	3.75	15	21	64
		供给量	1230	1825	72.2	47.8	275.5	1538	1.37	1.26	189	995	29.2	12.41	16	24	60
		推荐量	1170	1800	72.0	50	265.5	600	1.05	1.05	75	600	11.25	11.25	16	25	59

表 4-3-3 全天食谱与营养计算表（2048d）

餐型 %	食谱	原料 g	食量 g	能量 kcal	蛋白质 g	脂肪 g	碳水化合物 g	维生素A μgRE	维生素B_1 mg	维生素B_2 mg	维生素C mg	钙 mg	铁 mg	锌 mg	供能比% 蛋白质	供能比% 脂肪	供能比% 碳水化合物
早 26	虾仁面 牛奶	面条120、油菜50、虾仁8、香油4 牛奶250	432	535	22.1	14.3	79.4	114	0.52	0.54	20	374	5.5	2.82	17	24	59
午 40	二米饭 香菇拌豇豆 清炖羊肉 清炒空心菜 豆腐青菜汤	大米90、小米50 长豇豆50、干香菇10 羊后腿肉60、土豆40 空心菜80、小红辣椒10 豆腐20、虾皮5、小白菜50、植物油17	482	825	32.9	22.8	122	391	0.43	0.52	69	281	12.2	6.26	16	25	59
晚 34	烙饼 宫保鸡丁 海带烧牡蛎 彩色菜花 番茄鸡蛋汤 水果	全麦粉120 鸡胸肉20、芹菜茎50、花生米5 海带80、牡蛎40 西兰花50、胡萝卜20、柿子椒10、小红辣椒10、水发木耳15 番茄30、鸡蛋10 梨100	560	688	27.6	19.3	101.1	909	0.66	0.52	66	398	15.1	8.67	16	25	59
		供给量	1474	2048	82.6	56.4	302.5	1414	1.61	1.58	155	1053	32.8	17.75	16	25	59
		推荐量	1365	2100	84.0	58.3	309.8	700	1.23	1.23	88	700	13.13	13.13	16	25	59

表 4－3－4　　全天食谱与营养计算表（2181d）

餐型 %	食谱	原料 g	食量 g	能量 kcal	蛋白质 g	脂肪 g	碳水化合物 g	维生素A μgRE	维生素 B_1 mg	维生素 B_2 mg	维生素C mg	钙 mg	铁 mg	锌 mg	供能比 % 蛋白质	供能比 % 脂肪	供能比 % 碳水化合物
早 26	豆包 拌海带丝 牛奶	富强粉 90、红豆馅 30 海带 50、芝麻 3 牛奶 250	423	571	22. 1	12. 7	92. 2	86	0. 26	0. 48	2	577	9	3. 03	15	20	65
午 38	二米饭 蒸红薯 酱爆肉丝 炝拌芹菜 蒜蓉苋菜 枸杞冬瓜汤 水果	大米 75、小米 30 红薯 100 猪瘦肉 50、胡萝卜 10、黄瓜 10、水发木耳 10 芹菜茎 50、干香菇 5、豆腐干 10 绿苋菜 120 冬瓜 40、枸杞 5、香菜 3、植物油 16 猕猴桃 100	634	832	28. 4	23. 1	127. 3	787	0. 62	0. 45	162	469	18. 1	6. 1	14	25	61
晚 36	金银卷 香椿豆腐 红烧带鱼 青蒜炒肝 香辣土豆丝	富强粉 60、玉米面 65 内酯豆腐 30、香椿芽 20 带鱼 66（净肉 50） 猪肝 40、青蒜 50、水发木耳 20 土豆 55、柿子椒 13、小红辣椒 12、香菜 10 植物油 15	440	778	32. 9	22. 7	110. 1	2138	0. 46	1. 06	70	111	17. 2	5. 38	17	26	57
		供给量	1497	2181	83. 4	58. 5	329. 6	3011	1. 34	1. 99	235	1157	44. 3	14. 51	15	24	61
		推荐量	1365	2100	84. 0	58. 3	309. 8	700	1. 23	1. 23	88	700	13. 13	13. 13	16	25	59

表 4-3-5　　全天食谱与营养计算表（2239d）

餐型 %	食谱	原料 g	食量 g	能量 kcal	蛋白质 g	脂肪 g	碳水化合物 g	维生素A μgRE	维生素B_1 mg	维生素B_2 mg	维生素C mg	钙 mg	铁 mg	锌 mg	供能比 % 蛋白质	供能比 % 脂肪	供能比 % 碳水化合物
早 25	馒头 牛奶 凉拌菜	富强粉 75 鲜牛奶 250、燕麦片 20 青椒 40、豆腐 20、芝麻酱 7	412	545	23.9	16.0	76.7	85	0.29	0.48	27	445	9.7	3.03	18	26	56
午 36	发糕 烧黄花鱼 鸡蛋炒薯叶 杏仁拌菠菜 罗宋汤 水果	玉米面 60、小米面 60 黄花鱼 40 鸡蛋 30、甘薯叶 120 大杏仁 16、菠菜 75 牛肉 10、番茄 25、葱头 10、土豆 10、圆白菜 15 花生油 5 梨 150	626	813	35.6	21.2	119.2	1682	0.66	1.05	119	372	14	5.44	18	23	59
晚 39	米饭 蒸红薯 慈姑烧肉 西芹百合	大米 80 红薯 150 猪肉 55、慈姑 100 芹菜茎 40、百合 60 花生油 12	497	881	29	22.5	140.7	1224	0.63	0.74	62	102	12.3	5.51	13	23	64
		供给量	1535	2239	88.5	59.7	336.6	2991	1.58	2.27	207	919	36	13.98	16	24	60
		推荐量	1463	2250	90.0	62.5	331.9	750	1.31	1.31	94	750	14.06	14.06	16	25	59

表 4 – 3 – 6　**全天食谱与营养计算表（2249d）**

餐型 %	食谱	原料 g	食量 g	能量 kcal	蛋白质 g	脂肪 g	碳水化合物 g	维生素A μgRE	维生素B_1 mg	维生素B_2 mg	维生素C mg	钙 mg	铁 mg	锌 mg	供能比% 蛋白质	供能比% 脂肪	供能比% 碳水化合物
早 29	包子 红枣小米粥 杏仁菠菜	富强粉 90、大白菜 60、猪后臀 15、鸡肝 10、香油 2 红枣 10、小米 25 大杏仁 20、菠菜 100	332	641	23.3	18	96.8	1546	0.37	0.7	56	150	8.9	3.66	15	25	60
午 38	米饭 韭菜炒鸡蛋 豆腐烧鸭血 海米圆白菜 豌豆苗蛋花汤	大米 150 韭菜 80、鸡蛋 30 豆腐 50、鸭血 40、青蒜 10 海米 10、圆白菜 50、香菜 20 豌豆苗 30、鸡蛋 10 花生油 17	497	862	34.6	24.7	125.4	495	0.31	0.38	70	276	23.1	5.17	16	26	58
晚 33	发面饼 鱼香肉丝 蒜蓉木耳菜 炝拌土豆丝 酸奶	全麦粉 110 猪瘦肉 40、柿子椒 20、水发木耳 15 木耳菜 103、大蒜 10 土豆 80、青红椒 20 酸奶 200 花生油 10	605	746	30.4	19.8	111.0	451	0.85	0.58	94	465	13	5.75	16	24	60
		供给量	1434	2249	88.3	62.5	333.2	2492	1.53	1.66	221	891	45	14.58	16	25	59
		推荐量	1463	2250	90.0	62.5	331.9	750	1.31	1.31	94	750	14.06	14.06	16	25	59

表 4-3-7　全天食谱与营养计算表（2250d）

餐型 %	食谱	原料 g	食量 g	能量 kcal	蛋白质 g	脂肪 g	碳水化合物 g	维生素A μgRE	维生素B_1 mg	维生素B_2 mg	维生素C mg	钙 mg	铁 mg	锌 mg	供能比% 蛋白质	供能比% 脂肪	供能比% 碳水化合物
早 26	小笼包 拌木耳菜 紫米粥	富强粉 80、猪肉 30、韭菜 100、香油 4 木耳菜 75、香油 4 紫米 25、红小豆 15	332	593	22.4	15.7	90.5	499	0.42	0.26	50	204	8.5	3.33	15	24	61
午 39	二米饭 三色黄鳝 糯米藕 鱼香油菜薹 紫菜虾皮汤 水果	大米 55、玉米糁 50 黄鳝 120（净肉 80）、柿子椒 30、胡萝卜 20 糯米 30、鲜藕 80 油菜薹 100 紫菜 3、虾皮 5、鸡蛋 20、香菜 2 花生油 18 葡萄 100	593	878	35.5	23.5	131.2	349	0.42	1.07	145	391	13	5.37	16	24	60
晚 35	馒头 鲜豌豆猪肉粒 炝炒圆白菜 酸辣海带丝 酸奶	富强粉 90 猪瘦肉 35、鲜豌豆 60、鲜玉米粒 20、红椒 15 圆白菜 100 水发海带 50、胡萝卜 15、大杏仁 20 花生油 5 酸奶 200	610	779	33.1	22.9	109.7	265	0.74	0.91	82	466	8.3	5.41	17	26	57
		供给量	1536	2250	91	62.1	331.4	1113	1.58	2.24	277	1061	29.8	14.11	16	25	59
		推荐量	1463	2250	90.0	62.5	331.9	750	1.31	1.31	94	750	14.06	14.06	16	25	59

表 4-3-8　　全天食谱与营养计算表（2335d）

餐型 %	食谱	原料 g	食量 g	能量 kcal	蛋白质 g	脂肪 g	碳水化合物 g	维生素A μgRE	维生素B_1 mg	维生素B_2 mg	维生素C mg	钙 mg	铁 mg	锌 mg	供能比% 蛋白质	供能比% 脂肪	供能比% 碳水化合物
早 28	面包 酱牛肉 青豆芥蓝 牛奶	面包 140 酱牛肉 25 青豆 8、芥蓝 30 牛奶 250、白糖 10	463	657	31.8	17.9	92	246	0.16	0.46	25	445	7	4.61	19	25	56
午 39	黑米发糕 炝拌西兰花 滑熘肉片 火腿烩鲜蘑 菠菜鸡蛋汤	黑米面 90、标准粉 90 西兰花 50、豆肝尖 10 猪里脊 40、胡萝卜 20 黄瓜 20、水发木耳 10 火腿 10、鲜蘑 100、植物油 11 菠菜 50、鸡蛋 15	516	904	38.6	23.7	34	1027	0.96	0.8	48	138	10.6	8.32	17	24	59
晚 33	葱花饼 炝拌芹菜 酸辣瓦块鱼 毛豆烧海带 水果	富强粉 125、芝麻 5、大葱 20 芹菜茎 50、小红辣椒 10 鲤鱼 110（净肉 60） 水发海带 80、毛豆 15、胡萝卜 15、植物油 15 猕猴桃 100	490	774	29.3	22.6	113.5	238	0.37	0.3	90	392	10.4	4.36	15	26	59
		供给量	1469	2335	99.7	64.2	339.5	1511	1.49	1.56	163	975	28	17.29	17	25	58
		推荐量	1560	2400	96.0	66.7	354.0	800	1.4	1.4	100	800	15	15	16	25	59

表 4-3-9　全天食谱与营养计算表（2406d）

餐型 %	食谱	原料 g	食量 g	能量 kcal	蛋白质 g	脂肪 g	碳水化合物 g	维生素A μgRE	维生素B_1 mg	维生素B_2 mg	维生素C mg	钙 mg	铁 mg	锌 mg	供能比% 蛋白质	供能比% 脂肪	供能比% 碳水化合物
早 28	麻酱烧饼 鸡蛋 牛奶 鲜枣	全麦粉 110、芝麻酱 14 鸡蛋 40 鲜牛奶 125 鲜枣 100	389	684	26	16.6	107.1	166	0.6	0.52	244	375	15	5.6	15	22	63
午 38	发糕 芫爆鳝鱼丝 鱼香肉片 拌海带虾皮	黑米面 90、小米面 90 黄鳝丝 70、香菜 30 猪瘦肉 20、甜椒 50、胡萝卜 40 水发海带 80、虾皮 4 花生油 17	491	904	35	24.3	136.4	428	0.81	1.85	56	374	13.7	7.99	15	24	61
晚 34	奶香馒头 韭菜炒豆腐丝 猪肝菠菜汤	全麦粉 160、多维奶粉 15 韭菜 150、豆腐丝 20、猪瘦肉 20 猪肝 10、菠菜 20 花生油 13	408	818	35.7	22.6	117.7	967	0.86	1.56	46	608	19.4	6.85	17	25	58
		供给量	1288	2406	96.7	63.5	361.2	1561	2.27	3.93	346	1357	48.1	20.44	16	24	60
		推荐量	1560	2400	96.0	66.7	354.0	800	1.4	1.4	100	800	15	15	16	25	59

表 4－3－10 全天食谱与营养计算表（2409d）

餐型%	食谱	原料 g	食量 g	能量 kcal	蛋白质 g	脂肪 g	碳水化合物 g	维生素A μgRE	维生素B_1 mg	维生素B_2 mg	维生素C mg	钙 mg	铁 mg	锌 mg	供能比% 蛋白质	供能比% 脂肪	供能比% 碳水化合物
早 28	豆沙包 牛奶 红油土豆丝	富强粉 100　红豆馅 20 鲜牛奶 250　白糖 10 土豆 40　胡萝卜 10　辣椒油 5	440	664	19.9	15.1	112.2	133	0.28	0.44	15	294	4.1	2.42	12	21	67
午 40	二米饭 四彩虾仁 鸡蛋炒韭菜 清炒油菜 毛豆海带汤	大米 130　小米 50 河虾 76（含净肉 65）　鲜香菇 15　胡萝卜 15　青椒 15 鸡蛋 40　韭菜 80 油菜 100 毛豆 15　水发海带 15　植物油 15	555	955	36.5	24.3	146.9	547	0.47	0.46	72	477	13.0	6.31	15	23	62
晚 32	紫米发糕 蒸芋头 麻婆豆腐 肉片双色菜花 鲜蘑番茄汤 水果	紫米面 60　标准粉 25 芋头 150 豆腐 80　牛瘦肉 15 猪后臀肉 25　西兰花 60　菜花 40 鲜蘑 20　番茄 25　植物油 10 鲜枣 75	585	790	29.6	24.0	113.5	821	0.60	0.50	251	271	8.0	7.10	15	27	58
		供给量	1480	2409	86.2	63.4	372.6	1501	1.35	1.39	338	1043	25.1	15.80	14	24	62
		推荐量	1560	2400	96.0	66.7	354.0	800	1.4	1.4	100	800	15	15	16	25	59

表 4-3-11 全天食谱和营养计算表（2457d）

餐型 %	食谱	原料 g	食量 g	能量 kcal	蛋白质 g	脂肪 g	碳水化合物 g	维生素A μgRE	维生素B_1 mg	维生素B_2 mg	维生素C mg	钙 mg	铁 mg	锌 mg	供能比% 蛋白质	供能比% 脂肪	供能比% 碳水化合物
早 27	茴香肉包 牛奶	富强粉 90、猪肉 30、茴香 150 鲜牛奶 250、燕麦片 25	545	659	29.3	18.1	95.2	670	0.5	0.6	42	563	7.3	4.14	18	25	57
午 38	二米饭 鱼香肉丝 蒜蓉苋菜 小葱拌豆腐 银耳莲子汤	大米 100、小米 40 猪瘦肉 60、水发木耳 20、胡萝卜 20 绿苋菜 100、大蒜 8 内酯豆腐 80、小葱 15 银耳（干）3、莲子（干）10、红枣 10、白糖 10 花生油 18	494	927	33.5	25.9	139.7	545	0.69	0.34	54	283	15	6.29	14	25	61
晚 35	金银卷 辣椒泥鳅 枸杞、菜花 白灼芥蓝	金麦粉 110、玉米面 70 泥鳅 117（净肉 70）、青椒 20、红椒 10 菜花 80、枸杞子 5 芥蓝 125 花生油 17	507	871	37.5	22.9	128.4	853	0.76	0.61	175	451	14.3	7.62	17	24	59
		供给量	1546	2457	100.3	66.9	363.3	2068	1.95	1.55	271	1297	36.6	18.05	16	25	59
		推荐量	1625	2500	100.0	69.4	368.8	833	1.46	1.46	104	832	15.63	15.63	16	25	59

表 4－3－12　全天食谱和营养计算表（2489d）

餐型 %	食谱	原料 g	食量 g	能量 kcal	蛋白质 g	脂肪 g	碳水化合物 g	维生素A μgRE	维生素B_1 mg	维生素B_2 mg	维生素C mg	钙 mg	铁 mg	锌 mg	供能比% 蛋白质	供能比% 脂肪	供能比% 碳水化合物
早 34	面包 牛奶 煎鸡蛋 泡菜	面包 160 牛奶 250 鸡蛋 40、番茄 50、香油 2 圆白菜 70、胡萝卜 20	592	742	27.8	21.9	107.6	346	0.21	0.6	43	405	5.7	3	15	27	58
午 40	米饭 煮玉米 拌菠菜 鲜蘑扒菜花 清炖牛肉 鸡丝莼菜汤	大米 135 鲜玉米 150 菠菜 100、香干 20 鲜蘑 60、菜花 100、青椒 20 牛腩 55、胡萝卜 20、土豆 50 鸡胸肉 10、莼菜 50 植物油 15	785	996	40.1	24	154.4	678	0.62	0.78	149	361	18.1	8.89	16	22	62
晚 30	发糕 凉拌三鲜 肉片苦瓜 白虾炒韭菜 酸辣汤	标准粉 45、玉米面 80 西兰花 50、鲜藕 40、煮花生仁 10 苦瓜 70、猪瘦肉 20、红椒 10 白米虾 35、韭菜 100 豆腐 15、鸭血 10、鸡蛋 10、水发木耳 5、香菜 2 植物油 10	512	751	34.1	24.4	105.1	939	0.68	0.37	122	320	13.4	5.09	18	26	56
	供给量		1889	2489	102	67.3	373.4	1963	1.51	1.75	313	1086	37.2	16.98	16	24	60
	推荐量		1625	2500	100.0	69.4	368.8	833	1.46	1.46	104	833	15.63	15.63	16	25	59

表 4-3-13 全天食谱和营养计算表（2490d）

餐型 %	食谱	原料 g	食量 g	能量 kcal	蛋白质 g	脂肪 g	碳水化合物 g	维生素A μgRE	维生素 B_1 mg	维生素 B_2 mg	维生素C mg	钙 mg	铁 mg	锌 mg	供能比 % 蛋白质	供能比 % 脂肪	供能比 % 碳水化合物
早 30	紫米发糕 皮蛋瘦肉粥 四宝菠菜	紫米60、标准粉60、白糖10 大米25、猪瘦肉15、松花蛋20、香油3 菠菜60、花生米10、胡萝卜20、水发木耳10、香油6	299	747	24.4	19.2	119.5	480	0.59	0.29	22	97	7.6	5.31	13	23	64
午 40	发糕 炒鳝丝 鸡蛋炒番茄 腐竹拌海带 虾皮青菜汤	富强粉75、玉米面100、白糖10 黄鳝90、（含净肉60）芹菜茎40、红椒10 鸡蛋40、番茄150 腐竹10、水发海带100 小白菜50、虾皮5 植物油15	695	992	40.2	26.1	148.8	478	0.54	1.72	60	496	15.5	5.48	16	24	60
晚 30	绿豆米饭 金针菇拌胡萝卜 青椒炒土豆 芫爆里脊丝 青菜木耳汤	大米95、绿豆25 金针菇70、胡萝卜30 青椒80、土豆25、豆腐干30 猪瘦肉30、香菜50 小白菜50、水发木耳10 植物油14	509	751	29.6	20.6	110.8	483	0.54	0.42	83	460	17.2	5.12	16	25	59
		供给量	1502	2490	94.2	65.9	379.7	1441	1.67	2.43	165	1053	40.3	13.91	15	24	61
		推荐量	1625	2500	100.0	69.4	368.8	833	1.46	1.46	104	833	15.63	15.63	16	25	59

表 4-3-14 全天食谱和营养计算表（2494d）

餐型 %	食谱	原料 g	食量 g	能量 kcal	蛋白质 g	脂肪 g	碳水化合物 g	维生素A μgRE	维生素B_1 mg	维生素B_2 mg	维生素C mg	钙 mg	铁 mg	锌 mg	供能比% 蛋白质	供能比% 脂肪	供能比% 碳水化合物
早 30	芝麻烧饼 小米红豆粥 五香鸡蛋 拌老虎菜	标准粉 105、芝麻酱 15、芝麻 3 小米 30、红小豆 15 鸡蛋 50 柿子椒 60、黄瓜 30、香菜 15、香油 3	326	744	28.8	19.4	113.5	194	0.54	0.36	53	309	16.4	4.13	15	24	61
午 40	二米饭 蒸芋头 海米拌生菜 蒜蓉芥菜 木须肉 肝片冬瓜汤	大米 110、小米 40 芋头 125 海米 5、生菜 50、辣椒 10 芥菜 100、大蒜 10 鸡蛋 40、水发木耳 15、黄花菜 10、黄瓜 30、猪肉 35 猪肝 10、冬瓜 50 植物油 15	655	989	35.7	28	150.8	1021	0.57	0.75	119	253	14.2	6.51	14	25	61
晚 30	馒头 拌茄泥 炝炒油菜 红烧排骨 白菜豆腐汤	富强粉 120 茄子 80、韭菜 20、芝麻酱 10 油菜 120 猪大排 74（含净肉 50）、土豆 30 大白菜 50、豆腐 20、虾皮 3 植物油 5	502	761	31	23.6	114.2	198	0.74	0.39	76	401	12	3.69	16	24	60
		供给量	1483	2494	95.5	71	383.6	1413	1.85	1.5	248	963	42.6	14.57	15	26	59
		推荐量	1625	2500	100.0	69.4	368.8	833	1.46	1.46	104	833	15.63	15.63	16	25	59

表 4－3－15　　全天食谱和营养计算表（2495d）

餐型 %	食谱	原料 g	食量 g	能量 kcal	蛋白质 g	脂肪 g	碳水化合物 g	维生素A μgRE	维生素 B_1 mg	维生素 B_2 mg	维生素C mg	钙 mg	铁 mg	锌 mg	供能比 % 蛋白质	供能比 % 脂肪	供能比 % 碳水化合物
早 30	汤面 卤猪心	切面 185、油菜 80、海米 6、猪后臀 25、香油 6 猪心 50	352	746	31.6	19.9	110	93	0.84	0.55	31	151	9	3.65	17	24	59
午 40	二米饭 香菇烧豇豆 清炒空心菜 清炖羊肉 豆腐青菜汤	大米 130、小米 45 水发香菇 20、长豇豆 70 空心菜 125、红椒 10 羊后腿 75、土豆 40 豆腐 20、小白菜 50、虾皮 5、植物油 20	610	994	38.7	26.7	149.1	510	0.48	0.54	83	333	14.1	7.13	16	24	60
晚 30	烙饼 五色菜花 宫保鸡丁 海岸烧牡蛎 番茄鸡蛋汤	富强粉 125 西兰花 60、胡萝卜 20、水发木耳 15、青红椒 20 鸡胸肉 40、花生米 10、芹菜 50 水发海带 80、海蛎肉 40 番茄 50、鸡蛋 10 植物油 11	531	755	31.6	21.2	109.5	1044	0.43	0.46	69	392	12.3	6.94	17	25	58
		供给量	1493	2495	101.9	67.8	374.3	1647	1.75	1.55	183	876	35.4	17.71	16	24	60
		推荐量	1625	2500	100.0	69.4	368.8	833	1.46	1.46	104	833	15.63	15.63	16	25	59

表 4－3－16　全天食谱和营养计算表（2496d）

餐型 %	食谱	原料 g	食量 g	能量 kcal	蛋白质 g	脂肪 g	碳水化合物 g	维生素A μgRE	维生素B_1 mg	维生素B_2 mg	维生素C mg	钙 mg	铁 mg	锌 mg	供能比% 蛋白质	供能比% 脂肪	供能比% 碳水化合物
早 30	火烧夹肉 鸡蛋汤面	标准粉120、芝麻5、蛋清肠25 富强粉30、鸡蛋30、小白菜75、香油8	293	740	25.6	20.6	112.9	285	0.62	0.3	21	168	8.5	3.51	14	25	61
午 40	米饭 香菇烧油菜 香辣鸡丝 豉椒牛肉片 番茄鸡蛋汤	大米175 油菜100、香菇（干）25 鸡胸肉30、豆腐干20、蒜苗60 牛瘦肉50、柿子椒25、红椒10、葱头25 番茄50、鸡蛋10、香菜2 植物油19	581	1005	38.9	26.7	153.3	250	0.43	0.5	102	390	14.4	6.95	15	24	61
晚 30	麻酱花卷 生菜沙拉 清蒸鲈鱼 草菇西兰花 榨菜豆苗汤	标准粉120、芝麻酱8 生菜60、紫甘蓝20、番茄20、酸奶150 鲈鱼69（含净肉40） 草菇25、西兰花75 榨菜15、豌豆苗20 植物油9	591	751	32.3	21.2	108.9	1250	0.54	0.68	73	481	13.1	5.47	17	25	58
		供给量	1465	2496	96.8	68.5	368.2	1785	1.59	1.48	196	1039	36	19.93	16	25	59
		推荐量	1625	2500	100.0	69.4	368.8	833	1.46	1.46	104	833	15.63	15.63	16	25	59

表 4－3－17　　全天食谱和营养计算表（2500d）

餐型 %	食谱	原料 g	食量 g	能量 kcal	蛋白质 g	脂肪 g	碳水化合物 g	维生素A μgRE	维生素B_1 mg	维生素B_2 mg	维生素C mg	钙 mg	铁 mg	锌 mg	供能比 % 蛋白质	脂肪	碳水化合物
早 30	芝麻烧饼 热汤面	标准粉 100、芝麻 5、芝麻酱 10 切面 60、鸡蛋 50、小白菜 100、香油 7	332	750	27.2	21.5	117.3	399	0.61	0.4	28	306	13.9	3.90	15	26	59
午 40	芸豆米饭 凉拌三丝 虾支茼蒿 油爆四丁 酸辣汤	红芸豆 35、大米 135 芹菜茎 50、胡萝卜 15、豆腐干 10、橄榄油 5 茼蒿 150、虾皮 6 鲜豌豆 40、红椒 20、鲜玉米粒 20、猪心 60 豆腐 15、鸡蛋 10、香菜 2、水发木耳 10 植物油 15	598	1000	41.5	28.2	154.3	616	0.63	0.68	74	456	17.7	6.38	17	25	58
晚 30	红枣红糕 苦瓜荷兰豆 香菇炒鸡蛋 双椒炒肉片 牡蛎菜心汤	富强粉 55、玉米面 75、红枣 10 苦瓜 60、荷兰豆 40 鸡蛋 30、香菇（干）5、胡萝卜 20 柿子椒 25、红椒 15、水发木耳 20、猪肉 30 牡蛎肉 30、大白菜 50 植物油 10	475	750	27.7	21.1	122.2	334	0.58	0.41	98	177	11.3	6.82	15	25	60
		供给量	1405	2500	96.4	70.8	393.8	1349	1.82	1.49	200	939	42.9	17.16	15	25	60
		推荐量	1625	2500	100.0	69.4	368.8	833	1.46	1.46	104	833	15.63	15.63	16	25	59

表4-3-18 全天食谱和营养计算表（2684d）

餐型 %	食谱	原料 g	食量 g	能量 kcal	蛋白质 g	脂肪 g	碳水化合物 g	维生素A μgRE	维生素B_1 mg	维生素B_2 mg	维生素C mg	钙 mg	铁 mg	锌 mg	供能比% 蛋白质	供能比% 脂肪	供能比% 碳水化合物
早 27	玉米发糕 凉拌三丁 牛奶	玉米面70、全麦粉70 豆腐干30、芹菜茎50、胡萝卜20、香油6 鲜牛奶250	496	719	27.7	20	106.9	231	0.56	0.54	9	651	14.5	4.63	15	25	60
午 38	二米饭 豌豆烧肉丁 三色杏仁 蒜蓉木耳菜	大米90、小米80 鲜豌豆60、西兰花60、猪肉40 胡萝卜25、大杏仁25、柿子椒50 木耳菜125、大蒜10 花生油8	573	1022	36.3	29.3	153.7	1391	0.95	0.86	128	341	13.9	6.85	14	26	60
晚 35	虾仁苋菜面 水果	全麦粉180、绿苋菜100、鲜蘑50、虾仁25、猪肉15、香油17 猕猴桃150	537	943	39.9	25.8	137.6	393	0.9	0.55	141	433	20.3	7.41	17	25	58
		供给量	1606	2684	106.9	75.1	398.2	2015	2.41	1.95	278	1425	48.7	18.89	15	25	60
		推荐量	1755	2700	108.0	75.4	398.3	900	1.58	1.58	113	900	16.88	16.88	16	25	59

表 4－3－19　　全天食谱与营养计算表（2719d）

餐型 %	食谱	原料 g	食量 g	能量 kcal	蛋白质 g	脂肪 g	碳水化合物 g	维生素A μgRE	维生素B_1 mg	维生素B_2 mg	维生素C mg	钙 mg	铁 mg	锌 mg	供能比% 蛋白质	供能比% 脂肪	供能比% 碳水化合物
早 28	面包 煎鸡蛋 泡菜 牛奶	面包 160 鸡蛋 40、番茄 50 圆白菜 50、胡萝卜 20 牛奶 250、白糖 10	580	760	27.6	19.9	117.7	344	0.2	0.59	35	396	5.5	2.64	15	24	61
午 38	二米饭 豆干拌菠菜 炖牛肉 鲜蘑扒菜花 鸡丝乌菜汤	黑米 70、大米 70 菠菜 50、豆腐干 20 牛肉 60、胡萝卜 20、土豆 50 鲜蘑 50、菜花 50、柿子椒 20 鸡胸肉 10、乌菜 50、植物油 19	539	1033	41.3	29.4	151.1	488	0.8	0.79	126	388	16.4	10.06	16	26	58
晚 34	发糕 凉拌三鲜 肉片苦瓜 鲜虾炒韭菜 酸辣汤	标准粉 85、玉米面 85 西兰花 50、鲜藕 40、炒杏仁 15 猪瘦肉 20、苦瓜 70、小红辣椒 10 白米虾 30、韭菜 80、植物油 10 豆腐 10、鸭血 10、鸡蛋 10 水发木耳 5、香菜 2	532	926	38.6	25.1	136.3	892	0.74	0.49	117	313	14.8	5.31	17	24	59
		供给量	1651	2719	107.5	74.4	405.1	1724	1.74	1.87	278	1097	36.7	18.31	16	25	59
		推荐量	1755	2700	108.0	75.4	398.3	900	1.58	1.58	113	900	16.88	16.88	16	25	59

表 4－3－20　全天食谱和营养计算表（2783d）

餐型 %	食谱	原料 g	食量 g	能量 kcal	蛋白质 g	脂肪 g	碳水化合物 g	维生素A μgRE	维生素 B_1 mg	维生素 B_2 mg	维生素C mg	钙 mg	铁 mg	锌 mg	供能比 % 蛋白质	脂肪	碳水化合物
早 27	芝麻烧饼 热汤面	标准粉 110、芝麻酱 10、白芝麻 5 富强粉 35、鸡蛋 50、菠菜 100、香油 6	316	738	28	20	111.8	606	0.51	0.39	32	286	14.5	4.16	15	24	61
午 38	芸豆米饭 油爆四丁 蒜蓉茼蒿 凉拌三丝 酸辣汤	大米 130、芸豆 40 鲜豌豆 60、红椒 50、鲜玉米粒 20、猪心 60 茼蒿 200、大蒜 15 芹菜茎 50、胡萝卜 20、豆腐干 15、橄榄油 5 豆腐 10、鸡蛋 10、香菜 5、水发木耳 15 花生油 15	720	1058	44.5	28.7	155.2	862	0.74	0.79	132	510	20.9	7.05	17	24	59
晚 35	红枣发糕 宫保鹌鹑蛋 香菇荷兰豆 姜汁苦瓜海带 牡蛎紫菜汤	全麦粉 100、玉米面 80、红枣 10 鸡胸肉 20、花生仁 20、大葱 20、鹌鹑蛋 40 香菇（干）10、荷兰豆 70、胡萝卜 20 苦瓜 70、水发海带 50 牡蛎肉 25、紫菜（干）3 花生油 10	546	987	40.3	27.4	144.5	392	0.83	0.73	57	365	18.5	9.21	16	25	59
		供给量	1582	2783	112.8	76.1	411.5	1860	2.08	1.91	221	1161	53.9	20.42	16	25	59
		推荐量	1820	2800	112.0	78	413.0	933	1.63	1.63	117	933	17.5	17.5	16	25	59

表 4－3－21　　全天食谱和营养计算表（2857d）

餐型 %	食谱	原料 g	食量 g	能量 kcal	蛋白质 g	脂肪 g	碳水化合物 g	维生素A μgRE	维生素 B_1 mg	维生素 B_2 mg	维生素C mg	钙 mg	铁 mg	锌 mg	供能比 % 蛋白质	供能比 % 脂肪	供能比 % 碳水化合物
早 25	芝麻烧饼 小米红豆粥 茶鸡蛋 水果	标准粉 100、芝麻 5、芝麻酱 15 小米 30、红小豆 15 鸡蛋 50 草莓 100	315	718	28.4	17	112.8	132	0.52	0.34	47	307	17.1	4.03	16	21	63
午 36	二米饭 木须肉 海米拌生菜 蒜蓉盖菜 肝片冬瓜汤	大米 100、小米 60 猪肉 30、鸡蛋 20、水发木耳 15、黄花菜 10、黄瓜 50 海米 25、红椒 10、生菜 50 盖菜 100、大蒜 10 猪肝 10、冬瓜 50 花生油 15	555	1033	42	27.1	154.2	983	0.58	0.73	121	366	16.8	7.19	16	24	60
晚 39	窝头 红烧排骨 清炒油菜 拌茄泥 白菜豆腐汤	玉米面 100、全麦粉 80 猪大排 50、土豆 50 油菜 120 茄子 80、韭菜 20、芝麻酱 10 大白菜 50、豆腐 15、虾仁 10 花生油 5	590	1106	44.7	32.1	159	258	1.2	0.8	83	674	17.9	7.21	16	26	58
		供给量	1460	2857	115.1	76.2	426	1373	2.3	1.87	251	1347	51.8	18.43	16	24	60
		推荐量	1885	2900	116.0	80.7	427.8	967	1.69	1.69	121	967	18.12	18.12	16	25	59

表 4－3－22　　全天食谱与营养计算表（2961d）

餐型 %	食谱	原料 g	食量 g	能量 kcal	蛋白质 g	脂肪 g	碳水化合物 g	维生素A μgRE	维生素B_1 mg	维生素B_2 mg	维生素C mg	钙 mg	铁 mg	锌 mg	供能比 %		
															蛋白质	脂肪	碳水化合物
早 26	小笼包 紫米小豆粥 拌木耳菜	富强粉 110、猪肉 35、鸡肝 15、韭菜 100、香油 6 紫米 25、红小豆 15 木耳菜 100、香油 3	409	757	28.8	20.6	113.9	144	0.53	0.47	58	256	11.8	3.99	15	24	61
午 39	二米饭 五彩鳝鱼丝 鱼香油菜薹 糯米藕 紫菜虾皮汤	大米 80、玉米糁 80 黄鳝 149（净肉 100）、胡萝卜 20、彩椒 40 油菜薹 150 糯米 30、鲜藕 100、白糖 10 紫菜（干）3、虾皮 10、鸡 10、香菜 5 花生油 24	662	1157	45	30.7	175	391	0.51	1.33	175	506	16	6.68	16	24	60
晚 35	烙饼 四彩肉丁 炝炒圆白菜 酸辣海带丝 水果	标准粉 180 猪瘦肉 50、鲜豌豆 50、鲜玉米粒 20、红椒 15 圆白菜 100 水发海带 80、胡萝卜 15、大杏仁 25 花生油 12 柿子 200	747	1047	39	28.9	157.8	272	1.01	0.84	140	340	12	6.7	15	25	60
		供给量	1818	2961	112.8	80.2	446.7	2807	2.05	2.64	374	1102	39.8	17.37	15	24	61
		推荐量	1950	3000	120.0	83.4	442.5	1000	1.75	1.75	125	1000	18.75	18.75	16	25	59

表 4 - 3 - 23　　全天食谱与营养计算表（3093d）

餐型 %	食谱	原料 g	食量 g	能量 kcal	蛋白质 g	脂肪 g	碳水化合物 g	维生素A μgRE	维生素B_1 mg	维生素B_2 mg	维生素C mg	钙 mg	铁 mg	锌 mg	供能比% 蛋白质	供能比% 脂肪	供能比% 碳水化合物
早 26	发糕 五香鹌鹑蛋 甜椒拌藕片 牛奶	玉米面 70、小米面 70 鹌鹑蛋 40 甜椒 30、金针菇 20、胡萝卜 30、藕 60、香油 3 鲜牛奶 300	623	808	28.3	21.9	124.5	450	0.64	0.83	55	412	9.7	4.56	14	24	62
午 37	烙饼 煮三米 萝卜炖牛腩 口蘑炖油菜 紫菜虾皮汤 水果	标准粉 120、黄豆面 20 鲜玉米 200 牛腩 30、胡萝卜 20、土豆 40 口蘑（干）20、油菜 70、水发木耳 15 紫菜（干）3、虾皮 5、豆腐 20 花生油 20 鲜桃 200	783	1132	48.5	30.6	166	235	0.86	1.01	85	269	42.8	8.81	17	24	59
晚 37	二米饭 肉片烧茄子 大麦糌粥 炒榛子	大米 120、小米 60 猪瘦肉 30、菇子 70、毛豆 30、红椒 40 大麦糌 30 炒榛子 50	430	1153	46.3	32.6	169	450	0.83	0.48	92	634	16.3	8.49	16	25	59
		供给量	1836	3093	123.1	85.1	459.5	1135	2.33	2.32	232	1315	68.8	21.86	16	25	59
		推荐量	2015	3100	124.0	86	457.3	1033	1.81	1.81	129	1033	19.37	19.37	16	25	59

表 4-3-24　全天食谱与营养计算表（3181d）

餐型 %	食谱	原料 g	食量 g	能量 kcal	蛋白质 g	脂肪 g	碳水化合物 g	维生素A μgRE	维生素B_1 mg	维生素B_2 mg	维生素C mg	钙 mg	铁 mg	锌 mg	供能比% 蛋白质	供能比% 脂肪	供能比% 碳水化合物
早 28	麻酱鸡丝面	面条 220、芝麻酱 27、小白菜 100、鸡胸肉 50、香油 3	400	891	35.1	23.5	134.9	293	0.87	0.44	28	437	21.6	4.21	16	24	60
午 37	二米饭 海带炖肉 鱼香肝尖 清炒茼蒿 鲜蘑萝卜汤	大米 120、黑米 100 水发海带 100、猪后臀 60 猪肝 50、水发木耳 20、柿子椒 100 茼蒿 200 鲜蘑 40、白萝卜 50、香菜 5 花生油 8	853	1188	44.6	32.7	178.7	3123	0.89	1.79	132	468	27.5	11.47	15	25	60
晚 35	徽州炒饭 紫菜蛋花汤	大米 190、鲜豌豆 60、西兰花 150、鲜蘑 50 虾仁 20 花生油 20 紫菜 5、虾皮 3、鸡蛋 40、香菜 5、香油 3	546	1102	42.4	29.9	165.1	1946	0.7	0.71	88	324	14.2	7.14	15	24	61
		供给量	1799	3181	122.1	86.1	478.7	5362	2.46	2.94	248	1229	63.3	22.83	15	24	61
		推荐量	2080	3200	128.0	88.7	472.0	1067	1.87	1.87	133	1067	20	20	16	25	59

第四节　系 列 套 餐

一、组合套餐食谱

（热菜、汤粥、冷菜、主食）

热　　菜　　　　单位：g

日期	食谱	原料
星期一	酒香鸭块	鸭块 50、冬瓜 60、啤酒、枸杞（少）
	宫爆鸡丁	鸡腿肉 30、花生米 8、胡萝卜 10、莴笋 30
	滑熘肉片	猪肉 35、冬笋 3、胡萝卜（或青椒）10、黄瓜 65
	小白菜氽丸子	猪肉 15、小白菜 70
	红烧豆腐	豆腐 30、青豆 5、青蒜 2
	麻辣黄豆芽	黄豆芽 100、香葱（少）2
星期二	京东肉条	瘦五花肉 40、豆腐片 8、黄瓜条 10
	干烧带鱼	带鱼 90
	番茄炒蛋	鸡蛋 30、西红柿 70
	豉椒肉片	猪肉 35、青椒 10、冬笋 3、豉汁 15、葱头 70
	白汁三丁	土豆 40、胡萝卜 10、黄瓜 20
	干椒莲花白	圆白菜 120、红椒 5、干椒 1
星期三	蚝油牛柳	牛肉 25、洋葱 40、青椒 8
	鱼香肉丝	瘦猪肉 30、水发木耳 5、冬笋 3、胡萝卜 10、青笋 20
	白肉片氽白菜	肉 30、大白菜 110
	茄汁凤片	鸡脯肉 30、胡萝卜 30、番茄酱 40
	毛血旺	豆腐 45、血豆腐 20
	虾皮炒菠菜	菠菜 80、虾皮 1
星期四	三杯鸡块	鸡腿 50、土豆 40
	红烧肉圆	猪肉 45、大白菜底 40
	鱼香蛋羹	鸡蛋 15、冬笋 2、胡萝卜 3、蒜蓉 4
	味香肉丁	猪肉 35、榨菜 15、胡萝卜 20、莲藕 50
	香辣素虾仁	素虾仁 30、芹菜 45、红椒 5、泡椒 15
	黄豆炒菜心	菜心 120、水发黄豆 10
星期五	东坡肉块	五花肉 40、土豆 40
	旱蒸鲜鱼	鲜鱼 80、猪肉 15、冬笋 3、香菇 3
	味氽酸菜粉	羊肉 15、酸菜 50、粉丝 5
	炒豆腐脑	南豆腐 85、肉末 5、韭菜 3、香菜 2
	宫保三丁	胡萝卜 20、土豆 60、黄瓜 40
	烹炒土豆丝	土豆 70、尖青红椒 10

主　食

星期一	米饭、馒头、花卷、海绵蛋糕、开口笑
星期二	红小豆米饭、花卷、紫米发糕、小面饼
星期三	米饭、金银卷、大饼、桃酥
星期四	米饭、花卷、窝头、夹心饼
星期五	二米饭、发面饼、豆包

冷菜

日期	食谱	原料
星期一	芥末菜花	菜花、黄瓜
	京糕莲藕梨	雪花梨、鲜藕、京糕
	蒜泥海带丝	海带、蒜泥、炸干椒
	芝麻菠菜	菠菜、芝麻
	双色芹菜	芹菜、胡萝卜
	盐水花仁	花生米
星期二	怪味素鸡	素鸡、怪味汁
	香拌白菜	大白菜、葱白、香菜
	刀拍黄瓜	黄瓜、大蒜
	椒油茭白	茭白、胡萝卜
	糖拌番茄	番茄、白糖
	焯拌土豆丝	土豆、红椒
星期三	双椒豆干	香干、青椒、红椒
	焯拌绿豆芽	绿豆芽、青红椒
	爆腌心里美	心里美萝卜
	蜜汁红枣	红枣、白糖
	金针菇拌芹菜	芹菜、金针菇
	红油素腰花	素腰花、黄瓜、红油
星期四	汆拌菠菜	菠菜、芥末汁
	枸杞海藻王	海藻王、枸杞
	水果沙拉	鲜果、沙拉酱
	银耳红根	胡萝卜、水发银耳
	香酥花生仁	花生仁
	红油素海蜇	素海蜇、黄瓜
星期五	清拌紫甘蓝	紫甘蓝
	皮蛋豆腐	盒豆腐、皮蛋、榨菜、肉松
	红油白菜丁	大白菜嫩帮、红油汁
	甜酸素菔丝	白萝卜、糖醋汁
	开阳芹菜	芹菜、海米
	蜜汁芸豆红枣	芸豆、红枣

汤粥

日期	汤	粥
星期一	鸡蛋西红柿汤	稻米小米粥
星期二	虾皮冬瓜汤	玉米糁红薯粥
星期三	紫菜蛋花汤	紫米大米粥
星期四	鸡蛋菠菜汤	红枣小米粥
星期五	双色豆腐蛋花汤	果仁大米粥

热　菜

日 期	食 谱	原 料
星期一	酒香牛腩	牛腩、白萝卜、红椒、香菜
	腐香蒸肉	瘦五花肉、土豆、腐乳
	宫爆鸡丁	鸡腿肉、花生仁、黄瓜、葱节
	肉末菜心油豆腐	肉末、豆腐泡、油菜
	地三鲜	茄子、土豆、青椒、红椒
	剁椒白菜	大白菜、胡萝卜（少）
星期二	干烧鲜鱼	鲜鱼、五花肉（丁）
	盐菜鸭块	鸭、盐菜、土豆
	番茄炒蛋	西红柿、鸡蛋
	肉片烧茄子	猪肉、茄子、青豆
	双色豆腐	豆腐、血豆腐
	香菇盖菜	盖菜、鲜香菇或其他菇类
星期三	红焖羊排	羊排、胡萝卜、白萝卜、干辣椒
	米粉蒸肉	五花肉、米粉
	梨香鸡丁	鸡脯肉、梨、黄瓜
	豆豉辣椒酸豆角	酸豆角、肉末、豆豉、辣椒碎
	过油土豆片	土豆、青椒、红椒
	蚝油菜心	菜心
星期四	红烧狮子头	肉末、大白菜底
	枣生栗子鸡	鸡腿肉、红枣、花生、土豆、栗子
	味汆白萝卜	羊后腿肉、白萝卜、香菜
	麻婆豆腐	豆腐、牛肉末、青蒜
	爆炒绿豆芽	绿豆芽菜、芹菜、红尖椒
	虾皮炒小白菜	小白菜（或其他绿叶菜）、虾米皮
星期五	干烧带鱼	带鱼
	豉椒牛柳	牛肉、洋葱、青椒
	汆白肉	猪肉、酸白菜、粉丝
	肉末黄豆炒西芹	猪肉、水发黄豆、芹菜（丁）、胡萝卜（丁）
	鱼香茄子	茄子
	蒜蓉菠菜	菠菜、蒜

汤　粥

日 期	汤	原 料	粥	原 料
星期一	鲜果银耳汤	银耳、鲜果粒	玉米楂果仁粥	玉米楂、花生仁
星期二	海米冬瓜汤	海米、冬瓜	红枣稻米粥	大米、红枣
星期三	酸辣汤	豆腐、木耳、鸡蛋	紫米红豆粥	紫米、红豆
星期四	紫菜虾皮香菜汤	紫菜、虾皮、香菜	玉米红薯粥	玉米粉、红薯
星期五	西红柿蛋生汤	西红柿、鸡蛋	小米粥	小米、胡萝卜

冷 菜

日期	食谱	原料
星期一	皮蛋豆腐	盒豆腐、松花蛋、大葱
	枸杞银针	绿豆芽菜、枸杞
	京糕莲藕	鲜藕、山楂糕
	蒜泥海带	海带、大蒜
	金针菇拌瓜丝	黄瓜、金针菇
	西芹红根	胡萝卜、芹菜
星期二	双红银耳	银耳、红枣、胡萝卜
	开阳海蜇	素海蜇、黄瓜、海米
	茄汁素鸡	素鸡、番茄酱
	椒麻茭白（或冬笋）	茭白（或冬笋）、胡萝卜（或红椒）
	香醉长生果	花生米、尖青红椒
	酸辣瓜条	黄瓜
星期三	山水豆腐	豆腐、尖青红椒、榨菜
	果珍瓜条	冬瓜、果珍
	川味泡菜	洋白菜、胡萝卜、白萝卜、豇豆
	腐竹红根	胡萝卜、水发腐竹
	芝麻苋菜	苋菜、芝麻
	开阳芹菜	芹菜、海米
星期四	三仁藕片	鲜藕、花生仁、核桃仁、杏仁
	海米拌西兰花	西兰花、海米
	葱油土豆丝	土豆、胡萝卜
	枸杞海藻王	海藻王、枸杞
	瓜丝拉皮	拉皮、黄瓜、麻酱
	糖拌番茄	西红柿、白糖
星期五	京糕梨条	梨、黄瓜、山楂糕
	豆丝红根	胡萝卜、豆腐丝
	芝麻心里美	心里美萝卜、芝麻
	金针菇拌豆芽	绿豆芽、金针菇
	金钩蕨菜	蕨菜、海米
	朝鲜白菜	大白菜、辣椒酱等

主 食

星期一	包子、花卷、小馒头、米饭
星期二	包子、花卷、红薯、米饭
星期三	馒头、花卷、煮玉米棒、米饭
星期四	馒头、烙饼、红薯、米饭
星期五	馒头、花卷、米饭、蛋糕

热 菜

日 期	食 谱	原 料
星期一	泡椒牛仔柳	牛肉、莴笋、青红椒、泡椒、香菜
	酥炸小黄鱼	小黄鱼、酥炸糊
	鱼香蒸蛋	鸡蛋、冬笋、胡萝卜、黄瓜
	小白菜汆丸子	肉末、小白菜
	双耳西芹	芹菜、水发银耳、水发木耳
	干椒黄豆芽	黄豆芽、红椒（少量）、干椒
星期二	大酱烧腔排	腔排、土豆、香葱、东北大酱
	圣女鸡柳	鸡脯、圣女果、哈密瓜
	滑熘肉片	前尖、黄瓜、冬笋、胡萝卜
	麻婆豆腐	豆腐、牛肉、青蒜
	葱香四素	洋葱、青椒、胡萝卜、熏干
	鲜蘑菜心	菜心、蘑菇
星期三	魔芋鸭块	鸭块、魔芋
	酱汁鲜鱼	鲜鱼
	水煮肉片	猪肉、生菜
	桂林肉丝	猪肉、洋葱、青蒜、桂林辣酱
	虾皮炒油菜	油菜、虾皮
	醋烹绿豆芽	绿豆芽、红椒
星期四	柱侯纹牛腩	牛腩、胡萝卜
	鱼香酥肉	猪肉、木耳、胡萝卜、青红椒
	彩塘滑豆腐	豆腐、小龙虾尾、香菇、木耳、胡萝卜
	番茄炒蛋	西红柿、鸡蛋
	宫保三丁	土豆、胡萝卜、黄瓜
	醋熘白菜	大白菜
星期五	葱油嫩姜鸡	鸡块、葱姜、香菜、香葱、香料
	粉条羊肉煲	羊肉、粉条、红椒、洋葱、沙茶酱等
	肉片汆萝卜	猪肉、白萝卜、香菜
	肉末烧海带	海带、猪肉、红椒（少）
	尖椒土豆丝	土豆、尖椒
	蒜蓉菠菜	菠菜、大蒜

汤 粥

日 期	汤	粥
星期一	小米薯粒粥	虾皮菠菜汤
星期二	稻米芹菜粒粥	番茄蛋花汤
星期三	玉米粉胡萝卜粥	海米大白菜汤
星期四	八宝粥	银耳果粒羹
星期五	稻米红枣粥	酸辣汤

冷　菜

日期	食谱	原料
星期一	青椒玉米粒	青椒、红椒、玉米粒
	素菜沙拉	葱头、紫甘蓝、芸豆、西兰花
	醋烹土豆丝	土豆、青椒
	萝卜拌粉丝	白萝卜、粉丝、香菜、海类
	白灼菜心	菜心、姜丝、葱丝
	黄豆盖菜	黄豆、盖菜
星期二	鸡丝红根	鸡胸、胡萝卜、大蒜、柿子
	酸甜白菜	大白菜、红萝卜、白糖
	花生菠菜	花生仁、菠菜
	南北豆腐	南豆腐、北豆腐、海米、蒜苗
	木耳拌莲白	木耳、红萝卜、圆白菜
	素炒冬瓜	冬瓜、虾皮、青椒
星期三	蒜蓉蒿子秆	蒿子秆、大蒜
	韭菜炒豆芽	韭菜、绿豆芽
	三色圆白菜	圆白菜、胡萝卜、豆腐丝
	黄豆木耳鸡蛋	黄瓜、木耳、鸡蛋
	海带小白菜	海带丝、小白菜
	沙拉	西兰花、心里美、黄豆芽、生菜、黄瓜、小番茄
星期四	尖椒鸡蛋	尖椒、胡萝卜、鸡蛋
	凉拌四样	黄瓜、胡萝卜、腐竹、花生米
	彩色菜花	菜花、海带头、胡萝卜、青椒
	东北拉皮	拉皮、心里美、黄瓜、香菜
	三色杏仁	杏仁、芹菜、胡萝卜
	庆丰收	黄瓜、心里美、玉米粒、生菜
星期五	酸辣海带丝	海带丝、红椒、香菜
	爽口白菜	大白菜心、胡萝卜、白糖
	芝麻萝卜	白萝卜、心里美、芝麻
	老虎菜	尖椒、黄瓜、大葱
	彩色皮冻	猪皮、红辣板、香菜
	姜汁鲜藕	鲜藕、青椒、红椒、姜

主　食

星期一	紫米馒头、麻酱花卷、三面发糕、芋头
星期二	米饭、馒头、紫米发糕、枣饼
星期三	馒头、米饭、枣饼、葱花卷、南瓜
星期四	米饭、千层饼、窝头、玉米酸糕
星期五	绿豆米饭、豆沙包、麻酱花卷、红薯

热 菜

日 期	食 谱	原 料
星期一	红焖羊排	羊排、胡萝卜、白萝卜
	香菠冬菇鸡	鸡腿、菠菜、水发香菇
	宫爆鸡丁	猪肉、花生米、冬笋、胡萝卜、干辣椒
	炒木樨肉	猪肉、鸡蛋、水发木耳、黄瓜
	地三鲜	茄子、土豆、青红椒
	三色西芹	芹菜、水发黄豆、胡萝卜
星期二	四川家常鱼	鲜鱼、瘦前尖、冬笋、香菇
	花生猪蹄	猪爪、花生
	味香肉丁	猪肉、榨菜、红椒、香菜
	洋葱肉片	猪肉、洋葱、胡萝卜
	双椒土豆丝	土豆、青椒、红椒
	蒜蓉油麦菜	油麦菜、大蒜
星期三	柱侯腔排	腔排骨
	水煮牛肉	牛肉、黄豆芽、青蒜
	虾香蛋羹	鸡蛋、虾皮、韭菜
	肉片焖扁豆	猪肉、扁豆
	番茄烧豆腐	豆腐、西红柿、青豆
	红椒菜心	菜心、红椒、大蒜
星期四	红烧肉炖粉条	瘦五花肉、粉条
	酥炸小黄鱼（或金枪鱼）	小黄鱼
	西红柿炒鸡蛋	鸡蛋、西红柿、豆腐
	味余白萝卜	羊肉、白萝卜、香菜
	鱼香西葫芦	西葫芦、鱼香汁
	虾皮炒菠菜	菠菜、虾皮
星期五	西式牛腩	牛腩、番茄酱、番茄、洋葱、胡萝卜
	柴鸡窝头	鸡块、窝头、扁豆（少）、土豆
	鱼香肉片	猪肉、冬笋、水发木耳、胡萝卜
	肉末炒盐菜	猪肉末、盐菜、黄豆、红椒
	尖椒土豆丝	土豆、尖椒
	香菇油菜	油菜、香菇（或鲜蘑类）

汤 粥

日 期	粥	汤
星期一	红枣小米粥	西红柿蛋黄汤
星期二	稻米红薯粥	海米大白菜汤
星期三	紫米红豆粥	银耳枸杞蛋花汤
星期四	玉米糁胡萝卜粥	紫米虾皮蛋花汤
星期五	稻米芹菜粥	酸辣汤

冷菜

日期	食谱	原料
星期一	四色花生仁	花生米、黄瓜、腐竹、胡萝卜
	腰果虾仁青笋	腰果、西芹、虾仁
	番茄银耳	番茄、银耳、黄瓜
	酱翅根	鸡翅根
	拌油皮	干油皮、青椒、红椒
	盐水鸡胗	鸡胗、西兰花、大葱
星期二	凉拌四样	土豆、胡萝卜、青椒、木耳
	红油猪耳	猪耳、黄瓜、红椒
	水果沙拉	哈密瓜、苹果、梨
	拌合菜	海带丝、粉丝、胡萝卜、柿子椒
	拌金针菇	金针菇、绿豆芽、黄瓜、香菜
	皮蛋拌豆腐	南豆腐、皮蛋、香菜
星期三	糖拌番茄	番茄、白糖
	酱肘花	猪前肘
	香干西芹	小香干、芹菜、胡萝卜
	美味白菜丝	白菜心、青椒、胡萝卜
	水果沙拉	橘子、梨、葡萄
	蒜香茄泥	茄子、大蒜
星期四	酸辣海带丝	海带丝、胡萝卜、大葱
	凉拌豆腐丝	豆腐丝、西兰花、胡萝卜
	酱牛肉	牛前肘
	酸辣土豆丝	土豆、青椒、胡萝卜
	拌什锦	芹菜、花生米、腐竹、木耳
	五丝相拌	豆腐丝、鸡丝、尖椒、香菜、胡萝卜
星期五	凉拌菜花	菜花、青椒、胡萝卜
	四色沙拉	生菜、玉米粒、小番茄、黄瓜
	芝麻菠菜	菠菜、白芝麻
	奶汁白菜	酸奶、白菜心、枸杞
	双色菜花	菜花、西兰花
	四喜烤麸	烤麸、花生米、香菇、胡萝卜

主食

星期一	馒头、米饭、白花卷、面条
星期二	米饭、枣饼、奶香馒头、玉米面发糕
星期三	可可花卷、米饭、面条、大饼
星期四	金银卷、米饭、紫米馒头、果酱包
星期五	果脯卷、二米饭、椒盐花卷、糖三角

二、典型套餐食谱

周一	食谱	原料
主荤	孜然牛柳	牛瘦肉、香菜
	北菇蒸滑鸡	鸡边腿、水发香菇
半荤	上汤海味浸津白	蟹足棒、嫩白菜帮
	家常豆腐	瘦肉、北豆腐、干木耳、青蒜
全素	双色山药片	山药、胡萝卜
	蒜蓉盖菜	盖菜、红椒
凉菜	香辣土豆丝	香菜、土豆丝
	蒜香茄子	茄子
主食	米饭	大米
	馒头	标准粉
	花卷	
	红薯	
汤	菠菜蛋花汤	

周二	食谱	原料
主荤	清蒸鱼	草鱼、葱丝
	鱼香肉丝	猪瘦肉、水发木耳、冬笋
半荤	炝炒藕丁	猪瘦肉、藕丁、青红椒
	鸭脯芹菜条	鸭脯、芹菜
全素	京味烧南瓜	南瓜、水发青豆
	白灼绿叶菜	菠菜
凉菜	椒油笋丝	莴笋
	香椿豆腐	南豆腐
主食	米饭	
	紫米发糕	
	花卷	
汤粥	紫菜蛋花汤	
	花生粥	

周三	食谱	原料
主荤	油爆小河虾	小河虾、芹菜
	清炝肉圆	猪肉馅
半荤	红烧茄子	茄子、西红柿、青红椒
	肉片滑青笋	猪瘦肉、青笋、水发木耳
全素	尖椒土豆丝	土豆丝、尖椒
	椒油圆白菜	圆白菜、胡萝卜
凉菜	朝鲜辣白菜	大白菜
	花生菠菜	菠菜
主食	米饭	
	馒头	
	枣龙	
汤	番茄蛋花汤	
粥	花生粥	

周四	食谱	原料
主荤	红烧兔肉	兔肉、五花肉
	宫保鸡丁	鸡脯、花生米、大葱
半荤	大煮干丝	火腿、豆皮丝、小油菜
	蒸水蛋	鸡蛋
全素	香菇油菜	油菜、鲜香菇
凉菜	东北大拌菜	生菜、圣女果、紫甘兰、黄瓜
	酸辣海带丝	海带丝、胡萝卜丝
主食	绿豆米饭	
	馒头	
	花卷	
汤	油菜蛋花汤	
粥	紫米粥	
水果		

周五	食谱	原料
主荤	粉蒸肉	五花肉、米粉
	干烧鱼块	草鱼、肥瘦肉丁
半荤	油爆三丁	鸡脯、胡萝卜、黄瓜
	肉丝蒜黄	猪瘦肉、蒜黄
全素	清炒小白菜	小白菜
	炝炒西葫芦	西葫芦
凉菜	梳花水萝卜	白萝卜
	双色黑豆芽	黑豆芽、红萝卜
主食	二米饭	
	双色卷	
汤	鱼头豆腐汤	
粥	小米粥	
水果		

周一		
	食谱	原料
主荤	豉汁蒸排骨	前排
	夹心狮子头	精碎肉 猪瘦肉 南瓜
半荤	鸡蛋西红柿	鸡蛋 西红柿
	肉片鸡腿蘑	去皮前尖 鸡腿蘑
全素	蒜蓉奶白菜	奶白菜
	香干芹菜丝	香干 芹菜 胡萝卜
凉菜	椒油苦菊	苦菊
	自制灌肠	红薯淀粉
主食	米饭	
	糖三角	
	花卷	
汤	菠菜蛋花汤	
粥	玉米粥	
水果		

周二		
	食谱	原料
主荤	雪菜扣肉	五花肉 雪菜
	宫保鸡丁	鸡胸肉 佛手瓜 花生米 胡萝卜
半荤	豉椒肉片	洋葱 青椒 猪瘦肉
	鸡片红烧玉子豆腐	鸡胸 日本豆腐 青椒
全素	炝炒油菜	油菜
	酱油冬瓜片	冬瓜
凉菜	新疆皮拉红	西红柿 葱头 松花蛋
	风味叶菜	芹菜叶
主食	米饭	
	馒头	
	花卷	
汤	紫菜蛋花汤	
粥	花生粥	
水果		

周三		
	食谱	原料
主荤	大蒜烧鲶鱼	鲶鱼 大蒜
	榛蘑炖老鸡（碗）	水子榛蘑 老鸡
半荤	黄瓜鸡柳	鸡胸 黄瓜
	酱爆肉丁	猪瘦肉 土豆 胡萝卜
全素	萝卜丝粉丝	粉丝 萝卜
凉菜	三味紫甘蓝	鸡毛菜 萝卜苗 紫甘蓝
	芹菜腐竹	芹菜 腐竹
主食	米饭	
	戗面馒头	
	葱花卷	
汤	番茄蛋花汤	
粥	花生粥	
水果		

周四		
	食谱	原料
主荤	红扒猪手	猪蹄
	糖醋里脊	猪里脊肉
半荤	香辣五花肉	五花肉
	炒圆白菜	圆白菜
	广东香肠荷兰豆	香肠 荷兰豆
全素	鲜蘑豆腐	鲜蘑 北豆腐
	清炒蒿子秆	蒿子秆
凉菜	好味尖椒	尖椒 香菜 葱
	四川泡菜	泡菜
主食	红小豆米饭	
	馒头	
	紫米粥	
水果		

周五		
	食谱	原料
主荤	红烧五花肉	五花肉
	酸菜鱼（碗）	草鱼 酸菜
半荤	肉片木耳白菜	去皮前尖 水发木耳 白菜
	肉丁萝卜干	猪瘦肉 萝卜干 碗豆
全素	烧海带丝	海带丝
	醋烹豆芽	豆芽
凉菜	三味花生	花生
	兰花豆干	豆干 西兰花
主食	米饭	
	豆沙包	
	花卷	
汤	鱼头豆腐汤	
粥	小米粥	
水果		

主荤	客家烧牛肉	牛腩 毛芋仔 青蒜
	江南粽叶骨	猪排骨 糯米 粽叶
半荤	香椿煎蛋	鸡蛋 香椿
	湘西豆腐	南豆腐 五花肉 香葱 美人椒
全素	海米冬瓜	冬瓜 海米
	清炒小白菜	小白菜
凉菜	三叶香拌云丝	三叶香 云丝
	北方老虎菜	咸菜丝 青椒
	姜汁海带	海带
西式凉菜	蔬菜沙拉	紫叶生菜 苦菊 罗马生菜 鸡毛菜
汤	乌鱼蛋汤	乌蛋 酸黄瓜
粥	杂粮粥	杂粮
主食	广州炒河粉	河粉 韭黄 红椒 肉丝

主荤	外婆烧肉	五花肉 腐竹 蒜子
	乡村焖鸭	红嘴鸭 美人椒 青蒜
半荤	香芹炒牛肉	香芹 牛肉 鲜辣椒
	油爆河虾	河虾 韭菜花
全素	三月青炒雪花菜	芥菜 豆渣
	蒜蓉西兰花	西兰花 大蒜
凉菜	香椿豆	香椿 黄豆
凉菜	四川泡菜	卷心菜 芥菜梗
	生炝萝卜丝	白萝卜
西式凉菜	金枪鱼沙拉	金枪鱼 生菜
汤	银丝豆腐羹	盒豆腐 青菜叶
粥	玉米渣粥	玉米楂
主食	江西炒米粉	米粉 香菇 肉丝 香葱
	荷香饭	

主荤	黄豆焖猪手	猪手 黄豆
	风味烤鸡	鸡腿
半荤	鲶鱼烧豆腐	鲶鱼 豆腐 青蒜
	丝瓜炒鸡蛋	丝瓜 鸡蛋
全素	清炒鸡毛菜	鸡毛菜
	手撕包菜	包菜
凉菜	拍黄瓜	黄瓜 大蒜
	生腌洋葱	洋葱
	麻酱豇豆	豇豆
西式凉式	水果沙拉	苹果 圣女果 哈密瓜 酥梨
汤	茶树菇煲龙骨	茶树菇 龙骨
粥	燕麦粥	燕麦
主食	山西刀削面	面粉 酱五花肉 黄花菜 木耳 口蘑
	鸡蛋炒饭	米饭 鸡蛋

主荤	无锡排骨	排骨
	广州叉烧鸭	白条鸭 大葱 香菜
半荤	湘西带皮牛肉	带皮牛肉 青蒜
	青豆炒虾仁	青豆 虾仁
全素	白灼油麦菜	油麦菜 葱丝
	清炒青笋丝	青笋 红椒
凉菜	生泡青椒	青椒
凉菜	风味萝卜干	萝卜干 大蒜
	养生山药	山药
西式凉菜	主厨沙拉	团生菜 黄瓜 紫叶生菜 玉米粒
汤	老火例汤	龙骨 莲藕
粥	紫米粥	紫米
主食	馄饨面	面条 馄饨 菜心
	腊味蒸饭	大米 腊肉

主荤	乡村烧鹅	鹅 玉兰片
	白灼明虾	活明虾
半荤	小炒山羊肉	山羊肉 香芹
	农家炖豆腐	卤水豆腐 五花肉 青蒜
全素	干煸苦瓜	苦瓜
	清炒凯菜	凯菜
凉菜	蘑菇沙拉	口蘑 蟹味菇 鸡腿菇 雪儿菇
凉菜	生腌香菜梗	香菜梗 小米椒
	养生木耳	木耳
汤	西洋菜煲生鱼	西洋菜 生鱼
粥	小米粥	小米
主食	香河肉饼	面粉 猪肉馅 大葱
	扬州炒饭	米饭、虾仁、 猪肉、香菇

三、主食快餐

周一 食谱	周一 原料
羊肉荞面	羊肉 香菜 面条
肉酱手擀面	前尖肉 胡萝卜 青蒜 面粉
牛肉粉丝汤（大饼）	牛肉 粉丝 青蒜 面粉
千层肉饼	前尖肉 葱头 面粉
煎蛋酱鸭兰花面	鸡蛋 鸭胸 面条 西兰花
香辣牛筋面	牛筋 油菜 面条
杂菇排骨香锅（配杂粮饼）	香菇 蘑菇 金针菇 排骨 粉丝
铁板鱿鱼饭	鱿鱼 蒜苗 葱头 红椒 大米

周二 食谱	周二 原料
翅根香菇面	烤鸡根 西芹 香菇 面条
蹄花杂粮面	猪蹄 油菜 面条 小枣
小笼窝蛋肉饼饭	前尖肉 鸡蛋 香菇 西兰花 米饭
新疆手抓饭	羊排 胡萝卜 葱头 米饭
西红柿香菇牛腩拌面	牛肉 胡萝卜 面条 香菇 青椒 西红柿
上汤菠菜面	骨汤 鱼丸 虾丸 小葱 面条 菠菜
叉烧原味炒饭	梅肉 小葱 西兰花 大米

周三 食谱	周三 原料
酱排莜面	前排 西兰花 面条
酸辣牛肉手撕面	牛肉 香葱 面条
腊味煲仔饭	腊肉 腊肠 油菜 米饭
家乡卷饼	鸡腿肉 鸭胸 彩椒 香葱 黄瓜 心里美萝卜 豆芽 粉丝 菠菜 面粉
关东饺子面	前尖肉 油菜 虾皮 韭菜 面粉 面条 高汤
小番茄炒意面	小番茄 芹菜 意大利面条 火腿 葱头 红椒
猪扒大碗饭	猪里脊 西兰花 胡萝卜 米饭

周四 食谱	周四 原料
肉夹馍（小米荷叶粥）	前尖肉 尖椒 香菜 小米 荷叶 芝麻烧饼
猫耳面	前尖肉 香菇 北豆腐 芹菜 面粉
羊肉泡馍	面粉 羊肉 粉丝 木耳 黄花 香菜 糖蒜
翡翠烧卖	香菇 油菜 面粉 河虾
杂菇豌豆面	香菇 口蘑 草菇 前尖肉 鲜豌豆 面条
三色牛肉拌面	牛腩 青豆 胡萝卜 面条
生菜鱼片粥（生煎包）	生菜 草鱼 前尖肉 香葱 大米 生煎包
老北京羊杂汤（配火烧）	羊肚 羊肝 羊头 火烧

周五 食谱	周五 原料
咖喱鸡肉拌面	鸡腿肉 西兰花 葱头 鲜蘑 面条
清香荷叶饭	大米 腊肉 火腿 干香菇 小葱 荷叶
榨菜肚丝面	牛肚 百叶 榨菜 面条
排骨粥（时蔬饼）	前排 小葱 面粉 鸡蛋 芹菜叶 大米
肉丝炒面	面粉 猪瘦肉 胡萝卜 青蒜
什锦炒饭	鸡胸肉 豆腐干 红椒 口蘑 米饭
鸡蛋西葫芦饺子	鸡蛋 西葫芦 胡萝卜 香菜 面粉

蒸茄泥拌饭	米饭 蒸茄子 肉馅 大蒜	咖喱牛肉饭	米饭 熟牛肉 熟土豆 葱头 青椒	什锦炒饭	米饭 猪肉丁 蘑菇丁 土豆丁 胡萝卜丁 鲜虾仁	香肠炒饭	米饭 香肠 西兰花	咖喱什锦饭	米饭 牛肉 葱头 胡萝卜 土豆 青椒
扬州炒饭	米饭 河虾仁 猪瘦肉 熟火腿丁 熟鸡丁 熟鸡肫丁 水发香菇丁 青豆 鸡蛋	红烧肉盖饭	米饭 红烧肉 水发海带 胡萝卜 青椒	广东炒饭	米饭 鸡蛋 虾仁 熟牛肉 番茄 黄瓜	豆腐干炒饭	米饭 豆腐干 猪肉 青椒 胡萝卜 香菇 葱头	蛋炒饭	米饭 鸡蛋 香肠 大葱 番茄
田园风光餐	葱油饼 牛肉 鸡肉 葱头 红椒 青椒 番茄	安徽炒饭	米饭 豆腐干 鲜豌豆 猪肉干 柿子椒 胡萝卜 水发香菇	猪排盖浇饭	米饭 猪排骨 胡萝卜 番茄 水发海带	家常炒饭	米饭 火腿肠 毛豆 鸡蛋 黄瓜	三鲜炒饭	米饭 鲜虾仁 水发木耳 猪肉馅 葱头 红椒
炒饼	烙饼丝 鸡蛋 猪瘦肉 红椒 青椒 青菜	彩色套餐	芝麻烧饼 葱头 青椒 玉米 菠萝 毛豆 蘑菇	虾鲜饼	荷叶饼 鲜虾仁 菠萝 番茄	农家乐	家常饼 鲜虾仁 火腿 蟹肉 菠萝	什锦油酥饼	油酥饼 鸡肉 牛肉 青椒 蘑菇 火腿肠
天津包子	面粉 猪前腿肉馅 大葱	海鲜包	面粉 虾仁 水发海参 蟹肉 水发粉丝	瓠子饼	全麦粉 嫩瓠子 熟鸡肉 虾仁 鸡蛋	酥皮肉馅饼	全麦粉 猪肉馅 韭菜 葱头	羊肉饺	面粉 韭菜 羊肉馅 虾米皮 胡萝卜 香菜

四、四季常备菜单

四季常备菜单选材广泛，品种、风味、色彩各式各样，但都有共同的特点，即热菜、凉菜、主食搭配齐全，荤、半荤、素兼有。食谱中食物原料后面的数字是该食谱中的原料重量比，供配餐时参考，例如滑熘鸡片（鸡胸肉15、胡萝卜8、黄瓜片18、水发木耳2）。在后半部分，主食略去不登。零点是供就餐者选择增加或替换。

周一热菜：蒜苗肉丝（蒜苗18、猪瘦肉12）

滑熘鸡片（鸡胸肉15、胡萝卜8、黄瓜片18、水发木耳2）

丸子炖海带（猪肉馅15、海带头10）

炒合菜（绿豆芽20、胡萝卜丝8、青椒8、鸡蛋8）

肉片焖扁豆（扁豆40、猪瘦肉5）

鱼香茄子（茄子40、猪肉馅3）

圆白菜炒粉条（圆白菜25、粉条3）

清炒小白菜（小油菜30）

宫爆鸡丁（鸡胸15、北豆腐10、花生米10、大葱白5）

清蒸鲤鱼（鲤鱼30、大葱3）

蛋黄狮子头（猪肉馅15、鸡蛋5）

魔芋鸭血（鸭血40、魔芋15、香蒜5、猪肉馅5）

火腿冬瓜（冬瓜50、火腿5、干香菇1）

凉菜：酱香猪心（猪心5、黄瓜2）

老虎菜（黄瓜4、尖椒2、香菜1）

双色菜花（菜花6、西兰花3）

酸辣土豆丝（土豆丝8）

西芹果仁（芹菜8、花生米3、杏仁1）

主食：酵母馒头（面粉20、酵母0.2、白糖0.2）

紫米窝头（面粉5、紫米面5、酵母0.1、白糖0.2）

豆包（面粉10、酵母0.1、白糖0.1、豆沙2）

米饭（大米10）

周二热菜：川香回锅肉（五花肉8、尖椒5、红椒3、葱头8）

客家瓤茄子（长茄子20、肉馅8）

毛氏红烧肉（五花肉20、蒜瓣2、土豆10）

三鲜豆腐（南豆腐20、番茄40、鸡蛋8）

尖椒土豆片炒肉（土豆片30、尖椒5、猪瘦肉5）

荷芹炒鸡柳（芹段10、荷兰豆8、鸡胸肉5）

葱油小白菜（小白菜25）

红烧白鲢（白鲢35）

玉米红烧排骨（排骨20、玉米15、胡萝卜8）

香菇炖鸡（鸡边腿25、鲜香菇3、土豆10）

三鲜豆腐（南豆腐25、番茄10、鸡蛋8）

地三鲜（茄子20、土豆20、青椒5、鸡胸肉3）

木樨肉片（黄瓜15、胡萝卜10、水发木耳3、猪瘦肉5、鸡蛋5）

醋熘大白菜（大白菜30）

凉菜：盐水猪肝（猪肝4、黄瓜2）

炝拌心里美（心里美4）

皮蛋豆腐（松花蛋4、盒豆腐20）

川北拉皮（拉皮4、黄瓜2、鸡蛋3）

主食：米饭、发糕、奶香馒头

周三热菜：鱼香鸡丝（鸡胸肉18、冬笋3、胡萝卜8、青椒8、地耳3）

清蒸鱼片（鲤鱼30）

蛇豆炒肉丝（蛇豆40、猪瘦肉10）

番茄炒鸡蛋（番茄30、鸡蛋8）

冬瓜小丸子（冬瓜块30、猪瘦肉5）

干烧四季豆（四季豆60、芽菜1、猪瘦肉5）

清炒油麦菜（油麦菜30）

凉菜：酱香肘花（熟肘子4、黄瓜2）

山城口水鸡（鸡腿肉8）

酸辣瓜条（黄瓜10）

农家大白菜（大白菜）

香芹豆干（香芹6、香干2、花生米1、杏仁0.5）

主食：米饭、麻酱花卷、紫米馒头、煮玉米棒

周四热菜：茶树菇肉丝（干茶树菇20、鲜茶树菇30、猪瘦肉110、红椒8、青蒜15）

香辣鱼丁（鲜胖头鱼尾180、花生米18、丁辣椒10、芝麻3、香菜1、花椒3、尖椒圈30）

酱爆茄条（鸡胸20、茄条180、青椒10、甜面酱2、红椒2）

木耳芦瓜片（干木耳3、火腿25、胡萝卜10、西葫芦160、鸡蛋18）

豆皮卷肉（豆腐皮30、猪肉馅18、莲藕15、芹菜20、胡萝卜10）

白菜烧豆泡（豆腐泡15、白菜200、豆豉5、油麦菜150）

凉菜：芥末粉鱼（粉鱼50、香菜1、黄瓜10）

椒油豇豆（芥末0.5、豇豆50）

沙拉（黄瓜100、紫甘蓝10、小番茄140、生菜20）

主食：麻酱花卷（面粉20、泡打粉0.1、盐0.1）

紫米面发糕（面粉10、紫米面5）

枣饼（面粉10、小枣2）

米饭（大米150）

周五热菜：豆角烧肉（豆角100、五花肉150、青蒜8、香葱2）

陕西小炒鸭（鸭220、蒜苗40、胡萝卜20、香菜2）

芦笋芹香肉丝（芦笋6、芹菜140、猪瘦肉20、红椒3）

海味烧豆腐（南豆腐170、蟹柳5、玉米粒10、鲜豌豆15、虾仁3、鱿鱼3）

小鸡炖鲜菇（鸡边腿 20、鲜香菇 30、粉条 15、白菜 80、鲜口蘑 20）
番茄炒菜花（菜花 180、青椒 10、番茄 20）
年糕炒油菜（油菜 140、年糕 15）
香辣土豆丝（香菜 2、土豆 50、青椒 50）
凉菜：珊瑚苦瓜（苦瓜 40、红腰豆 20）
沙拉（黄瓜 80、豌豆苗 20、生菜 10）
主食：花卷（面粉 5、泡打粉 0.1、盐 0.1）
麻酱花卷（面粉 5、辣酱 1）
紫米发糕（面粉 50、紫米面 5）
枣饼（面粉 8、小枣 2）
周一热菜：糖醋鲤鱼（鲤鱼 220、醋 15、番茄酱 3）
湘兵肉（五花肉 150、萝卜 100、青蒜 20、红椒 10）
地三鲜（土豆 80、茄条 120、番茄 30、青椒 5、肉片 15）
培根冬瓜条（冬瓜 180、鲜香菇 15、培根 20、红椒 5）
鲜豌豆炒鸡粒（鲜豌豆 40、鸡腿肉 15、玉米粒 10、胡萝卜 40）
辣味盖菜（盖菜 150）
海米圆白菜（海米 6、圆白菜 160）
白菜腐丝（白菜 15、豆腐丝 35）
凉菜：酸辣黄瓜（黄瓜）
沙拉（生菜 20、圆白菜 15、番茄 100、紫甘蓝 10）
主食：馒头、二米饭、枣饼、葱花卷、千层饼、窝头、玉米糕
周二热菜：农家炒仔鸡（鸡边腿 180、香芹 40、香菜 3、红椒 6）
东坡肉（五花肉 150、红薯 80、香葱 2）
白菜丸子海带（海带头 130、白菜 100、猪瘦肉 20、香菜 2）
干煸蛇豆（蛇豆 170、芽菜 5、前臀尖 20）
山药四烩（山药 40、胡萝卜 30、银耳 3、红枣 10）
尖椒茄丁（尖椒 20、茄子 170）
蛋香快菜（快菜 150、鸡蛋 8）
凉菜：尖椒皮蛋豆腐（皮蛋 5、尖椒 10、豆腐 85）
京味拉皮（拉皮 50、黄瓜 10、香菜 3）
沙拉（生菜 10、黄瓜 80、圆白菜 30、豌豆苗 10）
主食：米饭、窝头、紫米发糕、奶香馒头
周三热菜：可口可乐鸡（可口可乐 4、翅根 200、红薯 70、香葱 2）
山椒炒肉丝（山椒 10、猪瘦肉 100、香芹 80、蚕豆 10）
鹅肠炒蒜苗（鹅肠 40、蒜苗 120、胡萝卜 10）
年糕肉片（年糕 70、油菜 100、猪瘦肉 25、葱头 30）
番茄炒鸡蛋（番茄 120、鸡蛋 20）
尖椒土豆丝（尖椒 10、土豆 120）
菠菜粉丝（菠菜 140、粉丝 10）

凉菜：三色豆芽（胡萝卜20、香菜5、绿豆芽50）
双色菜花（菜花30、西兰花10）
沙拉（生菜10、黄瓜60、胡萝卜20、紫甘蓝10）
主食：馒头、米饭、芝麻酱花卷、豆沙包、紫米发糕
周四热菜：木须肉（瘦肉45、木耳2、黄花菜1、黄瓜5、鸡蛋10、胡萝卜8）
米粉肉（五花肉45、大米粉8）
小鸡炖蘑菇（鸡块50、香菇1.5）
红烩茄丁（茄子280、番茄20）
虾皮小白菜（小白菜190、虾皮1）
凉菜：椒油圆白菜（圆白菜120、胡萝卜5）
主食：二米饭、葱油花卷、小枣窝头、馒头
周五热菜：鱼香肉丝（猪瘦肉45、木耳1.5、胡萝卜5）
焦熘丸子（猪肉馅30、黄瓜3）
红烧金昌鱼（金昌鱼80、香菜1）
香菇油菜（油菜200、香菇3）
双色冬瓜（冬瓜210、胡萝卜5、海米5）
凉菜：凉拌四丝（海带丝1、香菜3、芹段5、腐竹3）
主食：红小豆米饭、家常饼、戗面馒头
周一热菜：红烧丸子（猪肉馅75、香菜2）
清蒸武昌鱼（武昌鱼、姜丝、葱丝、红椒）
宫爆鸡丁（鸡胸肉、大葱、花生米）
醋熘土豆条（土豆、菠菜）
豆皮盖菜（豆皮、盖菜）
凉菜：黄豆雪里蕻（雪里蕻、黄豆）
红油榨菜丝（榨菜、胡萝卜、香菜）
双色藕片（鲜藕、胡萝卜）
主食：小馒头、米饭、红薯
周二热菜：辣子鸡丁（鸡胸肉45、青椒8、红椒8）
梅菜扣肉（五花肉55、梅菜1）
荷芹肉片（猪瘦肉45、荷兰豆15、芹菜5、胡萝卜3）
番茄鸡蛋（番茄240、鸡蛋20）
海米南瓜（海米5、南瓜100）
凉菜：西芹花生（芹菜100、胡萝卜10、花生米10、香干10）
主食：糖三角、桂花饭、三合面发糕、炒饼
周三热菜：孜然肉片（猪瘦肉30、葱头60、香菜2、孜然1）
鲜果咕噜肉（鸡胸肉60、哈密瓜15）
肉丝蒜苗（猪瘦肉15、香干15、蒜苗30）
炝炒快菜（快菜200）
青椒土豆片（土豆170、青椒5）

凉菜：酸辣瓜条（黄瓜 100、辣椒 20）
主食：米饭、窝头、果酱卷、玉米面红枣糕
周四热菜：红烧肉（五花肉 45、土豆 10、豆腐泡 10）
西芹肉丁（鸡胸肉 45、西芹 10、黄瓜 5、胡萝卜 5）
糖醋鲤鱼（鲤鱼 80）
三色菜花（菜花 100、青椒 50、番茄 50）
鸡蛋菠菜（菠菜 210、鸡蛋 15）
凉菜：凉拌海白菜（海白菜 3、香菜 2、胡萝卜 5、香干 5）
主食：小馒头、金银卷、米饭、烙饼
周五热菜：香菇鸡块（香菇 2、鸡边腿 320）
红焖羊肉（羊肉 180、胡萝卜 20）
红烧鱼（草鱼 230）
五花黄豆（五花肉 92、黄豆 35）
香干芹菜（香干 15、芹菜 280）
芝麻菠菜（芝麻 1、菠菜 230）
炝炒圆白菜（圆白菜 280、胡萝卜 10）
凉菜：老虎辣（尖椒、黄瓜、香菜）
椒油牛肚（牛肚 50、香菜 2）
糖拌番茄（番茄 80、白糖 20）
什锦花生米（芹菜 60、花生米 10、腐竹 10、胡萝卜 10）
主食：烙饼、半饭、煮玉米棒
周一热菜：抓炒鸡柳（鸡胸肉 18、青蒜 8、红椒 1、青椒 5）
青笋里脊丝（莴笋 40、猪瘦肉 15、红椒 1）
咖喱双花（菜花 40、西兰花 2、小番茄 1、猪肉 3）
蕃茄炒蛋（番茄 40、鸡蛋 5）
酱爆肉丁（土豆 20、胡萝卜 3、黄瓜 6、猪瘦肉 3）
豇豆炒肉丝（豇豆 25、猪肉 3）
剁椒白菜（大白菜 30）
豉香油麦菜（油麦菜 30）
松仁玉米（玉米粒 15、松仁 1、胡萝卜 3、黄瓜 3）
孜然羊肉（羊肉 6、香菜 1）
芝麻香干（香干 8、芝麻 0.2、芹菜 4）
鱼香茄条（圆茄子 17、青椒 2、红椒 1）
周二热菜：鱼香豆皮卷（豆腐皮 5、五花肉 12、鸡胸肉 6、小葱 1）
锦绣鸡丝（鸡胸肉 16、鲜香菇 5、青椒 5、红椒 1）
丝瓜炒蛋（丝瓜 45、鸡蛋 10、红椒 1）
腊味荷兰豆（莲藕 30、腊肠 5、荷兰豆 2、木耳 0.5）
肉丝炒拉皮（拉皮 20、黄瓜 5、瘦猪肉 5、香菜 1）
肉粒烧芸豆（芸豆 14、五花肉 7、胡萝卜 5、蒜苗 1）

虾皮小白菜（小白菜40、虾皮1）
香葱冬瓜条（冬瓜30、小葱2）
火爆腰花（腰花12、香菜3、葱头3）
春笋肉片（莴笋35、猪瘦肉7）
菠萝鸡球（鸡肠8、菠萝5）
周三热菜：蚝油滑鸡球（鸡边腿肉18、葱头10、青椒3、红椒1）
回锅肉（五花肉15、青椒10、红椒1）
蒜苗肉丝（蒜苗25、猪瘦肉3）
尖椒豆皮肉（豆腐皮15、尖椒5、猪瘦肉3）
羊肉氽萝卜（羊肉卷5、白萝卜30、香菜1）
绍子蛋羹（鸡蛋8、海米2）
蒜蓉鸡毛菜（鸡毛菜30、蒜米1）
青椒黄豆芽（黄豆芽25、青椒2）
鲮鱼油麦菜（鲮鱼2、油麦菜10）
肉烧扁豆（扁豆18、五花肉4）
香菇肉片（鲜香菇10、猪瘦肉5、青蒜3）
鱼香肉丝（猪瘦肉10、青椒5、胡萝卜6、木耳0.2）
周四热菜：芸豆煲猪手（猪手22、芸豆5）
山药滑鸡片（山药12、鸡胸肉15、红椒1）
肉片南瓜（南瓜30、五花肉7）
豇豆炒肉丝（豇豆35、猪瘦肉6）
双耳木须（木耳2、银耳1、鸡蛋10、黄瓜25、黄花菜5）
火腿金瓜（金瓜20、火腿5、青椒1）
豉香油麦菜（油麦菜30）
椒油萝卜丝（白萝卜20、胡萝卜2）
蚝油生菜（生菜12）
香菇芥蓝（芥蓝15、鲜香菇2）
香葱摊鸡蛋（鸡蛋12、大腿肠5、小葱2）
醋烹绿豆芽（绿豆芽20、豆腐丝5、青椒2）
周五热菜：红烧双圆（五花肉15、鸡胸肉5、鹌鹑蛋5）
凤爪焖扁豆（鸡爪20、扁豆15、红椒1）
水煮肉片（猪瘦肉8、生菜30）
肉丝拉皮（拉皮20、尖椒3、猪瘦肉5、香菜1）
荷塘小炒（莲藕25、荷兰豆2、河虾5、红椒1）
三色银芽（绿豆芽20、青椒2、胡萝卜2）
红烧茄子（圆茄子25、番茄8、青椒2）
香干炒西芹（芹菜20、香干8）
周一热菜：剁椒鱼块（鲤鱼40、葱姜2、小葱1）
百叶结烧肉（五花肉25、百叶结（千张）10、胡萝卜5）

番茄炒蛋（番茄60、鸡蛋10）
辣子三丁（土豆30、猪瘦肉5、尖椒20）
蒜蓉蒿子秆（蒿子秆50）
炝拌圆白菜（圆白菜30）
凉菜：凉拌菠菜（菠菜35）
芝麻酱粉鱼（粉鱼25、芝麻酱2）
周二热菜：啤酒鸭块（白条鸭30、尖椒1、胡萝卜8）
粉蒸肉（五花肉25、大米10）
肉片烧茄子（圆茄子60、猪瘦肉5）
麻婆豆腐（北豆腐40、小葱2、牛肉馅4）
醋熘土豆丝（土豆55、青椒2）
葱油盖菜（盖菜50）
凉菜：沙拉（心里美15、生菜20、黄瓜25、粉丝8、青椒圈8、番茄8）
周三热菜：茶树菇炒鸡丝（鸡胸肉15、茶树菇0.5）
龙眼丸子（五花肉25、鸡胸肉8、鹌鹑蛋16）
肉烧菜花（菜花50、五花肉5）
水煮肉片（白菜50、猪瘦肉7）
蒜蓉菠菜（菠菜45、大蒜1）
海米冬瓜（冬瓜70、香葱1）
凉菜：拌凉粉（凉粉20）
酸辣海带丝（海带丝8、胡萝卜2、煮花生2、腐竹2）
刀拍黄瓜（黄瓜30）
周四热菜：萝卜炖羊肉（羊肉15、白萝卜10）
酱爆肉丁（猪瘦肉30、土豆10、黄瓜10、胡萝卜5）
熏干芹菜肉丝（芹菜茎40、熏干3、猪瘦肉5）
木樨肉（黄瓜30、鸡蛋10、木耳0.5、猪瘦肉3）
鸡片圆白菜（鸡胸肉5、圆白菜50）
香菇油菜（鲜香菇2、油菜60）
凉菜：沙拉（白兰瓜25、番茄20、紫甘蓝8、白菜心8、黄瓜25）
周五热菜：回锅肉（五花肉40、葱头15、青椒8、青蒜10）
椒盐河虾（河虾1）
肉片葱油烧豆腐（北豆腐40、猪瘦肉5）
瓠瓜炒蛋（瓠瓜25、鸡蛋8）
豉香油麦菜（豆豉1、油麦菜40）
剁椒白菜（白菜70、胡萝卜3）
芹菜花生米（花生米5、芹菜20、腐竹5、胡萝卜5）
凉菜：火山下雪（番茄25、白糖5）
菠菜面筋（菠菜30、油面筋10）
周一热菜：宫爆鸡丁（鸡腿肉110、红椒20、青椒15、大葱白20、花生米10）

干烧带鱼（带鱼 120）
三鲜豆腐（豆腐 280、蟹柳 25、鲜香菇 10、油菜 50）
红肠炒荷芹（红肠 30、荷兰豆 170、芹菜 30）
粉丝小白菜（小白菜 200、粉丝 80）
尖椒土豆丝（土豆 200、尖椒 15）
零点：陈皮仔鸡（鸡边腿 30、青椒 3、红椒 3）
红烧鱼块（草鱼 40、香菜 1）
肉末豆腐（豆腐 30、肉馅 4、蒜薹 3）
苦瓜肉片（苦瓜 35、猪瘦肉 8、红椒 2）
香菇油菜（油菜 35、鲜香菇 4）
蒜蓉油麦菜（油麦菜 30、大蒜 1）
凉菜：沙拉（西兰花 15、心里美 15、生菜 15、黄瓜 60、小番茄 20、红腰豆 5）
周二热菜：荤素扣肉（五花肉 90、土豆 30、豆腐泡 20）
孜然肉肠（鸡肉肠 120、葱头 20、红椒 15、青椒 15）
肉片焖扁豆（猪瘦肉 30、扁豆 200）
鸡蛋番茄（鸡蛋 35、番茄 280）
蒜蓉苋菜（苋菜 200、大蒜 10）
零点：果汁鸡球（鸡腿肉 35、苹果酱 4）
金黄肉饼（猪瘦肉 25、鸡胸肉 5、鸡蛋 3）
豇豆肉丝（豇肉 35、猪瘦肉 8、红椒 2）
腊肉荷兰豆（荷兰豆 35、腊肉 8）
醋熘白菜（白菜 40）
黄豆快菜（快菜 30、黄豆 4）
凉菜：花仁西芹（芹菜茎 30、胡萝卜 5、花生米 10、豆腐丝 10）
三色凉粉（凉粉 20、胡萝卜 5、香菜 2、黄瓜 5）
酸辣水萝卜（水萝卜 100、青尖椒 10）
周三热菜：酱烧鲜鱼（鲤鱼 120）
清汤丸子（猪瘦肉 90、鸡胸肉 30、紫菜 5）
肉丝拉皮（鸡胸肉 30、拉皮 130、黄瓜 10、香菜 4、胡萝卜 10）
辣子三丁（火腿 30、土豆 150、黄瓜 50）
姜汁菠菜（菠菜 200、生姜 5）
蜜汁南瓜（南瓜 200、小枣 5、白糖 10）
零点：干烧黄菇鱼（黄菇鱼 40）
宫爆鸡丁（鸡腿肉 30、大葱 5、花生米 5、木耳 2）
鲜蘑肉片（鲜蘑 35、猪瘦肉 8、胡萝卜 4）
番茄炒鸡蛋（鸡蛋 6、番茄 30、黄瓜 15）
炝炒圆白菜（圆白菜 30、虾皮 2）
凉菜：沙拉（西兰花 15、莲藕 15、生菜 15、黄瓜 30、小番茄 30）
周四热菜：面筋烧肉（五花肉 110、水面筋 15、土豆 40）

滑蛋蟹柳（蟹柳 120、鸡蛋 30）
香辣豆丝（鸡胸肉 30、豆腐丝 120、蒜苗 20、香菜 10）
地三鲜（茄子 130、土豆 130、青椒 30、五花肉 30）
素什锦（芹菜 140、胡萝卜 30、花生米 12、木耳 1、银耳 1）
木耳快菜（木耳 1、快菜 200）
零点：清汤丸子（猪瘦肉 25、鸡胸肉 5、香菇 2）
排骨炖萝卜（排骨 35、白萝卜 4）
家常豆腐（豆腐 30、猪瘦肉 6、木耳 1）
西芹炒肉片（芹菜 40、猪瘦肉 8、豆腐干 8）
醋熘土豆丝（土豆 40、青椒 3）
芝麻菠菜（菠菜 35、芝麻 0.5）
凉菜：芥末鸭掌（鸭掌 50、红椒 5、香菜 2）
椒油菜花（菜花 65、青椒 3）
蒜蓉海带丝（海带 2、胡萝卜 5、香菜 2）
麻辣银芽（绿豆芽 75、红椒 5、香菜 2）
周五热菜：干烧银方鱼（银方鱼 100）
酱烧鸡块（鸡块 150、土豆 40、豆腐泡 40）
肉丝豇豆（豇豆 160、猪肉 30）
麻婆豆腐（豆腐 280、猪肉馅 25、青蒜 25）
皮蛋盖菜（盖菜 200、皮蛋 15）
零点：红烧平鱼（平鱼 45、香菇 2）
扁豆烧肉（扁豆 20、五花肉 20）
鱼香茄子（茄子 45、青椒 3）
丝瓜鸡蛋（鸡蛋 6、丝瓜 35）
枸杞冬瓜（冬瓜 40、枸杞 1、海米 2）
蒜蓉海带（海带 30、豆腐丝 10、大蒜 1）
凉菜：沙拉（西兰花 15、毛豆 10、鲜豌豆 10、红腰豆 10）
周一热菜：烤麸红烧肉（五花肉 15、烤麸 8、炸土豆丁 12）
蒜蓉蒸鱼（草鱼 40、蒜蓉 2）
香菇鸡片（鸡胸肉 15、鲜香菇 3、冬笋 3、青瓜 8、胡萝卜 8）
番茄炒鸡蛋（番茄 40、鸡蛋 8、木耳 5）
家常豆腐（三角豆腐泡 20、大白菜 15、水发木耳 2、鸡胸肉 5）
木耳肉片油菜（木耳 2、猪瘦肉 5、油菜 40）
尖椒土豆丝（土豆丝 30、尖椒 5）
清炒盖菜（盖菜 25）
零点：红烧罗非鱼（罗非鱼 40、笋 1、香菇 1）
辣子鸡丁（鸡胸肉 4、青椒 1、红椒 1）
香芋扣肉（五花肉 3、芋头 1）
鱼香茄盒（肉馅 2、茄子 4）

南煎丸子（瘦肉馅4、藕2）
肉片滑子菇（猪瘦肉3、滑子菇3）
家常豆腐（前尖肉5、豆泡10、水发木耳1、青椒1）
香肠炒荷兰豆（香肠1、荷兰豆3）
凉菜：姜汁松花（松花蛋5、南豆腐10、生姜1）
红油鸽肚（鸽子5、青椒4、红椒2）
葱油紫甘蓝（紫甘蓝4）
火山下雪（番茄10、白糖3）
京味瓜条（黄瓜10、杏仁1、腐竹3、胡萝卜5）
周二热菜：三鲜锅巴（鸡胸肉15、冬笋5、木耳3、火腿5、锅巴5）
红烧金昌鱼（金昌鱼1）
鱼香小滑肉（猪瘦肉15、青椒10、胡萝卜8、木耳3）
圆白菜炒蛋（圆白菜30、粉丝3、胡萝卜5、鸡蛋8）
酱烧豆腐（北豆腐35、猪瘦肉5）
西芹炒香干（芹菜25、香干5、胡萝卜5、青椒5、鸡胸肉5）
醋熘白菜（大白菜35、海米2）
剁椒西葫芦（西葫芦35）
零点：贵州嫩鸡（鸡胸15、葱头15、青椒5、红椒5）
农家回锅肉（五花肉18、葱头8、胡萝卜5、香干5）
红烧小丸子（猪肉馅15、豆腐泡5、土豆5）
地三鲜（茄子20、土豆15、青椒5、鸡胸肉5）
肉末豆芽粉条（黄豆芽30、粉条5、猪肉馅5）
红枣蒸南瓜（红枣1、南瓜20）
虾皮小白菜（虾皮1、小白菜30）
凉菜：酱香猪心（猪心5、黄瓜2）
老虎菜（黄瓜4、尖椒2、香菜1）
双色菜花（菜花6、西兰花3）
三色土豆丝（土豆10、青椒1、胡萝卜1）
四色果仁（芹菜10、黄瓜10、菠萝10、花生米5）
周三热菜：猪肉炖粉条（五花肉15、豆泡8、大白菜8、粉条3）
宫爆鸡丁（鸡胸肉15、白干8、大葱白8、花生米10）
排骨焖扁豆（排骨18、四季豆18）
木须肉（猪瘦肉3、鸡蛋8、青瓜10、胡萝卜10、木耳3）
肉丝拉皮（拉皮20、青瓜丝10、猪瘦肉3）
冬瓜氽丸子（冬瓜块30、猪肉馅5、香菜1）
豆豉油麦菜（油麦菜25）
木耳香干圆白菜（圆白菜25、木耳1、香干4）
零点：鲜肉腐皮卷（腐皮5、猪肉馅10、胡萝卜2、香菇2、芹菜2、葱头2）
东安仔鸡（鸡腿肉18、鲜香菇3、红椒8、尖椒8）

红扒鸭（填鸭28）
木须肉（猪瘦肉3、鸡蛋8、青瓜片20、胡萝卜片10、木耳2）
菜花烧肉（菜花40、猪瘦肉5）
尖椒土豆片炒肉（土豆片30、尖椒5、猪瘦肉5、红椒5）
粉丝菠菜（菠菜30、粉丝2、海米2）
炝炒圆白菜（圆白菜）
凉菜：盐水猪肝（猪肝4、黄瓜2）
炝拌萝卜皮（心里美4）
香椿豆腐（香椿1、南豆腐20）
蒜泥鸡蛋（鸡蛋5）
川北拉皮（拉皮4、黄瓜2）
周四热菜：白椒鸡杂（鸡杂18、白椒3、尖椒8、葱头8、红椒5）
鱼头泡饼（鱼头35、大饼8）
小鸡炖蘑菇（鸡边腿18、香菇3、豆腐泡10）
菠菜粉丝炒鸡蛋（菠菜35、粉丝3、鸡蛋8）
过油土豆片（土豆片40）
红焖茄子（茄子40、大蒜2）
木耳大白菜（大白菜35、木耳2）
豆腐丝油菜（小油菜30、豆腐丝10）
零点：蒜苗鸡丝（鸡胸肉12、蒜苗18）
鱼米之乡（白鲢28、鸡胸5、玉米粒8、青瓜粒3）
莲藕花生猪手（猪手20、莲藕15、花生米5）
菠菜木耳炒鸡蛋（菠菜30、木耳2、鸡蛋10）
干煸四季豆（四季豆50、芽菜1、猪肉馅8）
丸子炖海带头（海带头18、猪肉馅5）
葱油冬瓜（冬瓜块30）
清炒油菜（油菜25、虾皮1）
凉菜：酱香肘花（猪肘4、黄瓜2）
山城口水鸡（鸡腿肉8）
酸辣瓜条（黄瓜10）
农家大白菜（大白菜10）
西芹香干（芹菜茎6、香干2、胡萝卜2）
周五热菜：清蒸鱼块（鲤鱼40、大葱丝2）
果汁鸡球（鸡腿肉20、胡萝卜8、青瓜8）
豉汁泥肠（泥肠28）
豉油蒸蛋（鸡蛋10）
红烧茄子（茄子46、番茄8、青椒5、鸡胸肉3）
黄豆萝卜鸡丁（白萝卜8、黄豆5、鸡胸肉5）
清炒茼蒿（茼蒿15）

蚝油生菜（生菜35）
零点：咖喱滑鸡煲（鸡腿肉18、土豆块15、胡萝卜5、葱头5）
尖椒炒腊肉（腊肉15、葱头10、红椒5、尖椒8）
宫保鹌鹑蛋（鹌鹑蛋15、北豆腐10）
豉油蒸蛋（鸡蛋10）
西葫芦烧肉（西葫芦35、五花肉5）
麻婆豆腐（南豆腐25、青蒜5、猪肉馅0.8）
炝炒小白菜（小白菜40）
凉菜：酱香鸡脖（鸡脖2、大葱0.5、青椒0.5、红椒0.5）
炝拌圆白菜（圆白菜8）
果珍瓜条（北瓜6）
素什锦（芹菜4、花生米2、腐竹2、木耳0.5）
葱油素鸡（素鸡4、大葱2、香菜0.5）
周一热菜：干烧罗非鱼（罗非鱼100、五花肉5）
山药烧鸡（山药20、鸡边腿80）
香芋扣肉（五花肉60、芋头30）
家常豆腐（三角豆腐泡80、木耳1、猪瘦肉20、冬笋8、油菜40）
地三鲜（圆茄子180、土豆块70、番茄40、青椒15）
鸡蛋西葫芦（鸡蛋30、西葫芦50）
锦绣圆白菜（胡萝卜10、木耳5、圆白菜130）
香菇油菜（香菇1、油菜120）
凉菜：凉拌猪肝（猪肝15）
麻辣香干（香干10、青椒2、香菜2）
素什锦（芹菜80、地耳3、银耳3、胡萝卜5、花生米5）
拍黄瓜（黄瓜150、蒜蓉1）
零点：甜玉米烧排骨（排骨20、甜玉米10）
萝卜炖鸭（萝卜5、河英鸭25）
回锅肉（五花肉10、葱头4、青椒4、红椒2）
蒜蓉西洋菜（西洋菜12、大蒜1）
甜香芋头（芋头15）
蟹柳西兰花（蟹柳5、西兰花12）
滑熘鸡丸（鸡胸肉5、青椒4、红椒4）
家常豆腐（豆腐10、青椒3、木耳1、猪瘦肉3）
香菇油菜（香菇1、油菜10）
平菇海带（平菇1、海带4）
周二热菜：蜀香鸭块（河英鸭75、胡萝卜25）
红烧排骨（排骨75、土豆25、三角豆腐泡25）
蒜苗鸡丝（蒜苗15、鸡胸肉60、红椒5）
肉末烧四季豆（猪肉馅10、芽菜7、四季豆200）

酱爆三丁（猪瘦肉20、土豆100、胡萝卜40、黄瓜30）
番茄炒鸡蛋（番茄250、鸡蛋50）
枸杞冬瓜（冬瓜140、枸杞1、海米5）
豆豉鲮鱼油麦菜（豆豉鲮鱼5、油麦菜110）
凉菜：香拌蟹柳（蟹柳5、荷兰豆2、莴笋4）
芥末西芹（西芹10、芥末3）
五香腐丝（豆腐丝100、青椒10、红椒5）
酸辣圆白菜（圆白菜100、胡萝卜10、青椒10）
零点：侉炖鱼（红枣1、草鱼25、香菇1、冬笋1）
红焖兔肉（兔肉30、鸡腿蘑5）
红烧狮子头（香菇1、马蹄2、花生米3、猪肉馅10）
红枣莲藕（莲藕10、红枣3）
肉片茭白（猪瘦肉5、茭白12）
双色鸡片（胡萝卜5、木耳1、鸡胸肉5）
清炒木耳菜（木耳菜10、生姜1）
椒油圆白菜（圆白菜12）
宫爆虾丁（虾仁10、花生米2、大葱白4、青椒4）
周三热菜：焦熘丸子（猪肉馅60、青椒10、红椒5）
糖醋鱼块（白鲢鱼120）
贵妃兔肉（西装兔75、土豆20、番茄酱2）
肉烧海带（五花肉25、海带20、豆腐泡10）
肉片烩白菜（猪瘦肉25、粉条10、白菜150）
三色芹菜（胡萝卜50、芹菜40、柿子椒30）
过油土豆片（土豆片120、青椒10、红椒5）
芝麻菠菜（菠菜120、芝麻1）
凉菜：香辣猪心片（猪心15、青椒2）
凉拌苦瓜（苦瓜10、红椒2）
凉拌三丁（黄瓜10、菠萝10、花生米10）
酸辣粉丝（粉丝5、黄瓜10、青椒5）
火山下雪（番茄150、白糖10）
零点：清蒸鱼（草鱼25、葱1、姜0.5）
孜然羊肉（羊肉15、葱头3、香菜1）
山东过油肉（猪瘦肉5、木耳1、海参5、油菜5、番茄2）
鲜蘑烩笋片（鲜蘑8、莴笋6）
滑炒鸡片（鸡胸肉5、莴笋8，木耳1）
葱头肉片（葱头10、胡萝卜5、芹菜5、猪瘦肉10）
炝炒瓜片（黄瓜15、大蒜1）
香干西芹（香干5、西芹10）
菠菜粉丝（菠菜50、粉丝10、生姜1）

腊肉荷兰豆（荷兰豆8、腊肠4）
周四热菜：干烧秋刀鱼（秋刀鱼100、五花肉5）
菠萝咕噜肉（菠萝10、前臀尖50、青椒10、红椒5）
香麻纸包鸡（鸡腿肉75、锡纸15）
肉丝烩拉皮（猪瘦肉20、拉皮120、黄瓜20）
肉末烧南瓜（猪肉馅10、南瓜100）
尖椒土豆丝（尖椒10、土豆80、豆腐干30）
火爆鱿鱼卷（鱿鱼100、青椒20、红椒10）
凉菜：酸辣蒜肠（蒜肠10、青蒜2）
水果沙拉（白兰瓜20、香蕉20、菠萝10）
酸辣瓜条（黄瓜100）
蒜蓉空心菜（空心菜100、大蒜5）
零点：回锅肉（五花肉15、青蒜10、红椒1）
蒜苗肉丝（蒜苗25、猪瘦肉3）
尖椒肉丝（尖椒5、豆腐丝15、猪瘦肉3）
羊肉氽萝卜（羊肉5、白萝卜30、香菜1）
周五热菜：百叶结烧肉（五花肉150、百叶结50、海带结15、香葱2）
子弹头烧鸡（子弹头泡椒4、青笋80、鸡边腿200）
尖椒炒肉丝（尖椒120、豆腐丝30、猪瘦肉25、红椒4）
小炒胡萝卜（胡萝卜140、五花肉20、青蒜10）
蛋香瓜片（西葫芦100、火腿10、木耳1、鸡蛋20）
木耳炒油菜（油菜150、木耳1）
椒油圆白菜（圆白菜140）
凉菜：皮蛋豆腐（皮蛋20、豆腐50）
川味拉皮（拉皮10、黄瓜50、香菜10）
沙拉（黄瓜120、紫甘蓝10、番茄100、生菜20）
零点：葱香鸡（西装鸡25、葱头5、红椒4）
滋补驴肉（红枣3、胡萝卜4、驴肉25）
火爆三鲜（黄喉3、火腿1、海带2、水发鱿鱼8）
福盖豆腐（猪瘦肉6、枸杞0.2、豆腐12）
牛肉青椒丝（牛肉6、青椒6）
水煮肉（大白菜10、猪瘦肉5）
干煸四季豆（四季豆20、芽菜1、猪瘦肉5）
蒜蓉木耳菜（木耳菜10、大蒜0.5）
丝瓜炒面筋（丝瓜6、面筋3）
素炒南瓜（南瓜15、大葱1）
周六热菜：北菇蒸滑鸡（鸡边腿25、鲜香菇10、土豆15）
番茄小泥肠（小泥肠15、葱头10、青椒5、小番茄10）
百叶结烧肉（五花肉18、百叶结10、蒜苗10、红椒2）

肉片香葱豆腐（豆腐35、猪瘦肉4、小葱1）
蛋香瓜片（黄瓜25、鸡蛋6、火腿3）
四色烧茄（圆茄35、番茄5、尖椒5、五花肉5）
凉菜：糖拌番茄（番茄10、白糖3）
姜汁莲藕（莲藕30、鲜姜2）
粉丝菠菜（粉丝5、菠菜30）
蒜香茄子（茄子30、香菜1、大蒜2）
零点：抓炒鸡柳（鸡胸肉18、青蒜8、红椒1、青椒5）
莴笋里脊（莴笋40、猪瘦肉15、红椒1）
酱爆鸡丁（土豆20、胡萝卜3、黄瓜6、鸡胸肉3）
豇豆炒肉丝（豌豆25、猪瘦肉3）
剁椒白菜（大白菜30）
豉香油麦菜（油麦菜30）
周日热菜：黏玉米烤鸭（白条鸭25、黏玉米1、青椒1、红椒1）
山东过油肉（猪瘦肉18、海参2、葱头8、青蒜3）
清汤肉圆（猪瘦肉8、冬瓜10、香菜1）
绍子蛋羹（鸡蛋8、猪瘦肉2）
肉烧扁豆（土豆30、扁豆20、五花肉3）
火腿西葫芦（火腿3、西葫芦40、红椒1）
糊辣绿豆芽（绿豆芽25、辣椒酱1）
豆皮扒油菜（油菜20、豆腐皮2）
凉菜：酸辣海带丝（海带丝25、香菜4、胡萝卜丝10）
双色银芽（绿豆芽40、豆苗20）
什锦素虾仁（芹菜段20、素虾仁10、木耳1）
炝拌土豆丝（土豆丝90、青椒15、红椒2）
零点：鱼香豆皮卷（豆腐皮5、五花肉12、鸡胸肉6、小葱1）
锦绣鸡丝（鸡胸肉16、鲜香菇5、青椒5、红椒1）
腊味荷莲（莲藕20、腊肠5、荷兰豆5、木耳1）
肉煲芸豆（大芸豆14、五花肉7、胡萝卜5、蒜苗1）
周一热菜：龙眼丸子（五花肉10、鸡胸肉5、鹌鹑蛋4）
莴笋鸡片（鸡胸肉15、莴笋20）
肉丝尖椒苦瓜（猪瘦肉15、尖椒60、红椒5、苦瓜60）
剁椒白菜（白菜200、剁椒2）
鸡蛋盖菜（盖菜150、鸡蛋10）
周二热菜：鸭块烧萝卜（白萝卜120、胡萝卜120、鸭块30、青蒜8）
豉香虾皮尖椒圆（尖椒160、虾皮6、猪肉馅20、红椒5）
松仁玉米（玉米粒40、松仁2、青豌豆60、胡萝卜20）
粉条芹菜（芹菜120、粉条12）
蒜蓉蒿子秆（蒿子秆150）

周三热菜：珍珠丸子（猪肉馅 150、马蹄 1、江米 20、红椒 3、青椒 3）

蒜烧黄鱼（大蒜 10、黄菇鱼 180、香菜 1）

鱼香滑肉（马蹄 2、冬笋 30、胡萝卜 30、木耳 2、青椒 120、猪瘦肉 30）

鸡球南瓜片（南瓜 160、鸡腿肉 20）

香酥茄盒（茄子 80、猪肉馅 10、面包糠 2）

三色油菜（油菜 140、红椒 2、咸鸭蛋 3）

肉末酸菜粉（松花蛋 2、大白菜 200、肉末 5、粉丝 20）

周四热菜：干煸鸡柳（鸡胸肉 130、葱头 60、红椒 6、香菜 3、蒜苗 40）

红袍莲子炖排骨（排骨 100、莲子 10、红枣 10、青笋 10、胡萝卜 10、山药 20）

家常豆腐（北豆腐 180、冬笋 15、五花肉 20、青蒜 15、青椒 20）

肉丝豇豆（豇豆 120、猪瘦肉 25、胡萝卜 20）

番茄鸡蛋（番茄 100、鸡蛋 20）

炝炒土豆丝（土豆 120、尖椒 20）

极汁芥蓝（芥蓝 120、红椒 2、葱头 10）

周五热菜：水煮蹄花（猪蹄 180、黄豆芽 80、青蒜 10、香菜 2）

酱爆鸡丁（香干 30、鸡胸肉 100、香葱 5、黄瓜 50、胡萝卜 20）

蚝油豆腐条（北豆腐 170、鲜香菇 10、油菜 30、冬笋 15）

肉片蒜苗（蒜苗 130、前臀尖 25、胡萝卜 15）

豉椒肉片（猪瘦肉 18、青椒 5、红椒 1、葱头 10）

火腿烩豆丝（豆腐丝 20、火腿 3、蒜苗 5）

木樨肉（黄瓜 18、鸡蛋 5、木耳 1、猪瘦肉 2）

地三鲜（土豆 20、圆茄子 20、尖椒 5、猪瘦肉 3）

葱油盖菜（盖菜 30）

椒油海带（海带丝 2、胡萝卜 2、青椒 2）

第五章 适量配餐

第一节 适量配餐的含义

在具有营养计算的合格配餐食谱基础上明确食量和定，根据就餐者的需要，对食谱中的食量变动或对食谱进行重组，这一过程叫适量配餐。适量配餐是目前世界上唯一不需再次营养计算的科学合理配餐，适量配餐可大量节省营养计算的时间成本，应用起来灵活、方便、有效。提到适量配餐先从“定”和“食量”两项重要指标说起。

1. 定

本书前面提到，配餐营养素组合标准单元——定，它是2400kcal档对应的所有营养素组合的1/2400，采用符号“d”表示。配餐营养素组合标准涉及食量、能量、蛋白质、脂肪、碳水化合物、维生素A、维生素B_1、维生素B_2、维生素C、钙、铁、锌、供能比共15项。定与能量在数值上相等，但定与能量的内涵迥然各异。适量配餐只突出应用“定”，而其内涵包容的15项指标并未显现，为了便于联想和查找现将每人每餐膳食营养素推荐量与食量推荐量列于表5－1－1中。

表5－1－1　　每人每餐膳食营养素与食量推荐量

食量	能量	蛋白质	脂肪	碳水化合物	维生素A	维生素B_1	维生素B_2	维生素C	钙	铁	锌
g	kcal	g	g	g	μgRE	mg	mg	mg	mg	mg	mg
228	350	14	9.73	51.6	117	0.20	0.20	15	117	2.19	2.19
260	400	16	11.2	59	133	0.23	0.23	17	133	2.5	2.5
293	450	18	12.5	66.4	150	0.26	0.26	19	150	2.81	2.81
325	500	20	13.9	73.8	167	0.29	0.29	21	167	3.13	3.13
358	550	22	15.4	81.1	184	0.32	0.32	23	184	3.44	3.44
390	600	24	16.7	88.5	200	0.35	0.35	25	200	3.75	3.75
423	650	26	18	95.9	217	0.38	0.38	27	217	4.06	4.06
455	700	28	19.5	103.3	233	0.41	0.41	29	233	4.38	4.38
488	750	30	20.9	110.6	250	0.44	0.44	31	250	4.69	4.69
520	800	32	22.2	118	267	0.47	0.47	33	267	5	5
553	850	34	23.7	125.4	284	0.50	0.50	36	284	5.31	5.31
585	900	36	25.1	132.8	300	0.53	0.53	38	300	5.63	5.63

续表

食量 g	能量 kcal	蛋白质 g	脂肪 g	碳水化合物 g	维生素A μgRE	维生素B_1 mg	维生素B_2 mg	维生素C mg	钙 mg	铁 mg	锌 mg
618	950	38	26.4	140.2	317	0.55	0.55	40	317	5.94	5.94
650	1000	40	27.8	147.5	333	0.58	0.58	42	333	6.25	6.25
683	1050	42	29.2	154.9	350	0.62	0.62	44	350	6.57	6.57
715	1100	44	30.7	162.3	368	0.64	0.64	46	368	6.88	6.88
748	1150	46	32	169.7	384	0.67	0.67	48	384	7.19	7.19
780	1200	4.8	33.3	177	400	0.7	0.7	50	400	7.5	7.5
813	1250	50	34.7	134.4	417	0.73	0.73	52	417	7.81	7.81
845	1300	52	36	191.8	439	0.76	0.76	54	439	8.13	8.13

注：（1）每人三餐的能量分配按：早餐28%、午餐38%、晚餐34%。

（2）食量系数按 J=0.65 计算。

（3）三大供能比：蛋白质16%　脂肪25%　碳水化合物59%。

2. 食量

一旦食谱最后确定下来，食谱中的各种食物原料的总量就以“食量”汇总。就餐者直接感知体察到的首先是食量，食量不足，往往吃不饱，有饥饿感，食量过大常常吃撑了或吃不了。食量并不能直接表达饭菜的营养素能否满足人体的需求，而只是反映“量”，定是通过食谱中各种营养素是否满足就餐者需求为标准，是配餐食物中藏匿的“质”。在适量配餐食谱中的“食量”和“定”并不是表5－1－1中的推荐量，而是食谱本身所具有的供给量，全天适量配餐（见表5－1－2）和全天配餐与营养计算（见表5－1－3）是两份典型配餐格式的承接。

表5－1－2　　全天适量配餐

餐型	食谱	原料　g	食量　g	类定素　d
早 28%	烙饼 牛奶卧鸡蛋 水果	全麦粉110　核桃仁7 鲜牛奶250　鸡蛋50 柑橘150	567	676
午 38%	红小豆米饭 蒸红薯 海带烧牛肉 鲜蘑油菜 番茄豆腐汤	大米100　红小豆30 红薯175 海带50　牛肉60 鲜蘑30　油菜100 番茄50　豆腐25　虾皮3　植物油18	641	916
晚 34%	馒头 小白菜烧丸子 麻酱拌茄子	富强粉140 小白菜75　猪瘦肉35　猪后臀20　鸡肝5　豆腐20 芝麻酱15　茄子100　香油5	415	798
全天			1623	2390

表 5-1-3　全天配餐与营养计算

餐型	食谱	原料 g	食量 g	能量 kcal	蛋白质 g	脂肪 g	碳水化合物 g	维生素A μgRE	维生素 B_1 mg	维生素 B_2 mg	维生素C mg	钙 mg	铁 mg	锌 mg	供能比% 蛋白质	供能比% 脂肪	供能比% 碳水化合物
早 28%	烙饼 牛奶卧鸡蛋 水果	全麦粉 110　核桃仁 7 鲜牛奶 250　鸡蛋 50 柑橘 150	567	676	29.4	18.2	98.6	399	0.7	0.67	45	381	7.9	4.43	17	24	59
午 38%	红小豆米饭 蒸红薯 海带烧牛肉 鲜蘑油菜 番茄豆腐汤	大米 100　红小豆 30 红薯 175 海带 50　牛肉 60 鲜蘑 30　油菜 100 番茄 50　豆腐 25　虾皮 3　植物油 18	641	916	33.1	24.2	141.4	404	0.37	0.52	92	394	11.6	6.48	14	24	62
晚 34%	馒头 小白菜烧丸子 麻酱拌茄子	富强粉 140 小白菜 75　猪瘦肉 35 猪后臀 20　鸡肝 5　豆腐 20 芝麻酱 15　茄子 100　香油 5	415	798	32.0	24.2	113.2	759	0.56	0.34	26	343	15.6	4.14	16	27	57
全天供给量			1623	2390	94.5	66.6	353.2	15.62	1.63	1.53	162	1118	35.1	15.05	16	25	59
全天推荐量			1680	2400	96	66.7	354	800	1.4	1.4	100	800	15	15	16	25	59

第二节　适量配餐应用

一、适量配餐一览表

适量配餐一览表（见表 5 –2 –1）收集了每人每餐的 71 个食谱，是从众多的配餐食谱与营养计算中择优选出，食量和定变化范围很广，食量 155 ~853g，定 271 ~1188d，供适量配餐者选用。

二、早餐适量配餐

每人每天如果需要能量 2200kcal，早餐的餐比按 28% 计算为 616kcal，早餐配餐与营养计算见表 5 –2 –2。这里早餐参照推荐量 600d 配餐，适量配餐中实际应用的是供给量 621d。

表 5 –2 –1

食谱	原料 g	食量 g	类定素 d
夹肉烧饼 小白菜豆腐汤	标准粉 50、白芝麻 5、方火腿 20、辣椒 5、香菜 3 小白菜 30、豆腐 30、鲜蘑 10、香油 2	155	271
煎饼卷菜 豆腐脑（带卤）	标准粉 20、黑米粉 20、鸡蛋 40、柿子椒 30、香菜 5 豆腐脑 200（带卤）	315	297
烤馒头片 酱牛肉 菠菜豆腐汤	富强粉 50、芝麻酱 10 酱牛肉 20 菠菜 40、豆腐 20	140	312
贴饼子 馄饨	玉米面 15、小米面 20、黄豆粉 15 富强粉 20、瘦肉馅 15、紫菜 5、虾皮 5、香菜 10、香油 3	108	316
面条卧鸡蛋 黄豆拌盖菜	标准粉 75、鸡蛋 40 黄豆 6、芥菜 30、辣椒 10、香油 3	164	324
肉菜包 紫菜虾皮汤	富强粉 70、肉馅 20、茴香 60、花生油 4 紫菜 2、虾皮 3、鸡蛋 10、小葱 3、香油 2	174	366
桃仁包 小米粥 凉拌菜	富强粉 40、核桃仁 5、芝麻 5、白糖 5 小米 25、胡萝卜 50 虾米 10、花生米 10、菜花 30、水发木耳 10	190	410
馒头 牛奶卧鸡蛋 素拌三样	富强粉 75 鲜牛奶 200、鸡蛋 50 青椒 20、胡萝卜 20、芹菜 10	375	455
饼干 酸奶 苤蓝拌干丝	饼干 75 酸奶 200 苤蓝 50、小香干 30、胡萝卜 30、香油 2	387	498
面包 牛奶 卤猪肝	富强粉 80 鲜牛奶 250、白糖 10 卤猪肝 15、香菜 2、柿椒 20、香油 5	382	535

续表

食谱	原料 g	食量 g	类定素 d
麻酱花卷 豆粥 拌土豆青椒丝	标准粉60、芝麻酱15 红芸豆12、大米20 土豆50、青椒25、豆腐干30、香油5、胡萝卜50	267	552
火烧夹肉 甜豆浆	标准粉80、芝麻酱10、芝麻5、酱肉25、紫甘蓝20、黄瓜20 豆浆250、白糖20	430	556
发面饼 绿豆二米粥 凉拌海带丝 火腿煎蛋	标准粉80 大米15、小米50、绿豆5 水发海带50、青椒30、虾皮5 火腿25、鸡蛋20、植物油5	285	557
馒头 小米豆粥 凉拌菜	馒头75、芝麻酱10、白糖5 小米15、虎皮芸豆5 火腿肠25、胡萝卜20、芹菜茎40、腐竹10、香油4	209	572
蛋糕 瘦肉粥 咸鸭蛋 凉拌西兰花	蛋糕100 大米20、猪瘦肉20 咸鸭蛋30 西兰花80、胡萝卜20、香油5	275	580
发糕 牛奶蛋花 拌鲜蘑油菜	标准粉60、紫米面30、白糖10 鲜牛奶250、鸡蛋30 鲜蘑30、油菜50、香油4	464	590
汉堡包 牛奶	圆面包100、色拉酱5、方火腿20、生菜50、番茄20 牛奶250、白糖10	455	593
玉米面饼 甜牛奶 拌白菜心	富强粉50、玉米面40、黄豆粉10 鲜牛奶250、白糖7 白菜心50、胡萝卜15、香油5、香菜2、粉丝5	455	593
麻酱烧饼 炝芥蓝 牛奶	标准粉120、白芝麻5、芝麻酱10 芥蓝80、水发木耳15、胡萝卜20、香油2 鲜牛奶250	502	621
贴饼子 酥炸鱼排 素炒三丝 豆腐丝炒油菜 紫菜虾皮汤	全麦粉30、玉米面70 鳕鱼排40、玉米淀粉8 土豆80、青椒10、胡萝卜25 豆腐丝10、油菜80 紫菜3、虾皮3、鸡蛋5香菜1、植物油12	377	633
芸豆米饭 熘肝尖 香干炒圆白菜 海米冬瓜汤	花芸豆15、大米100 猪肝20、水发木耳15、青椒30、猪瘦肉25 圆白菜75、小红椒10、香干15 海米5、冬瓜50、枸杞3、植物油12	375	635
小枣发糕 土豆烧牛肉 口蘑熬豆腐 清炒芥蓝	全麦粉80、小米面30、红枣10 牛肉30、土豆50 口蘑10、豆腐50 芥蓝90、植物油10	360	648
米饭 肉片烩鲜蘑 清炒木耳菜 冬瓜汤	大米120 猪肉50、鲜蘑70 木耳菜90、虾皮8 冬瓜50、枸杞子5、香菜3、植物油8	404	661
麻酱花卷 木须肉 鳝丝炒芹菜 醋熘大白菜 青菜虾皮汤	标准粉120、芝麻酱10 猪瘦肉20、鸡蛋20、水发木耳10 黄花菜10、黄瓜30、黄鳝丝10、芹菜茎60、胡萝卜15 大白菜100 小白菜25、虾皮3、植物油8	441	682

续表

食谱	原料 g	食量 g	类定素 d
米饭	大米 120	360	692
油豆角烧肉	油豆角 100、猪肉 30		
彩烩四丁	豆腐干 20、红椒 10、胡萝卜 20、河虾 20		
菠菜牡蛎汤	菠菜 20、牡蛎 10、植物油 10		
米饭	大米 100	539	709
清炖鸡块	鸡块 50、慈姑 50		
素炒四丁	豆腐干 20、胡萝卜 20、香菇（干）4、柿子椒 30		
脆炒荷兰豆	荷兰豆 100、枸杞子 5		
水果	草莓 150、植物油 10		
米饭	大米 70	391	710
奶香馒头	富强粉 40、多维奶粉 8		
肉末烧海带	猪肉馅 15、水发海带 60		
五彩玉米粒	鲜玉米粒 50、胡萝卜 20、柿子椒 15、冬笋 15		
菠菜肉丸汤	菠菜 50、猪瘦肉 40、植物油 8		
芝麻烧饼	标准粉 110、芝麻酱 10、白芝麻 5	316	738
热汤面	富强粉 35、鸡蛋 50、菠菜 100、香油 6		
发糕	全麦粉 20、黑米粉 100 小红枣 10、白糖 10	473	741
红烧鱼	鲈鱼 90（净肉 50）		
四宝菠菜	菠菜 75、胡萝卜 15、豆腐干 15、鲜蘑 15、植物油 13		
水果	柚 150		
奶香馒头	富强粉 100、多维奶粉 10	305	756
大麦粥	大麦糁 40		
麻酱拌豇豆	长豇豆 85、芝麻酱 15、香油 5		
煮鸡蛋	鸡蛋 50		
小笼包	富强粉 110、猪肉 35、鸡肝 15、韭菜 100、香油 6	409	757
紫米小豆粥	紫米 25、红小豆 15		
拌木耳菜	木耳菜 100、香油 3		
二米饭	大米 80、小米 40	542	767
彩色鸡丝	鸡胸肉 40、柿子椒 25、红椒 10、水发木耳 10		
肉末雪里蕻	猪肉末 10、雪里蕻 90、青豆 5		
金针菠菜汤	金针菇 20、菠菜 50、植物油 12		
水果	猕猴桃 150		
窝头	玉米面 70、小米面 70	562	779
牛奶卧蛋	鲜牛奶 250、鸡蛋 50		
炝拌芹菜	芹菜 60、香干 20、柿子椒 40、香油 2		
发糕	小米面 60、玉米面 60	600	783
鱼香肉丝	猪瘦肉 40、胡萝卜 30、水发木耳 15		
鲜蘑油菜	鲜蘑 15、油菜 80		
白干炒青椒	豆腐干 15、柿子椒 75、植物油 10		
酸奶	酸奶 200		
金银卷	标准面 60、玉米面 60	405	791
红烧鸭块	鸭块 50、口蘑 15、胡萝卜 15		
肉香海带丝	猪肉馅 10、水发海带 90、植物油 5		
水果	鲜枣 100		
双面焦	玉米面 110、鸡蛋 40	576	794
荞麦粥	荞麦 50		
炝拌芥蓝	芥蓝 80、胡萝卜 20、水发木耳 20、橄榄油 6		
牛奶	鲜牛奶 250		
紫米发糕	标准米 70、黑米粉 80	533	814
杏仁拌兰花	大杏仁 10、西兰花 70、香油 3		
煮鸡蛋	鸡蛋 50		
牛奶	牛奶 250		

续表

食谱	原料 g	食量 g	类定素 d
豆包	富强粉 100、红豆馅 35	635	841
四色鸡米	鸡胸肉 25、毛豆 25、胡萝卜 25、玉米粒 25		
麻婆豆腐	牛肉末 15、豆腐 50、鲜蘑 20、青蒜 10		
清炒菊花菜	菊花菜 90、植物油 15		
水果	梨 200		
二米饭	大米 90、黑米 30	662	845
烩四丁	猪肉 40、鲜豌豆 30、胡萝卜 15、柿子椒 15		
鸡蛋炒番茄	鸡蛋 25、番茄 100		
蒜蓉油菜	油菜 100、大蒜 5、植物油 12		
酸奶	酸奶 200		
麻酱发面饼	标准粉 120、芝麻酱 10、白糖 15	542	852
肉片西兰花	猪肉 20、西兰花 60、胡萝卜 15		
白菜拌豆腐丝	豆腐丝 25、大白菜 65		
鲜蘑牛肉羹	牛肉 20、鲜蘑 25、香菜 5、植物油 12		
水果	梨 150		
麻酱抹馒头片	富强粉 75、芝麻酱 10	435	859
杏仁拌苋菜	杏仁 20、苋菜 80		
牛奶	牛奶 250		
麻酱花卷	全麦粉 180、芝麻酱 14	436	861
红烧丸子	猪肉馅 35、豆腐 5、猪肝 5		
双色菜花	菜花 65、西兰花 25		
素炒三丁	香菇（干）4、胡萝卜 10、莴笋 60		
虾皮笋叶汤	虾皮 3、莴笋叶 20、植物油 10		
米饭	大米 150	497	862
韭菜炒鸡蛋	韭菜 80、鸡蛋 30		
豆腐烧鸭血	豆腐 50、鸭血 40、青蒜 10		
海米圆白菜	海米 10、圆白菜 50、香菜 20		
豌豆苗蛋花汤	豌豆苗 30、鸡蛋 10、花生油 17		
二米饭	大米 90、小米 60	567	866
清炖羊肉	羊后腿 60、土豆 40		
清炒空心菜	空心菜 125、红椒 10		
香菇拌豇豆	水发香菇 20、长豇豆 70		
豆腐青菜汤	豆腐 20、小白菜 50、虾皮 5、花生油 17		
金银卷	全麦粉 110、玉米面 70	507	871
辣椒泥鳅	泥鳅 117（净肉 70）、青椒 20、红椒 10		
枸杞菜花	菜花 80、枸杞子 5		
白灼芥蓝	芥蓝 125、花生油 17		
二米饭	大米 55、玉米糁 50	593	878
三色黄鳝	黄鳝 120（净肉 80）、柿子椒 30、胡萝卜 20		
糯米藕	糯米 30、鲜藕 80		
鱼香油菜薹	油菜薹 100		
紫菜虾皮汤	紫菜 3、虾皮 5、鸡蛋 20、香菜 2、茶生油 18		
水果	葡萄 100		
米饭	大米 80	497	881
蒸红薯	红薯 150		
慈姑烧肉	猪肉 55、慈姑 100		
西芹百合	芹菜茎 40、百合 60、花生油 12		
麻酱鸡丝面	面条 220、芝麻酱 27、小白菜 100、鸡胸肉 50、香油 3	400	891
发糕	黑米粉 90、小米粉 90	491	904
芫爆鳝鱼丝	黄鳝丝 70、香菜 30		
鱼香肉片	猪瘦肉 20、甜椒 50、胡萝卜 40		
拌海带虾皮	水发海带 80、虾皮 4、花生油 17		

续表

食谱	原料 g	食量 g	类定素 d
二米饭 鱼香肉丝 蒜蓉苋菜 小葱拌豆腐 银耳莲子汤	大米100、小米40 猪瘦肉60、水发木耳20、胡萝卜20 缘苋菜100、大蒜8 内酯豆腐80、小葱15 银耳（干）3、莲子（干）10、红枣10、白糖10、花生油18	494	927
发糕 白虾炒韭菜 肉片苦瓜 凉拌三鲜 水果	标准粉80、玉米面70 白米虾40、韭菜100 猪瘦肉20、苦瓜70、红椒10 西兰花50、豆腐干40、花生仁10、植物油10 西瓜250	750	935
虾仁苋菜面 水果	全麦粉180、绿苋菜100、鲜蘑50、虾仁25、猪肉15、香油17 猕猴桃150	537	943
饭豇豆米饭 宫爆鸡丁 肉丝蒜苗 椒香蒿子秆 酸奶	大米115、饭豇豆30 鸡胸肉35、胡萝卜20、山药20、花生米15 猪肉20、蒜苗80 蒿子秆100、植物油10 酸奶200	645	957
紫米发糕 咖喱鸡块 素炒三片 凉拌四样 豆腐烧苋菜	黑米粉80、标准粉80 鸡块76（净肉50）、土豆30、葱头20 藕70、胡萝卜20、青椒20 生菜60、圆白菜20、红椒10、花生仁20 豆腐20、苋菜100 花生油8	608	957
红枣发糕 宫保鹌鹑蛋 香菇荷兰豆 姜汁苦瓜海带 牡蛎紫菜汤	全麦粉100、玉米面80、红枣10 鸡胸肉20、花生仁20、大葱20、鹌鹑蛋40 香菇（干）10、荷兰豆70、胡萝卜20 苦瓜70、水发海带50 牡蛎肉25、紫菜（干）3、花生油8	546	987
米饭 蒸红薯 清炖排骨藕 翡翠鸡片 三鲜汤	大米135 红薯125 猪大排83（净肉60）、莲藕60 鸡胸肉30、芥蓝70 河虾10、鲜蘑10、鸡蛋10、植物油10	530	999
二米饭 豌豆烧肉丁 三色杏仁 蒜蓉木耳菜	大米90、小米80 鲜豌豆60、西兰花60、猪肉40 胡萝卜25、大杏仁25、柿子椒50 木耳菜125、大蒜10、花生油8	573	1022
二米饭 木须肉 海米拌生菜 蒜蓉盖菜 肝片冬瓜汤	大米100、小米60 猪肉30、鸡蛋20、水发木耳15、黄花菜10、黄瓜50 海米25、红椒10、生菜50 盖菜100、大蒜10 猪肝10、冬瓜50、花生油15	555	1033
烙饼 烧泥鳅 甜椒炒丝瓜 清炒菠菜 榨菜海带汤	全麦粉220 泥鳅117（净肉70）、芹菜30 甜椒30、丝瓜80 菠菜100 榨菜15、水发海带50、花生油23	618	1035

续表

食谱	原料 g	食量 g	类定素 d
烙饼	标准粉 180		
四彩肉丁	猪瘦肉 50、鲜豌豆 50、鲜玉米粒 20、红椒 15		
炝炒圆白菜	圆白菜 100	747	1047
酸辣海带丝	水发海带 80、胡萝卜 15、大杏仁 25		
	花生油 12		
水果	柿子 200		
米饭	大米 140		
煮玉米	鲜玉米 150		
清炖牛肉	牛腩 60、胡萝卜 20、土豆 50		
鲜蘑扒菜花	鲜蘑 60、菜花 100、青椒 20	798	1048
香干拌菠菜	香干 20、菠菜 100		
鸡丝菊花菜汤	鸡胸肉 10、菊花菜 50、花生油 18		
芸豆米饭	大米 130、芸豆 40		
油爆四丁	鲜豌豆 60、红椒 50、鲜玉米粒 20、猪心 60		
蒜蓉茼蒿	茼蒿 200、大蒜 15		
凉拌三丝	芹菜茎 50、胡萝卜 20、豆腐干 15、橄榄油 5	720	1058
酸辣汤	豆腐 10、鸡蛋 10、香菜 5、水发木耳 15、花生油 15		
绿豆米饭	大米 150、绿豆 40		
火腿烧菜花	火腿肠 20、菜花 80		
香干拌西芹	香干 15、西芹 50、胡萝卜 30、杏仁 25	691	1069
虾仁烧冬瓜	鲜虾仁 10、冬瓜 60、花生油 11		
水果	菠萝 200		
徽州炒饭	大米 190、鲜豌豆 60、西兰花 150、鲜蘑 50、虾仁 20、花生油 20	546	1102
紫菜蛋花汤	紫菜 5、虾皮 3、鸡蛋 40、香菜 5、香油 3		
红豆米饭	红小豆 40、大米 125		
豌豆鸡丁	鲜豌豆 50、鸡胸肉 60、胡萝卜 20		
鲜蘑炒菜苔	鲜蘑 80、菜薹 70	759	1105
拌三丝	土豆 80、胡萝卜 40、青椒 20、花生油 24		
水果	杏 150		
窝头	玉米面 100、全麦粉 80		
红烧排骨	猪大排 50、土豆 50		
清炒油菜	油菜 120		
拌茄泥	茄子 80、韭菜 20、芝麻酱 10	590	1106
白菜豆腐汤	大白菜 50、豆腐 15、虾仁 10、花生油 5		
烙饼	全麦粉 220、黄豆面 20		
萝卜炖牛腩	牛腩 30、胡萝卜 20、土豆 40		
口蘑烧油菜	口蘑 30、油菜 60、水发木耳 15	483	1132
紫菜虾皮汤	紫菜（干）3、虾皮 5、豆腐 20、花生油 20		
二米饭	大米 120、小米 60		
肉片烧茄子	猪瘦肉 30、茄子 70、毛豆 30、红椒 40	430	1153
大麦糙粥	大麦糙 30		
炒榛子	炒榛子 50		
二米饭	大米 80、玉米糁 80		
五彩鳝鱼丝	黄鳝 149（净肉 100）胡萝卜 20、彩椒 40		
鱼香油菜薹	油菜薹 150		
糯米藕	糯米 30、鲜藕 100、白糖 10	662	1157
紫菜虾皮汤	紫菜（干）3、虾皮 10、鸡蛋 10、香菜 5、花生油		
二米饭	大米 120、黑米 100		
海带炖肉	水发海带 100、猪前臀 60		
鱼香肝尖	猪肝 50、水发木耳 20、柿子椒 100	853	1188
清炒茼蒿	茼蒿 200		
鲜蘑萝卜汤	鲜蘑 40、白萝卜 50、香菜 5、花生油 8		

表 5-2-2　早餐配餐与营养计算

食谱	原料 g	食量 g	能量 kcal	蛋白质 g	脂肪 g	碳水化合物 g	维生素A μgRE	维生素B_1 mg	维生素B_2 mg	维生素C mg	钙 mg	铁 mg	锌 mg	供能比% 蛋白质	脂肪	碳水化合物
麻酱烧饼	全麦粉 120　芝麻酱 10　白芝麻 5	502		26.4		90.5		0.6		66		14.8		17		58
焌拌芥蓝	芥蓝 80　水发木耳 15　胡萝卜 20　香油 2														25	
牛奶	鲜牛奶 250		621		17.2		661		0.58		533		5.45			
推荐量		390	600	24	16.7	88.5	200	0.35	0.35	25	200		3.75	16	25	59

以一家三口早餐的适量配餐为例，早餐餐比按全天的 28% 计算：

爷爷（72 岁　退休职工　560d）

奶奶（68 岁　退休职工　504d）

孙子（14 岁　中学生　750d）

一家三口早餐共需要 1820d，早餐适量配餐见表 5-2-3。

表 5-2-3　一家三口早餐适量配餐

食谱	原料	食量	类定素
麻酱烧饼 焌拌芥蓝 牛奶	全麦粉 120　芝麻酱 30　白芝麻 15 芥蓝 240　水发木耳 45　胡萝卜 60　香油 6 鲜牛奶 750	1506g	1863d

三、午餐适量配餐

午餐适量配餐以家人团聚设家庭午餐为例。大哥在两岸刚开放就举家到大陆来办厂经商，二弟在台办电子元器件厂，今年春天携一家来大陆旅游，暨经贸洽谈，顺路到大哥家访亲，中午共 8 人团聚用餐，选用二个单人午餐食谱（见表 5-2-4，进行组合。每人平均 967d 的指标）。

表 5-2-4　二份单人午餐适量配餐

食谱	原料 g	食量 g	类定素 d	食谱	原料 g	食量 g	类定素 d
绿豆米饭 火腿烧菜花 香干拌西芹 虾仁烧冬瓜 水果	大米 150、绿豆 40 火腿肠 20、菜花 80 香干 15、西芹 50、 胡萝卜 30、杏仁 25 鲜虾仁 10、冬瓜 60 植物油 11 菠萝 200	691	1069	烙饼 萝卜炖牛腩 口蘑烧油菜 紫菜虾皮汤	全麦粉 220、黄豆面 20 牛腩 30、胡萝卜 20、 土豆 40 口蘑 30、油菜 60、水 发木耳 15 紫菜（干）3、虾皮 5、 豆腐 20、植物油 20	483	1132

$$1069d \times 3 + 1132d \times 4 = 3207d + 4528d = 7735d = 967 \times 8$$

表 5－2－4 是制作好的单人午餐适量配餐，供 8 人午餐适量配餐用（见表 5－2－5）。

表 5－2－5　　8 人午餐适量配餐

食谱	原料 g	食量 g	类定素 d
绿豆米饭	大米 450　绿豆 120	4005	7735
烙饼	全麦粉 880　黄豆面 80		
萝卜炖牛腩	牛腩 120　胡萝卜 80　土豆 160		
火腿烧菜花	火腿肠 60　菜花 240		
香干拌西芹	香干 45　西芹 150　胡萝卜 90　杏仁 75		
口蘑烧油菜	口蘑 120　油菜 240　水发木耳 60		
虾仁烧冬瓜	鲜虾仁 30　冬瓜 180		
紫菜虾皮汤	紫菜（干）12　虾皮 20　豆腐 80　植物油 113		
水果	菠萝 600		

四、晚餐适量配餐

晚餐适量配餐以访亲聚餐为例。这年秋天二女儿计算机职高专业毕业，家住农村，大女儿在城里工作，给妹妹在职介所找到一份工作，需近期进城面试，晚间一家 6 人聚餐。晚餐标准按全天定的 34% 。

姥爷	60 岁	男轻体力	2400 × 34%
姥姥	57 岁	女轻体力	1900d × 34%
大女婿	31 岁	男中体力	2700d × 34%
大女儿	27 岁	女中体力	2300d × 34%
二女儿	18 岁	职高学生	2400d × 34%
外甥	7 岁	小学生	1800d × 34%

进行适量配餐计算

$$(2400 + 1900 + 2700 + 2300 + 2400 + 1800) \times 34\% = 4590d$$

$$935d \times 3 + 999d \times 2 = 2805d + 1998d = 4803 = 800 \times 6$$

表 5－2－6　　二份单人晚餐适量配餐

食谱	原料 g	食量 g	类定素 d	食谱	原料 g	食量 g	类定素 d
发糕	标准粉 80、玉米面 70	750	935	米饭	大米 135	530	999
白虾炒韭菜	白米虾 40、韭菜 100			蒸红薯	红薯 125		
肉片苦瓜	猪瘦肉 20、苦瓜 70、红椒 10			清炖排骨藕	猪小排 83(净肉 60)、莲藕 60		
凉拌三鲜	西兰花 50、豆腐干 40、花生仁 10、植物油 10			翡翠鸡片	鸡胸肉 30、芥蓝 70		
				三鲜汤	河虾 10、鲜蘑 20、鸡蛋 10、植物油 10		
水果	西瓜 250						

制作好的单人晚餐适量配餐（见表5－2－6），供6人晚餐适量配餐用（见表5－2－7）。

表5－2－7　　6人晚餐适量配餐

食谱	原料 g	食量 g	类定素 d
米饭	大米270	3310	4803
蒸红薯	红薯250		
发糕	标准粉240　玉米面210		
清炖排骨藕	猪小排166（净肉120）莲藕120		
翡翠鸡片	鸡胸肉60　芥蓝140		
白虾炒韭菜	白米虾120　韭菜300		
肉片苦瓜	猪瘦肉60　苦瓜210　红椒30		
凉拌三鲜	西兰花150　豆腐干120　花生仁30		
三鲜汤	河虾20　鲜蘑40　鸡蛋20　植物油50		
水果	西瓜750		

第三节　适量套餐应用

适量套餐的形式很多，这里列举了两个典型的适量套餐。

一、学生餐适量套餐

（一）学生餐的特点

（1）儿童、少年、青年学生正处在生长发育、长知识的重要时期，他们所需的营养素的质和量与成年人有很多不同之处，例如13～17岁的青少年，每人每天铁的推荐量为：男15mg、女20mg，而成年人为：男12mg、女18mg。13～17岁的青少年，每人每天锌的推荐量为：男19mg、女15.5mg。而成年人为男15.5mg、女11.5mg。每人每天钙的推荐量为：小学1～3年级600mg、小学4～6年级700mg、初中800mg、高中970mg。

（2）学生餐都是集体伙食，分餐制，虽然是大锅菜，要注意膳食的制作方法，保持色香味形，有利于提高学生的食欲，做到伙食应季应时，一周伙食不重样。

（3）学生餐都一般餐标，但要求营养全，食物的选用从营养需求出发与当地的物产，四季的旺市产品息息相关，更要关注食物中经常短缺的营养素补充。

（二）怎样制定学生餐

这里结合怎样制定学生餐，着重谈易缺营养素的补充。

（1）根据每人每天膳食营养素推荐量（见表1－2－1）和合理的食物结构（见表1－4－1）确定学生餐的主副食，直接关系到配餐的成功与否，通常采用一主食、一荤、一半荤、一素、一汤最常见。

（2）主食以粮薯为主，杂豆为辅。主要供给人体热能，粮谷是维生素 B_1、维生素 B_2 的主要来源，薯芋还含有胡萝卜素和维生素C。粮薯、杂豆中的 VB_1 和 VB_2 普遍高于蔬果、肉禽鱼虾数倍，遗憾的是餐饮公司往往为了迎合学生的心理，主食常选用精米、白面，好吃又好看，往往失去了补充以上所提到营养素的好机会。我们都知道 VB_1、VB_2 主要集中在粮谷的种皮和胚芽中，粮谷加工过精使外皮和胚芽丢失。学生营养餐应大力提倡吃原粮、面粉要一箩筛到底，吃全面粉，主食中粮豆经常混合吃。

(3) 荤菜集中制作，用时长，常用的原料有猪肉、牛肉、鸡、鸭、鱼、虾 等，含优质蛋白、脂肪、维生素（B_1、B_2）、铁、锌高。配制荤菜最好加一些配料，如海带、蘑菇、胡萝卜、土豆、油豆角等，以提高维生素含量，同时改善口感。

(4) 半荤除蔬菜、肉外，要着重运用大豆制品、蛋、内脏、壳果和种子，其质优而价廉。大豆制品富含优质蛋白，不饱和脂肪酸、卵磷脂、维生素（B_1、B_2、E、K）、钙、铁。蛋类的营养素状况和大豆制品相似，但钙含量低。大豆制品最好是花色品种多样、常用，用量大，才能有效的补充钙的不足。鱼、虾、蟹、贝、软体动物、海藻的含钙量要高出一般食物的数倍。动物性食物中含锌量高，尤其是水产品特别高，如生蚝、河蚌、牡蛎、螺蛳、赤贝（泥蚶）等。壳果和种子是浓缩的营养素宝库，作为配料能有效地改善食物中的营养素状况，而且口感好。

(5) 素（蔬菜和水果），翻开食物丰度表，就会发觉，蔬菜、水果的种类繁多，随季节供应变化大，不同品种所含营养素各异，丰度值高低相差甚大。配菜时，重在选择，缺什么营养就配什么。

(6) 汤粥是配角，吃干粮就需汤粥调和才滋润顺口。主副食营养素欠缺、或口感欠佳，可由汤粥食物来补充。

(7) 在配餐中直接注明的用油量是摄入油量，而不是烹饪用油量，摄入油量的多少，直接关系到三大供能营养素的平衡，油脂除含能量高，其他的营养素含量甚微。烹饪用油大于摄入油量，和菜品的口感直接联系，由厨师具体掌控。

（三）学生餐适量套餐

传统的营养学生配餐，每周都要配餐与营养计算，所花费的精力和时间相当可观，平时注意收集各季度的优秀营养学生配餐，采用适量配餐，既快又好，举例说明，表5-3-1是小学4~6年级学生一周的午餐（820d），如果用在高中学生一周的午餐（1060d），见表5-3-2，只要改变原料的用量就能达到目的。应用公式：

$$\text{高中学生用量} = \frac{1060\text{d} \times \text{小学4～6年级学生用量}}{820\text{d}}$$

表5-3-1　一周（4~6年级）学生午餐适量套餐（820d）

星期	食谱	原料 g	食量 g	类定素 d
一	米饭 韭菜炒鸡蛋 豆腐烧鸭血 海米圆白菜 鲜蘑菠菜汤	大米140 韭菜80　鸡蛋30 豆腐50　鸭血40　青蒜10 海米10　圆白菜60　胡萝卜10 鲜蘑20　菠菜25　植物油15	490	821
二	紫米发糕 滑熘肉片 火腿烩鲜蘑 炝拌西兰花 白菜虾皮汤	紫米面85　全麦粉80 猪瘦肉30　鲜藕40　水发木耳10 火腿10　鲜蘑100 西兰花80　豆干尖7 白菜50　虾皮3　植物油12	507	820

续表

星期	食谱	原料 g	食量 g	类定素 d
三	绿豆米饭 菠萝鸡柳 肉丝炒蒜苗 香芹拌豆干 海米冬瓜汤	绿豆 20　大米 120 鲜菠萝 50　鸡胸肉 25 猪瘦肉 30　蒜苗 70 香芹 80　香干 20　大杏仁 10 海米 5　冬瓜 50　植物油 12	492	825
四	葱花饼 酸辣瓦块鱼 毛豆烧海带 红椒拌莴笋 水果	标准粉 125　芝麻 5　大葱 20 鲤鱼 74（净肉 40） 毛豆 30　胡萝卜 15　水发海带 80 红椒 10　莴笋 80　大杏仁 20　植物油 6 猕猴桃 200	631	824
五	二米饭 红烧丸子 烩四样 虾皮油菜 南瓜豆腐汤	大米 110　黑米 30 猪后臀肉 40　豆腐 20　猪肝 5 土豆 25　胡萝卜 25　芹菜茎 25　葱头 25 虾皮 5　油菜 100 南瓜 50　豆腐 20　植物油 12	492	808

表 5－3－2　　一周（高中）学生午餐适量套餐（1060d）

星期	食谱	原料 g	食量 g	类定素 d
一	米饭 韭菜炒鸡蛋 豆腐烧鸭血 海米圆白菜 鲜蘑菠菜汤	大米 182 韭菜 104　鸡蛋 39 豆腐 65　鸭血 52　青蒜 13 海米 13　圆白菜 78　胡萝卜 13 鲜蘑 26　菠菜 32　植物油 20	637	1067
二	紫米发糕 滑熘肉片 火腿烩鲜蘑 炝拌西兰花 白菜虾皮汤	紫米面 110　全麦粉 104 猪瘦肉 39　鲜藕 52　水发木耳 13 火腿 13　鲜蘑 130 西兰花 104　豆干尖 9 白菜 65　虾皮 4　植物油 16	659	1066
三	绿豆米饭 菠萝鸡柳 肉丝炒蒜苗 香芹拌豆干 海米冬瓜汤	绿豆 26　大米 156 鲜菠萝 65　鸡胸肉 33 猪瘦肉 39　蒜苗 91 香芹 104　香干 26　大杏仁 13 海米 7　冬瓜 65　植物油 16	640	1073
四	葱花饼 酸辣瓦块鱼 毛豆烧海带 红椒拌莴笋 水果	标准粉 163　芝麻 7　大葱 26 鲤鱼 96（净肉 52） 毛豆 39　胡萝卜 20　水发海带 104 红椒 13　莴笋 104　大杏仁 26　植物油 8 猕猴桃 260	820	1071

续表

星期	食谱	原料 g	食量 g	类定素 d
五	二米饭 红烧丸子 烩四样 虾皮油菜 南瓜豆腐汤	大米 143　黑米 39 猪后臀肉 52　豆腐 26　猪肝 7 土豆 33　胡萝卜 33　芹菜茎 33　葱头 33 虾皮 6　油菜 130 南瓜 65　豆腐 26　植物油 16	642	1050

二、会议餐适量套餐

我国各大餐饮公司、饭店、宾馆都会安排很多会议餐，会议餐供给是否合理，直接关系到与会人员的心情和身体健康。会议餐的特点是全部饮食交由餐饮部门统一安排，就餐时间长，边吃边聊。这项安排除饭菜质量合乎餐饮标准外，还应讲究营养与卫生。会议餐的圆桌聚餐制、分餐制、自助餐制要根据就餐单位提出的要求，都是较为理想的就餐形式。

（一）制定会议变量配餐的意义

由于会议餐的餐标高于日常生活餐的标准，配餐人员的心理往往重荤轻素，鸡鱼虾肉多多益善，讲究排场、浪费多，结果适得其反。一方面造成饮食浪费，另一方面膳食结构不合理，脂肪、蛋白质在膳食中的比例过大，而某些维生素、矿物质供给严重失调，这种不合理的膳食结构诱发欧美西方国家的"文明病"，另一方面会引发与会人员的情绪和工作效率波动。会议适量配餐是科学配膳、合理膳食，但也不死板。餐饮服务和厨师根据就餐者的现实反映和要求，会议变量配餐有 10% 的机动灵活、食物调节变动余地，另外酒水自选，不记入营养供给，足以满足就餐者的个体需求。

（二）会议适量配餐方法

会议餐（见表 1 – 2 – 1），每人每天的标准是 2500d。早、午、晚三餐的分配为 30%、40%、30%。

表 5 – 3 – 3 ~ 表 5 – 3 – 8 是选定的每人每天三餐适量配餐，每一餐都具有独立完整科学合理的配餐食谱，并标明食量和定供选用。由于早餐、晚餐的定大致相同，有些甚至早、晚餐可以颠倒应用。

表 5 – 3 – 3

餐型 %	食　谱	原　料 g	食量 g	类定素 d
早 30	芝麻烧饼 小米红豆粥 五香鸡蛋 拌老虎菜	标准粉 105　芝麻酱 15　芝麻 3 小米 30　红小豆 15 鸡蛋 50 柿子椒 60　黄瓜 30　香菜 15　香油 3	326	744

续表

餐型 %	食谱	原料 g	食量 g	类定素 d
午 40	海米拌生菜 蒜蓉芥菜 木须肉 肝片冬瓜汤 二米饭 蒸芋头	海米 5 生菜 50 辣椒 10 芥菜 100 大蒜 10 鸡蛋 40 水发木耳 15 黄花菜 10 黄瓜 30 猪肉 35 猪肝 10 冬瓜 50 植物油 15 大米 110 小米 40 芋头 125	655	989
晚 30	拌茄泥 炝炒油菜 红烧排骨 白菜豆腐汤 馒头	茄子 80 韭菜 20 芝麻酱 10 油菜 120 猪大排 74（含净肉 50）土豆 30 大白菜 50 豆腐 20 虾皮 3 植物油 5 富强粉 120	502	761
供给量			1483	2494
推荐量			1625	2500

表 5-3-4

餐型 %	食谱	原料 g	食量 g	类定素 d
早 30	包子 牛奶	富强粉 100 猪肉 35 猪肝 10 茴香 100 香油 5 牛奶 250 燕麦片 25	525	747
午 40	小葱拌豆腐 清炖苋菜 鱼香肉丝 银耳莲子汤 二米饭	豆腐 80 小葱 15 绿苋菜 130 猪瘦肉 60 水发木耳 15 胡萝卜 20 银耳（干）3 莲子（干）10 红枣 10 白糖 10 植物油 17 大米 125 小米 40	535	1000
晚 30	枸杞菜花 白灼芥蓝 油爆鱿鱼卷 燕麦粥 金银卷	菜花 80 枸杞 5 芥蓝 125 鲜鱿鱼 70 柿子椒 20 红椒 10 燕麦片 30 摄入油 15 玉米面 60 富强粉 50	465	747
供给量			1525	2494
推荐量			1625	2500

表 5-3-5

餐型 %	食 谱	原 料 g	食量 g	类定素 d
早 30	火烧夹肉 鸡蛋汤面	标准粉 120 芝麻 5 蛋清肠 25 富强粉 30 鸡蛋 30 小白菜 75 香油 8	293	740
午 40	香菇烧油菜 香辣鸡丝 豉椒牛肉片 番茄鸡蛋汤 米饭	油菜 100 香菇（干）5 鸡胸肉 30 豆腐干 20 蒜苗 60 牛瘦肉 50 柿子椒 25 红椒 10 葱头 25 番茄 50 鸡蛋 10 香菜 2 植物油 19 大米 175	581	1005
晚 30	生菜沙拉 清蒸鲈鱼 草菇西兰花 榨菜豆苗汤 麻酱花卷	生菜 60 紫甘蓝 20 番茄 20 酸奶 150 鲈鱼 69（含净肉 40） 草菇 25 西兰花 75 榨菜 15 豌豆苗 20 植物油 9 标准粉 120 芝麻酱 8	591	751
		供给量	1465	2496
		推荐量	1625	2500

表 5-3-6

餐型 %	食 谱	原 料 g	食量 g	类定素 d
早 30	奶香馒头 大麦粥 麻酱拌豇豆 煮鸡蛋	富强粉 100 多维奶粉 10 大麦糁 40 长豇豆 85 芝麻酱 15 香油 5 鸡蛋 50	305	756
午 40	米饭 蒸红薯 清炖排骨藕 翡翠鸡片 三鲜汤	大米 135 红薯 125 猪小排 83（净肉 60） 莲藕 60 鸡胸肉 30 芥蓝 70 河虾 10 鲜蘑 20 鸡蛋 10 花生油 10	530	999
晚 30	馒头 芦笋熘肉片 琥珀冬瓜条 拌白菜心 银耳木须汤 水果	富强粉 110 猪瘦肉 40 芦笋 60 冬瓜 70 毛豆 15 香菇（干）5 大白菜 75 豆腐丝 15 大葱 10 香菜 10 银耳 10 鸡蛋 10 菠菜 50 花生油 11 苹果 150	641	745
		供给量	1476	2500
		推荐量	1625	2500

表 5－3－7

餐型 %	食谱	原料 g	食量 g	类定素 d
早 30	紫米发糕 皮蛋瘦肉粥 四宝菠菜	紫米 60 标准粉 60 白糖 10 大米 25 猪瘦肉 15 松花蛋 20 香油 3 菠菜 60 花生米 10 胡萝卜 20 水发木耳 10 香油 6	299	747
午 40	炒鳝丝 鸡蛋炒番茄 腐竹拌海带 虾皮青菜汤 发糕	黄鳝 90（含净肉 60） 芹菜茎 40 红椒 10 鸡蛋 40 番茄 150 腐竹 10 水发海带 100 小白菜 50 虾皮 5 植物油 15 富强粉 75 玉米面 100 白糖 10	695	992
晚 30	金针菇拌胡萝卜 青椒炒土豆 芫爆里脊丝 青菜木耳汤 绿豆米饭	金针菇 70 胡萝卜 30 青椒 80 土豆 25 豆腐干 30 猪瘦肉 30 香菜 50 小白菜 50 水发木耳 10 植物油 14 大米 95 绿豆 25	509	751
供给量			1503	2490
推荐量			1625	2500

表 5－3－8

餐型 %	食谱	原料 g	食量 g	类定素 d
早 30	汤面 卤猪心	切面 185 油菜 80 海米 6 猪后臀 25 香油 6 猪心 50	352	746
午 40	香菇拌豇豆 清炒空心菜 清炖羊肉 豆腐青菜汤 二米饭	水发香菇 20 长豇豆 70 空心菜 125 红椒 10 羊后腿 75 土豆 40 豆腐 20 小白菜 50 虾皮 5 植物油 20 大米 130 小米 45	610	994
晚 30	四色菜花 宫爆鸡丁 海带烧牡蛎 番茄鸡蛋汤 烙饼	西兰花 60 胡萝卜 20 水发木耳 15 青红椒 20 鸡胸肉 40 花生米 10 芹菜 50 水发海带 80 海蛎肉 40 番茄 50 鸡蛋 10 植物油 11 富强粉 125	531	755
供给量			1493	2495
推荐量			1625	2500

下面我们列举 200 名就餐者午餐会议适量配餐（见表 5－3－9），是根据表 5－3－3 的午餐和表 5－3－5 的午餐食谱制作而成。

表5－3－9　　200人午餐会议适量配餐

食谱	原料 kg	食量 kg	类定素 d
海米拌生菜	海米0.5　生菜5　辣椒1	6.5	200×997
蒜蓉芥菜	芥菜10　大蒜1	11	
木须肉	鸡蛋4　猪肉3.5　水发木耳1.5　黄花菜1　黄瓜3	13	
香菇烧油菜	油菜10　香菇（干）5	15	
香辣鸡丝	鸡胸肉3　豆腐干2　蒜苗6	11	
豉椒牛肉片	牛瘦肉5　柿子椒2.5　红椒1　葱头2.5	11	
肝片冬瓜汤	猪肝1　冬瓜5	6	
番茄鸡蛋汤	番茄5　鸡蛋1　香菜0.2	6.2	
植物油	植物油3.4	3.4	
调味料	适量		
二米饭	大米11　小米4	15	
蒸芋头	芋头12.5	12.5	
米饭	大米17.5	17.5	
水果	哈密瓜5　橘子5	10	200×21
人均供给量		0.690	1018
推荐量		0.650	1000

附　录

附录 1　　中国居民膳食营养素参考摄入量（DRIs）——能量及宏量营养素

（中国营养学会 2000 年 10 月 17 日公布）

年龄 岁	能量 RNI kcal/d		蛋白质 RNI g/d		脂肪 RNI（脂肪能量占总能量的百分比）	碳水化合物 RNI（碳水化合物占总能量的百分比）
	男	女	男	女		
0～	95		1.5～3		45～50	建议除 2 岁以下的婴儿外（<2 岁），碳水化合物应提供膳食总能量的 55%～65%
0.5～	95				35～40	
1～	1100	1050	35	35	35～40	
2～	1200	1150	40	40	30～35	
3～	1350	1300	45	45	30～35	
4～	1450	1400	50	50	30～35	
5～	1600	1500	55	55	30～35	
6～	1700	1600	55	55	30～35	
7～	1800	1700	60	60	25～30	
8～	1900	1800	65	65	25～30	
9～	2000	1900	65	65	25～30	
10～	2100	2000	70	65	25～30	
11～	2400	2400	85	80	25～30	
14～	2900	2400	75	75	25～30	
18～ 轻体力活动 中体力活动 重体力活动	 2400 2700 3200	 2100 2300 2700	 75 80 90	 65 70 80	20～30	
孕妇 早期 中期 晚期		 +200 		 +5 +15 +20	20～30	
乳母		+500		+20		
50～ 轻体力活动 中体力活动 重体力活动	 2300 2600 3100	 1900 2000 2200	 75 80 90	 65 70 +80	20～30	

续表

年龄 岁	能量 RNI kcal/d		蛋白质 RNI g/d		脂肪 RNI（脂肪能量占总能量的百分比）	碳水化合物 RNI（碳水化合物占总能量的百分比）
	男	女	男	女		
60～			75	65	20～30	
轻体力活动	1900	1800				
中体力活动	2200	2000				
70～			75	65	20～30	
轻体力活动	1900	1700				
中体力活动	2100	1900				
80～	1900	1700	75	65	20～30	

注：蛋白质 RNI 成年人按 1.16g/（kg·d）计，老年人按 1.27g/（kg·d）或蛋白质占总能量 15% 计。

附录 2　中国居民每人每天膳食营养素参考摄入量（DRIs）——维生素 1

（中国营养学会 2000 年 10 月 17 日公布）

年龄 岁	维生素 A μgRE		维生素 D μg		维生素 E mg	维生素 K mg	维生素 B_1 mg		维生素 B_2 mg	维生素 B_6 mg
	RNI	UL	RNI	UL	AI	AI	RNI	UL	RNI	AI
0～	400		10		3		0.2(AI)	—	0.4(AI)	0.1
0.5～	400		10	—	3		0.3(AI)	—	0.5(AI)	0.3
1～	500		10		4		0.6	50	0.6	0.5
4～	600		10		5		0.7	50	0.7	0.6
7～	700	2000	10	20	7		0.9	50	1.0	0.7
11～	700		5		10	2μg/kg	1.2	50	1.2	0.9
14～										
男	800		5	20	14		1.5	50	1.5	1.1
女	700		5	20	14		1.2	50	1.2	1.1
18～										
男	800		5	20	14		1.4	50	1.4	1.2
女	700	3000	5	20	14		1.3	50	1.2	1.2
50～										
男	800		10	20	14		1.3	50	1.4	1.5
女	700		10	20	14		1.3	50	1.4	1.5

续表

年龄 岁	维生素 A μgRE		维生素 D μg		维生素 E mg	维生素 K mg	维生素 B_1 mg		维生素 B_2 mg	维生素 B_6 mg
	RNI	UL	RNI	UL	AI	AI	RNI	UL	RNI	AI
孕妇										
早期	800	2400	5	20	14		1.5	—	1.7	1.9
中期	900	2400	10	20	14		1.5	—	1.7	1.9
晚期	900	2400	10	20	14		1.5	—	1.7	1.9
乳母	1200	—	10	20	14		1.8	—	1.7	1.9

注：维生素 E 的 UL 资料源自美国标准。

附录 3　中国居民每人每天膳食营养素参考摄入量（DRIs）——维生素 2
（中国营养学会 2000 年 10 月 17 日公布）

年龄 岁	维生素 B_{12} μg	维生素 C mg		泛酸 mg	叶酸 μg		烟酸 mgNE		胆碱 mg		生物素 μg
	AI	RNI	UL	AI	RNI	UL	RNI	UL	AI	UL	AI
0 ~	0.4	40	400	1.7	65（AI）	—	2（AI）		100	600	5
0.5 ~	0.5	50	500	1.8	80（AI）	—	3（AI）		150	800	6
1 ~	0.9	60	600	2.0	150	300	6	10	200	1000	8
4 ~	1.2	70	700	3.0	200	400	7	15	250	1500	12
7 ~	1.2	80	800	4.0	200	400	9	20	300	2000	16
11 ~	1.8	90	900	5.0	300	600	12	30	350	2500	20
14 ~											
男	2.4	100	1000	5.0	400	800	15	30	450	3000	25
女	2.4	100	1000	5.0	400	800	12	30	450	3000	25
18 ~											
男	2.4	100	1000	5.0	400	1000	14	35	500	3500	30
女	2.4	100	1000	5.0	400	1000	13	35	500	3500	30
50 ~	2.4	100	1000	5.0	400	1000	13	35	500	3500	30
孕妇											
早期	2.6	100	1000	6.0	600	1000	15	—	500	3500	30
中期	2.6	130	1000	6.0	600	1000	15	—	500	3500	30
晚期	2.6	130	1000	6.0	600	1000	15	—	500	3500	30
乳母	2.8	130	1000	7.0	500	1000	18	—	500	3500	35

附录4　　中国居民每人每天膳食营养素参考摄入量（DRIs）——常量元素

（中国营养学会2000年10月17日公布）　　单位：mg

年龄 岁	钙		磷		钾	钠	镁	
	AI	UL	AI	UL	AI	AI	AI	UL
0～	300	—	150	—	500	200	30	—
0.5～	400	—	300	—	700	500	70	—
1～	600	2000	450	3000	1000	650	100	200
4～	800	2000	500	3000	1500	900	150	300
7～	800	2000	700	3000	1500	1000	250	500
11～	1000	2000	1000	3500	1500	1200	350	700
14～	1000	2000	1000	3500	2000	1800	350	700
18～	800	2000	700	3500	2000	2200	350	700
50～	1000	2000	700	3500	2000	2200	350	700
60～				3000				
孕妇			700	3000	2500	2200	+100	700
（中期）	1000	2000						
（晚期）	1200	2000						
乳母	1200	2000	700	3500	2500	2200	+100	700

附录5　　中国居民每人每天膳食营养素推荐摄入量（RNIs）——微量元素

（中国营养学会2000年10月17日公布）

年龄 岁	铁 mg		碘 μg		锌 mg		硒 μg			铜 mg		氟 mg		铬 μg		钼 μg	
	AI	UL	RNI	UL	RNI	UL	AI	RNI	UL	AI	UL	AI	UL	AI	UL	AI	UL
0～	0.3	10	50	—	1.45	—	15		55	0.4	—	0.1	0.4	10	—	—	—
0.5～	10	30	50	—	8.0	13	20		80	0.6	—	0.4	0.8	15	—	—	—
1～	12	30	50	—	9.0	23		20	120	0.8	1.5	0.6	1.2	20	200	15	80
4～	12	30	90	—	12.0	23		25	180	1.0	2.0	0.8	1.6	30	300	20	110
7～	12	30	90	800	13.5	28		35	240	1.2	3.5	1.0	2.0	30	300	30	160
11～		50	120	800				45	300	1.8	5.0	1.2	2.4	40	400	50	280
男	16				18	37											
女	18				15	34											
14～			150	800				50	360	2.0	7.0	1.4	2.8	40	400		
男	20	50			19	42											
女	25	50			15.5	35											
18～		50	150	1000				50	400	2.0	8.0	1.5	3.0	50	500	60	350
男	15				15.5	45											
女	20				11.5	37											
50～	15	50												50	500		

续表

年龄岁	铁 mg		碘 μg		锌 mg		硒 μg			铜 mg		氟 mg		铬 μg		钼 μg	
	AI	UL	RNI	UL	RNI	UL	AI	RNI	UL	AI	UL	AI	UL	AI	UL	AI	UL
孕妇			200	1000		35		50	400								
早期					11.5												
中期	25	60			+5												
晚期	35	60			+5												
乳母	25	50	1000	1000	+10	35		65	400								

附录 6　1982 年、1992 年、2002 年全国城乡居民食物摄入量

单位：g/（标准人·d）

食物种类	城乡合计			城市			农村		
	1982	1992	2002	1982	1992	2002	1982	1992	2002
米及其制品	217	226.7	239.9	217.8	217	223.1	217	255.8	248.4
面及其制品	189.2	178.7	138.5	218	165.3	132.0	177	189.1	141.0
薯类	179.9	86.6	49.5	66	46	31.9	228	108	56.2
其他谷类	103.5	34.5	23.3	24	17	16.3	137	40.9	25.9
干豆类	8.9	3.3	4.2	6.1	2.3	2.6	10.1	4	4.8
豆制品	4.5	7.9	11.8	8.2	11	12.9	2.9	6.2	11.4
深色蔬菜	79.3	102	91.5	68	98.1	88.1	84	107.1	92.8
浅色蔬菜	236.8	208.3	183.7	234	221.2	163.8	238	199.6	191.3
腌菜	14	9.7	10.3	12.1	8	8.4	14.8	10.8	11.0
水果	37.4	49.2	45.7	68.3	80.1	69.3	24.4	32	36.6
坚果	2.2	3.1	3.9	3.5	3.4	5.4	1.7	3	3.3
畜禽类	34.2	58.9	79.5	62	100.5	104.4	22.5	37.6	69.9
奶及其制品	8.1	14.9	26.3	9.9	36.1	65.8	7.3	3.8	11.2
蛋及其制品	7.3	16	23.6	15.5	29.4	33.2	3.8	8.8	19.9
鱼虾类	11.1	27.5	30.1	21.6	44.2	44.9	6.6	19.2	24.4
植物油	12.9	22.4	32.7	21.2	32.4	40.2	9.3	17.1	29.9
动物油	5.3	7.1	8.7	4.6	4.5	3.8	5.6	8.5	10.5
糖、淀粉	5.4	4.7	4.4	10.7	7.7	5.2	3.1	3	4.1
食盐	12.7	13.9	12.0	11.4	13.3	10.9	13.2	13.9	12.4
酱油	14.2	12.6	9.0	32.5	15.9	10.7	6.5	10.6	8.4

注：标准人：18 岁轻体力活动男子。

附录 7　　1982 年、1992 年、2002 年全国城乡居民每人每天平均营养素的摄入量

营养素		城乡合计			城市			农村		
		1982	1992	2002	1982	1992	2002	1982	1992	2002
能量	kcal	2491.3	2328.5	2253.3	2450.0	2394.6	2137.5	2509.0	2294.0	2297.9
蛋白质	g	66.7	68.0	66.1	66.8	75.1	69.1	66.6	64.3	64.9
脂肪	g	48.1	58.3	76.2	68.3	77.7	85.6	39.6	48.3	72.6
膳食纤维	g	8.1	13.3	12.0	6.8	11.6	11.2	8.7	14.1	12.4
维生素 A	μgRE	119.5	476.0	478.8	147.3	605.5	552.8	107.8	409.0	450.3
维生素 B_1	mg	2.5	1.2	1.0	2.1	1.1	1.0	2.6	1.2	1.0
维生素 B_2	mg	0.9	0.8	0.8	0.8	0.9	0.9	0.9	0.7	0.7
维生素 C	mg	129.4	100.2	89.8	109.0	95.6	83.1	138.0	102.6	92.3
钙	mg	694.5	405.4	390.6	563.0	457.9	439.3	750.0	378.2	371.8
铁	mg	37.3	23.4	23.3	34.2	25.5	23.8	38.6	22.4	23.1
磷	mg	1623.2	1057.8	980.3	1574.0	1077.4	975.1	1644.0	1047.6	982.1

标准人：18 岁轻体力活动男子。

附录 8

1997 年 4 月，中国营养学会提出了在营养上比较理想的适合我国居民的膳食指南，即《中国居民膳食指南》，并在此基础上设计出平衡膳食结构模式，即中国居民平衡膳食宝塔，见图 1－2－1。

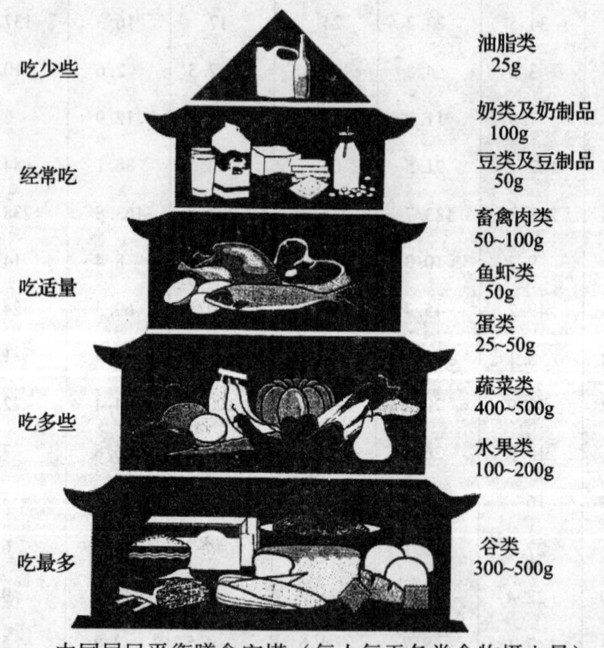

中国居民平衡膳食宝塔（每人每天各类食物摄入量）
（中国营养学会——1998）
《中国居民膳食指南》

主要内容为：平衡膳食、合理营养、促进健康。

① 食物多样、谷类为主。

② 多吃蔬菜、水果和薯类。

③ 常吃奶类、豆类或其制品。

④ 经常吃适量鱼、禽、蛋、瘦肉，少吃肥肉和荤油。

⑤ 食量与体力活动要平衡，保持适宜体重。

⑥ 吃清淡少盐的膳食。

⑦ 如饮酒应限量。

⑧ 吃清洁卫生不变质的食物。

十年来依据中国居民膳食和营养摄入情况以及存在的突出问题，结合营养需要量和食物成分的新知识，2007 年中国营养学会提出新的《中国居民膳食指南》和中国居民平衡膳食宝塔，见图 1 - 2 - 2。

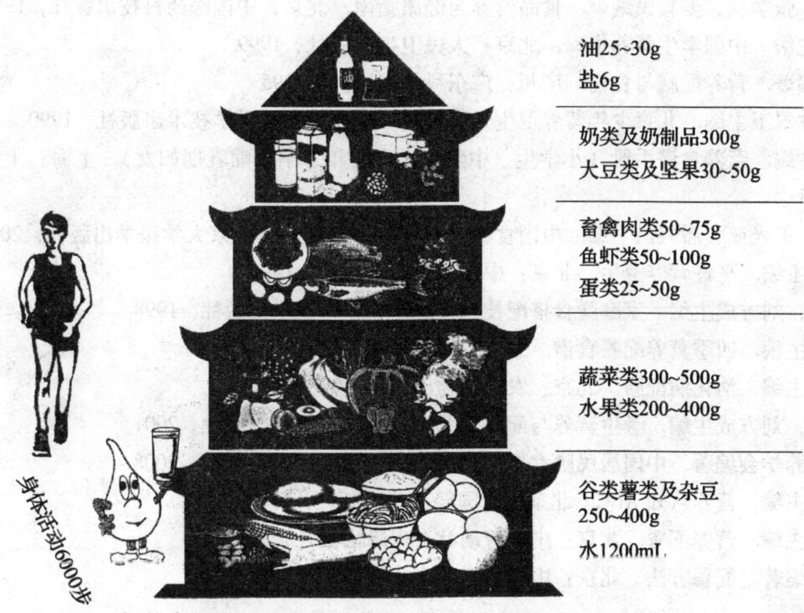

新的中国居民平衡膳食宝塔（每人每天各类食物摄入量）

（中国营养学会——2007）

2007 年《中国居民膳食指南》主要内容为：

① 食物多样，谷类为主，粗细搭配。

② 多吃蔬菜、水果和薯类。

③ 每天吃奶类、大豆或其制品。

④ 常吃适量的鱼、禽、蛋和瘦肉。

⑤ 减少烹调油用量，吃清淡少盐膳食。

⑥ 食不过量，天天运动，保持健康体重。

⑦ 三餐分配要合理，零食要适当。

⑧ 每天足量饮水，合理选择饮料。

⑨ 如饮酒应限量。

⑩ 吃新鲜卫生的食物。

膳食宝塔把平衡膳食的原则转化成各类食物的重量，并以直观的宝塔形式表现出来，便于理解并在日常生活中实施。

主要参考文献

[1] 郑子新，张荣欣主编．营养与健康卷．成都：四川人民出版社，1999

[2] 黄梅丽，王俊卿编著．家庭科学饮食指南．北京：金盾出版社，2002

[3] 胡承康主编．全家吃出健康来．北京：人民卫生出版社，2003

[4] 徐松波，张学莉，姜毅民编著．食品营养与健康指南．北京：中国医药科技出版社，1992

[5] 胡承康主编．中国学生营养指南．北京：人民卫生出版社，1999

[6] 周辉堂编著．营养配膳与食谱．广州：广东科技出版社，1995

[7] 王蛟，林翠玉主编．儿童少年营养卫生知识读本．杭州：浙江科学技术出版社，1990

[8] 于若木主编．营养食谱手册（小学生、中学生、青壮年、孕产哺乳期妇女）．上海：上海辞书出版社，1995

[9] 杨月欣，王光亚，潘兴昌主编．中国食物成分表2002．北京：北京大学医学出版社，2002

[10] 刘方成主编．烹饪营养卫生．北京：中国轻工业出版社，1995

[11] 吴美云，刘方成主编．家庭膳食搭配技巧．北京：农村读物出版社，1998

[12] 刘方成主编．四季营养配餐食谱．北京：中国轻工业出版社，2000

[13] 刘方成主编．消化病配膳．北京：农村读物出版社，2002

[14] 吴美云，刘方成主编．考生营养与配餐．北京：中国轻工业出版社，2001

[15] 中国营养学会编著．中国居民膳食指南．拉萨市：西藏人民出版社，2008

[16] 吴美云主编．营养认知 ABC．北京：中国轻工业出版社，2002

[17] 刘方成主编．营养配餐．北京：中国劳动社会保障出版社，2008

[18] 刘方成编著．配餐方法．北京：中国轻工业出版社，2009